视光学导论

主　编　李新华　郝凌云
副主编　杨卫华　许　薇
编　者（以姓氏笔画为序）

丁　哲　南京市中医院
王　威　金陵科技学院
亓昊慧　金陵科技学院
许　薇　金陵科技学院
李新华　金陵科技学院
杨卫华　深圳市眼科医院
张　伟　金陵科技学院
陈　祥　金陵科技学院
季　雷　金陵科技学院
郝凌云　金陵科技学院
贾志超　金陵科技学院

人民卫生出版社
·北　京·

图书在版编目（CIP）数据

视光学导论 / 李新华，郝凌云主编. —北京：人
民卫生出版社，2024.7
ISBN 978-7-117-35986-3

Ⅰ. ①视…　Ⅱ. ①李…②郝…　Ⅲ. ①屈光学　Ⅳ.
①R778

中国国家版本馆 CIP 数据核字（2024）第 031550 号

人卫智网	www.ipmph.com	医学教育、学术、考试、健康， 购书智慧智能综合服务平台
人卫官网	www.pmph.com	人卫官方资讯发布平台

视光学导论
Shiguangxue Daolun

主　　编：李新华　　郝凌云
出版发行：人民卫生出版社（中继线 010-59780011）
地　　址：北京市朝阳区潘家园南里 19 号
邮　　编：100021
E - mail：pmph @ pmph.com
购书热线：010-59787592　010-59787584　010-65264830
印　　刷：北京瑞禾彩色印刷有限公司
经　　销：新华书店
开　　本：787 × 1092　1/16　　印张：16
字　　数：359 千字
版　　次：2024 年 7 月第 1 版
印　　次：2024 年 8 月第 1 次印刷
标准书号：ISBN 978-7-117-35986-3
定　　价：85.00 元

打击盗版举报电话：010-59787491　E-mail：WQ @ pmph.com
质量问题联系电话：010-59787234　E-mail：zhiliang @ pmph.com
数字融合服务电话：4001118166　E-mail：zengzhi @ pmph.com

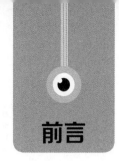

视光学研究始于早期人类对眼睛和视觉的认知,古时被归为"研究光与视的哲学"。现代眼视光学自 20 世纪中期开始,逐步发展成为一门涵盖眼科学、应用光学的交叉学科和视力矫正、眼病诊疗的医学技术专业。进入 21 世纪,基于现代光学、新材料、智能制造等领域科学技术创新及社会对视力保护和视觉健康的关注,眼视光学也进入了一个快速发展时期,迄今已有 30 余所大学开设了眼视光学(理学)本科专业,高等教育"医工、医理、医文"融合发展也对专业人才培养提出了更高要求。

视光学导论作为一门从基础课程科学认知到专业课程能力培养的先导性课程,教材编写立足视光学基础知识和基本理论,以知识运用为切入点,系统阐述了视光学及眼科学必备的眼科学及视觉科学、光学工程及材料工程基础知识;以视光技术为主线,将视觉检查技术和视觉矫正技术与光学信息工程有机结合,简明介绍了知识的交叉融合及行业的发展趋势。

本教材编写基于简明性、普适性、科学性的原则,参考近几年国内外视光学专业规划教材和专业研究刊物,可作为普通高等院校眼视光学专业本科生教材,也可作为相关专业研究生教师及行业技术人员在教学和研究工作中的参考书。

教材对应线上课程为视光学与视觉科学导论,可在中国大学慕课网(https://www.icourse163.org/)学习。在线课程资源的部分章节已在国际接触镜教育者学会师资培训、中国眼镜协会的行业交流中进行了应用,得到了学习者的好评,并入选江苏省(新编)重点教材。

特别感谢中国眼镜协会、江苏省眼镜协会、国际隐形眼镜教育者学会、南京医科大学附属眼科医院、南京同仁医院、深圳市眼科医院,以及兄弟院校与行业企业在教材编写过程中给予的指导和帮助。

由于编者水平有限,本书难免有疏漏之处,敬请广大读者批评指正。

主　编

2024 年 3 月于南京

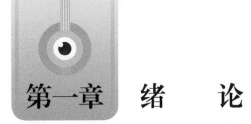

第一章 绪 论

科技的发展推动着人们生活方式的改变，当今社会电子产品逐步普及，为大众日常生活提供方便的同时，也造成人眼屈光异常及视力衰退等不良后果，不但影响人们个体视觉的清晰感受，而且逐步发展成全社会突出的视觉健康问题。

据世界卫生组织的最新研究报告，全球目前约有 14 亿近视患者。预计到 2050 年全球近视患病率将达到 49.8%。我国已经成为近视人口第一大国，也是全世界盲人最多的国家，全国约有 500 万盲人患者，占全世界总数的 18%。而且，在全世界近 6 亿 60 岁以上的老龄人口，我国就占了 1/5，大约为 1.2 亿。至于视力残疾人数，在全世界 1.5 亿患者中，我国则约有 1 200 万。特别是进入信息技术社会后，人们对电子产品的依赖使得视觉问题日益恶化，引起了全社会的极大关注，视觉科学技术得到了前所未有的发展。1999 年，世界卫生组织（WHO）与多个国际非政府组织联合发起了"视觉 2020：人人享有看见的权利"（VISION 2020：the right to sight.）这一全球性行动计划，全称为"视觉 2020：人人享有看见的权利——全球行动消灭可避免盲"（VISION 2020：the right to sight. A global initiative for the elimination of avoidable blindness）。明确白内障、沙眼、河盲、儿童盲、屈光不正和低视力等五种视力问题被作为本次行动关注和改善的重点。

科技发展到今天，学科间的交叉融合，不仅是科学的发展趋势，更是社会发展及生活品质改善的重要前提。从现代光学领域发展而来的渐进多焦点镜片和防蓝光镜片，从新材料领域发展而来的高折射率镜片和功能角膜塑形镜片，从先进光学工程及制造工艺发展而来的非球面镜片和色盲矫正镜片，从现代医学领域发展而来的先进视功能检测手段，从信息技术领域拓展出的数字化智能眼镜，都为现代视光学提供了非常广阔的发展空间。

现代视光学是一门以眼科学和光学为基础，融合现代医学、生物医学工程、材料科学、计算机科学与人工智能等专业知识研究人类视觉系统的交叉学科。借助医学技术、光学工程、材料及信息工程等领域的新技术和前沿成果，人们正致力于全方位改善视觉质量、防控视觉异常、提升视觉品质。视光学导论课程将视光学领域所涉及的视觉、光学、材料、智能控制、加工工艺等基础知识与近视防控、光学设计、材料优化、信息技术的前沿进展相结合，课程内容涉及从人眼解剖到视觉形成，从光学的物理基础到生理应用，从先进材料到加工工艺，从视力检测到视觉矫正，从近视防控到视觉训练，将视觉科学的基本概念、视觉工程的理论体系、视觉保健及康复的应用、智能视觉系统的发展趋势有机融合。

第一节　视光学的发展

从意大利佛罗伦萨的光学家阿尔马托和意大利人斯皮纳发明眼镜到现在基于人眼个体参数的个性化设计眼镜，从1937年亚克力塑料眼镜片的应用到1954年法国工程师发明了树脂镜片，从最早的单光镜到1959年法国人Bernard Maitenaz首次将渐进多焦镜原理运用到眼镜上，从1610年德国著名天文学家开普勒第一个用光学仪器来解释眼的成像到光学生物测量仪的出现，从德国生理学家黑姆霍尔茨于1851年发明检眼镜到免散瞳眼底相机的广泛使用，从视网膜倒像实验到晶状体调节过程，从角膜曲率测量到角膜地形图仪的全面推广，从单镜片矫正到渐进多焦镜片的发展，视光学的发展经历了令人叹为观止的过程。视光学的发展在光学、眼科学、材料学、计算机等学科的发展推动下经历了漫长的发展过程。

视光学发展的最大依托是光学的发展，光学是一门具有悠久历史的学科，它的发展史可追溯到2 000多年前。我国古代对光的认识与生产生活实践紧密相连，这起源于火的获得和光源的利用，以光学器具的发明、制造及应用为前提条件。根据记载，我国古代对光的认识大多集中在光的直线传播、光的反射、大气光学、成像理论等多个方面。早在春秋战国时，《墨经》已记载了小孔成像的实验："景，光之人，煦若射，下者之人也高；高者之人也下。足蔽下光，故成景于上；首蔽上光，故成景于下……"。指出小孔成倒像的根本原因是光的"煦若射"，以"射"来比喻光线径直向、疾速似箭远及他处的特征生动而准确。

《墨经》中记载："目以火见"。已明确表示人眼依赖光照才能看见东西。《礼记·仲尼燕居》中也记载："譬如终夜有求于幽室之中，非烛何见？"东汉《潜夫论》中更进一步明确指出："夫目之视，非能有光也，必因乎日月火炎而后光存焉"。以上记载均明确指出人眼能看到东西的前提条件是有光的存在，且已经明确光不是从眼睛里发出来的，而是从日、火焰等光源产生，这是对视觉最早的认知。

19世纪中叶，德国医学家、生理学家和物理学家黑姆霍尔茨（Hermann von Helmholtz，1821—1894）发明了检眼镜，1856—1857年他写成了《生理光学手册》，此书是视光学基于眼科学发展而来的基础。

荷兰眼科学家、生理学家唐德斯（Franciscus Cornelis Donders，1818—1889）研究了眼的调节和屈光。并研究了近视和远视，指出近视应当用凹面镜矫正，老视用凸面镜矫正，他还提出了眼的正常视力的概念和界限。英国物理学家、通识学家托马斯杨（Thomas Young，1773—1829）首先记述了散光。对有关眼的调节及近视的遗传、检眼镜所见、解剖、症状及治疗等作了详细的报告。

1905年，挪威人希厄式（H. Schiotz，1850—1927）发明了眼压计。1909年，瑞典眼科学家古尔斯特兰德（A. Gullstrand，1862—1930）研制出大型检眼镜，1911年发明裂隙灯显微镜，这对活体眼进行显微镜检查提供了有力的帮助。1909年第11届国际眼科学术会议上，确定了国际通用视力表。1945年，谢潘斯（C. Schepens）制成双目立体间接检眼镜，提高了眼底检查能力。

公元 610 年巢元方《诸病源候论》中已经对近视（目不能远视）、散光（目茫茫）、复视（目视一物为两）、斜视（目偏视）和弱视（目暗不明）有了记载。公元 652 年孙思邈（581—682）《千金方》记载："凡人年四十五以后，渐觉眼暗，至六十以后，还渐自明。"此为老视现象的早期记载。自 19 世纪中期黑姆霍尔茨《生理光学手册》发表以后，东德氏（Donders）先后发表了《屈光不正与其结果》《散光与柱镜》《眼的调节与屈光不正》等专著，全面开启了视光学的研究。

现代视光学已经从近视矫正、老视补偿等简单视觉问题发展到视觉疲劳训练、儿童斜视弱视治疗、低视力康复等复杂视觉问题。现代光学技术和计算机技术的快速发展推动了视光检查与诊断仪器的快速发展，所能测得的参数和指标更加全面化和多样化，这为提升视觉健康水平提供了保障。材料科学的发展也对视觉矫正方式方法起到了很好的推动作用，从最初玻璃镜片为主到高折射率树脂镜片的框架眼镜，从聚甲基丙烯酸甲酯（PMMA）到新型硅水凝胶角膜接触镜，都为现代视光学的发展注入了新的活力。

第二节　视光学教育的发展

视光学发源于西方，在欧美发达国家，视光学的发展约有一百多年的历史，美国、加拿大、英国、澳大利亚等国家的著名高校中都建有视光学院。美国的视光学专业教育兴起于 1880 年左右，1901 年明尼苏达州颁布了关于视光学行医规则的第一部立法。在美国，从事与视觉工作相关的职业有光学师、视光医师和眼科医师，视光学专业是第三大独立医疗保健职业。视光学和眼科学是医疗领域相对独立的两个学科。在英联邦国家和部分欧洲国家与我国的香港特别行政区，眼科视光学教育由理工类大学提供，实施的是四年本科教育，教学上侧重于几何光学、视光学、眼镜学的教育，对基础医学、眼病诊断学等涉及不深，学业结束后对合格毕业生授予视光学本科学位（Bachelor Degree of Optometry）。该模式毕业的学生有基础眼科知识，但不具备药物的处方权，不能诊治疾病，主要在视光学诊所和眼镜店从事验光配镜工作。

我国的视光学教育自 20 世纪 70 年代后期开始设立各类相关眼视光学专业，到 2005 年教育部设置四年眼视光学本科专业（理学学位），我国的眼视光学专业已形成比较完善的三类本专科体系，这三类本专科教学体系涵盖了国际上的典型视光学教育模式，具体包括眼视光医学（医学学位）、眼视光学（理学学位）、眼视光技术（专科）三类，修业年限分别为 5 年、4 年、3 年。五年制眼视光医学专业在各类医学院校开设，学生毕业后多数在各类医院眼科开展视光相关工作。四年制眼视光学理学专业在各类学校开设，学生毕业后多数在各类视光中心、生产及零售企业等从事眼镜验配、相关产品研发与生产管理及视光行业知识培训等。

2012 年以前开设视光及相关专业本科院校的有中山大学[临床医学（眼视光学方向）]、温州医科大学（眼视光学）、南京医科大学（眼视光学）、南京中医药大学（眼视光学）、潍坊医学院（眼视光学）、金陵科技学院［材料科学与工程（视光材料与应用）］等。自 2012 年教育部发布《普通高等学校本科专业目录》以来，共计有 32 所学校获准开设眼视光医学（100204TK）专业，28 所学校开设眼视光学（101004）专业。表 1-2-1 列出了 2012—2022 年教育部批准开设眼视光医学及眼视光学的本科院校。

表 1-2-1 2012—2022 年教育部批准开设眼视光医学及眼视光学的本科院校

获批年份	眼视光医学（100204TK）	眼视光学（101004）
2022	哈尔滨医科大学、湖南中医药大学、海南医学院、遵义医科大学、新疆医科大学	北京中医药大学东方学院、内蒙古科技大学、临沂大学
2021	内蒙古科技大学、重庆医科大学	齐鲁医药学院、湖北中医药大学
2020	大连医科大学、潍坊医学院、新乡医学院、汕头大学、宁夏医科大学	广东医科大学、哈尔滨医科大学
2019	山东第一医科大学、河南大学	金陵科技学院、安徽医科大学临床医学院、中山大学新华学院
2018	首都医科大学、南开大学、山西医科大学、昆明医科大学	南京师范大学中北学院
2017	辽宁何氏医学院、湖北科技学院、贵州医科大学、大理大学	长春科技学院、西南医科大学
2016	中国医科大学、河北医科大学、徐州医科大学、安徽医科大学、南昌大学、川北医学院	北方民族大学、鄂尔多斯应用技术学院、长沙医学院、广州中医药大学、昆明医科大学海源学院
2015	天津医科大学、南京医科大学、福建医科大学、山东中医药大学	山西医科大学晋祠学院、泰山医学院
2014		福建医科大学、成都中医药大学
2013		中国医科大学、南昌大学、西安医学院
2012		山西医科大学、哈尔滨医科大学、新乡医学院三全学院

* 表格资料来源：教育部网站。

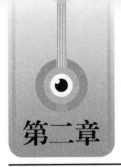

第二章　人眼与视觉

◎ 本章导读

　　眼科学与视光学是密不可分的整体，其主要研究对象都是视觉器官，即眼睛。本章主要介绍视觉器官——眼的结构特点与每部分的生理功能，并根据眼的生理结构特点介绍眼的成像等视觉生理功能。

◎ 知识脉络图

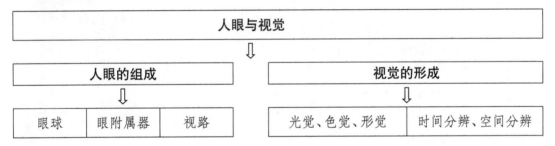

第一节　人眼的组成

一、眼球

　　人眼包括眼球、眼眶及眼的附属器、视路，以及眼部的相关血管和神经结构等（图 2-1-1）。眼球近似球形，其前面是透明的角膜，其余大部分为乳白色的巩膜，后面有视神经与颅内视路连接。正常眼球前后径出生时约 16mm，3 岁时达 23mm，成年时为 24mm，垂直径较水平径略短。

　　眼球位于眼眶前部，通过眶筋膜、韧带与眶壁联系，周围有眶脂肪垫衬，其前面有眼睑保护，后部受眶骨壁保护。眼球向前方平视时，一般突出于外侧眶缘 12～14mm，受人种、颅骨发

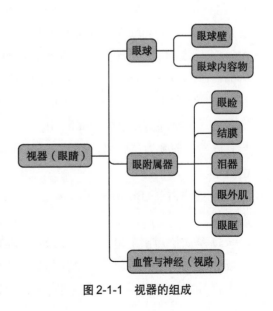

图 2-1-1　视器的组成

育、眼屈光状态等因素影响,但两眼球突出度相差通常不超过2mm。

眼球分为眼球壁和眼内容物两部分(图2-1-2)。

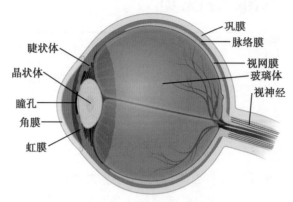

图 2-1-2　眼球结构示意图

(一)眼球壁

眼球壁分为 3 层(图 2-1-3)。外层称为纤维膜,
包括:角膜(前 1/6)、巩膜(后 5/6)、角膜缘(或角巩膜
缘)。中层称为葡萄膜(即血管膜、色素膜),包括:虹
膜、睫状体、脉络膜。内层为视网膜。

眼球壁的外层纤维膜主要是胶原纤维组织,由
前部透明的角膜和后部乳白色的巩膜共同构成眼球
完整封闭的外壁,起到保护眼内组织、维持眼球形态
的作用。

1. 角膜

(1)角膜的位置形态与大小:位于眼球前部中
央,呈向前凸的透明组织结构,横径 11.5~12mm,
垂直径 10.5~11mm。角膜前表面的曲率半径约为
7.8mm,后表面的曲率半径约为 6.8mm。角膜厚度中
央部最薄,为 0.5~0.55mm,越往周边部越厚,约 1mm。

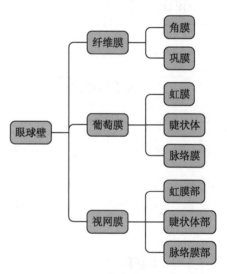

图 2-1-3　眼球壁的组成

(2)角膜的组织学结构:从前向后分为 5 层。

1)上皮细胞层:厚约 35μm,由 5~6 层鳞状上皮细胞组成,无角化,排列特别整齐,易
与其内面的前弹力层分离,此层对细菌有较强的抵抗力,再生能力强,损伤后修复较快,且
不留瘢痕。

2)前弹力层(Bowman 膜):厚约 12μm,为一层均质无细胞成分的透明膜,损伤后不能
再生。

3)基质层:厚约 500μm,占角膜厚度的 90% 以上,约由 200 层排列规则的胶原纤维束
薄板组成,板层间互相交错排列,与角膜表面平行,极有规则,具有相同的屈光指数。此层
损伤后不能完全再生,而由不透明的瘢痕组织所代替。

4）后弹力层（Descemet 膜）：成年人厚 10～12μm，系一层富有弹性的透明均质薄膜，坚韧、抵抗力较强，损伤后可迅速再生。

5）内皮细胞层：此层紧贴于后弹力层后面，厚 5μm，为一层六角形扁平细胞构成，具有角膜 - 房水屏障作用。损伤后不能再生，常引起基质层水肿，其缺损区依靠邻近的内皮细胞扩展和移行来覆盖。成年后，内皮细胞的数量随年龄的增长逐渐减少。

（3）角膜的生理功能特点：角膜位于眼球的最前极，作为眼球壁的最外一层，对眼球的完整形态起到了很重要的作用。角膜的主要生理特点为：

1）角膜的屈光性：角膜是屈光间质的重要组成部分。角膜的屈光指数为 1.337，与空气的屈光指数 1 相差较大。角膜前表面的屈光力为 +48.8D，后表面屈光力为 −5.8D，总屈光力为 +43D。角膜屈光力约占眼球总屈光力的 70%。

2）角膜的透明性：正常角膜是无色透明的，利于光线透过。角膜的透明性与角膜的组织解剖学特点关系密切。角膜光学区没有血管，上皮细胞内不含有色素，不角化，基质层胶原纤维排列非常规则有序，上皮和内皮细胞排列整齐。内皮细胞约 100 万个，随年龄增长而减少。角膜内皮细胞密度随年龄增长而降低，10 岁时 3 000～4 000 个 /mm²，成人时可降至约 1 400～2 600 个 /mm²。角膜正常水分的代谢对维持角膜的透明性也非常重要，这主要有赖于角膜内皮细胞的"内皮泵"对角膜内水分的稳定所起的重要作用。内皮细胞间形成紧密连接阻止房水进入细胞外间隙，具有角膜-房水屏障功能以及主动泵出水分维持角膜相对脱水状态，保持角膜的透明性。

3）角膜的代谢：角膜光学区无血管，中央部的营养物质主要通过角膜上皮或内皮细胞进入角膜内。角膜周边部的营养代谢主要来自角膜缘血管网。角膜的氧气供应主要来源于泪膜和房水，部分来源于角膜缘血管网。角膜的能量物质主要是葡萄糖，大部分通过内皮细胞从房水中获取，约 10% 由泪膜和角膜缘血管供给。

4）角膜的创伤愈合：角膜上皮层再生能力强，损伤后较快修复且不遗留痕迹。角膜缘处角膜上皮的基底细胞层含有角膜缘干细胞，在角膜上皮的更新和修复过程中起到重要作用。再生的过程主要是由邻近的未损伤的上皮细胞扩大移行完成。较小范围的上皮缺损可以在 24 小时以内修复。如累及上皮细胞的基底膜，则损伤愈合时间将大大延长。上皮一旦出现缺损，要防止角膜的感染出现。前弹力层和基质层损伤后不能再生，通过形成瘢痕完成修复。如果基质层损伤较深（如角膜溃疡），角膜修复后将会形成明显的瘢痕。根据损伤的程度及修复的情况，可以分为角膜云翳（瘢痕清浅，如云雾状），角膜斑翳（瘢痕较明显，透过瘢痕仍可隐约看见后面的虹膜纹理），角膜白斑（瘢痕厚重，呈瓷白色，不能透见后方的虹膜）。后弹力层损伤可以再生，主要由内皮细胞分泌修复。内皮细胞几乎不进行有丝分裂，损伤后不能再生，主要依靠邻近细胞扩张和移行来填补缺损区。若角膜内皮细胞损伤较多，则失去代偿功能，将造成角膜水肿和大泡性角膜病变。

5）角膜的知觉：角膜上皮层神经末梢丰富，具有重要的保护作用。角膜富含感觉神经，系三叉神经的眼支通过睫状后长神经支配，神经末梢从前弹力层后分支进入上皮细胞层，因此感觉十分敏锐。完整健康的角膜可以分辨温度、疼痛及压力三种感觉。角膜感觉最敏锐的部分在角膜的中央部。角膜的三叉神经被破坏后会引起角膜营养和代谢活动的异常。一旦角膜上皮损伤，其创伤愈合的能力会相应下降。

（4）角膜的病变对屈光状态的影响：角膜的瘢痕多引起不规则散光。点状角膜上皮糜烂，多由机械性损伤、细胞毒性、紫外线、干眼等引起，当光线透过不平整的角膜表面时会把光线反射到各个方向而不能成像导致视物不清。圆锥角膜，因为角膜呈局限性圆锥样突起而造成高度的不规则散光从而影响视力。

2. 巩膜

（1）巩膜的位置形态：眼球壁外层的后 5/6 为巩膜。巩膜外面由眼球筋膜覆盖包裹，四周有眼外肌肌腱附着，前面被结膜覆盖。巩膜质地坚韧，不透明，呈瓷白色，主要由致密而相互交错的胶原纤维组成。儿童由于巩膜较薄，能透见内层葡萄膜的色素而呈现淡蓝色。巩膜前接角膜，在后部与视神经交接处分为内外两层，外 2/3 移行于视神经鞘膜，内 1/3 呈网眼状，称巩膜筛板，是视神经纤维束穿出眼球的部位。巩膜厚度为 0.3～1mm，在不同部位有所不同。最薄处为眼外肌附着处，约 0.3mm；最厚处为视神经周围，约 1.0mm。巩膜表面因血管、神经出入而形成许多小孔。后部的小孔在视神经周围，为睫状后动脉及睫状神经所通过。中部在眼赤道后 4～6mm 处，有涡静脉的出口。前部在距角膜缘 2～4mm 处，有睫状前血管通过，此处巩膜常有色素细胞聚集成堆，呈青灰色斑点状，数量多时称先天性色素沉着症。

（2）巩膜的组织学结构：组织学上巩膜分为表层巩膜、巩膜实质层和棕黑板层。

1）表层巩膜：由疏松结缔组织构成，与眼球筋膜相连。此层血管、神经较丰富，发炎时充血明显，有疼痛、压痛。

2）巩膜实质层：由致密结缔组织和弹性纤维构成，纤维合成束，互相交叉，排列不整齐，不透明，血管极少。随着年龄的增长，弹力纤维逐渐加强，到老年后则逐渐减少。此层纤维粗细不等，排列不规则导致巩膜不具有透明性。

3）棕黑层，为巩膜的最内层，结缔组织纤维束细小、弹力纤维显著增多，有大量的色素细胞，使巩膜内面呈棕色外观。此层内面是脉络膜上腔。

此外，贯通巩膜全层的巩膜导血管内有动脉、静脉和神经通过。

（3）巩膜的生理特点：巩膜表面被眼球筋膜（Tenon 囊）包裹，前面又被球结膜覆盖，于角膜缘处角膜、巩膜和结膜、筋膜相互融合附着。

1）具有良好的弹性，可以维持眼球的正常外形，保护眼内组织。

2）巩膜不透明，具有良好的遮光性，保证眼球视轴以外的部分无光线进入。

3）巩膜各处厚度不同。视神经周围最厚约为 1mm，但视神经穿过的筛板处最薄弱，易受眼压影响，在青光眼形成特异性凹陷，称青光眼杯。赤道部厚 0.4～0.6mm，在直肌肌腱附着处约为 0.3mm。

4）表层巩膜有致密的血管结缔组织，角膜缘后的区域有巩膜内血管丛（房水静脉）。除表层富有血管外，其余巩膜几乎无血管。深层巩膜血管、神经极少，代谢缓慢，故发生炎症时不如其他组织进展急剧，但病程迁延。

3．角膜缘和前房角

（1）角膜缘：角膜缘是指从透明的角膜到不透明的巩膜之间的灰白色连接区，平均宽约1mm，角膜前弹力层的止端是球结膜的附着缘，后弹力层的止端是小梁网组织的前附着缘。由于角膜缘是角膜和巩膜的移行区，透明的角膜嵌入不透明的巩膜内，并逐渐过渡到巩膜，所以在眼球表面和组织学上没有一条明确的分界线。角膜缘解剖结构上是前房角及房水引流系统的所在部位，临床上又是许多内眼手术切口的标志部位，组织学上还是角膜干细胞所在之处，因此十分重要。在外观上角膜缘部可见各约1mm宽的前部半透明区（即从前弹力层止端到后弹力层止端），以及后部的白色巩膜区（即后弹力层止端到巩膜突或虹膜根部，包含小梁网及Schlemm管等组织结构）。

（2）前房角：前房角位于周边角膜与虹膜根部的连接处。前房角的前外侧壁为角膜缘，从角膜后弹力层止端（Schwalbe线）至巩膜突；后内侧壁为睫状体的前端和虹膜根部。在前房角内可见到如下结构：Schwalbe线、小梁网和Schlemm管、巩膜突、睫状带和虹膜根部。

1）前房角前壁的前界线称Schwalbe线，在前房角镜下呈一条灰白色、发亮略成突起的线，为角膜后弹力层的终止部。

2）巩膜突，是巩膜内沟的后缘，向前房突起，为睫状肌纵行纤维的附着部。

3）巩膜静脉窦，即Schlemm管，是一个围绕前房角一周的环行管。位于巩膜突稍前的巩膜内沟中，表面由小梁网所覆盖，向外通过巩膜内静脉网或直接经房水静脉将房水运出球外，向内与前房交通。

4）小梁网，为位于巩膜静脉窦内侧、Schwalbe线和巩膜突之间的结构。房角镜下是一条宽约0.5mm的浅灰色透明带，随年龄增加呈黄色或棕色，常附有色素颗粒，是房水排出的主要区域。组织学上以胶原纤维为核心、围以弹力纤维及玻璃样物质，最外层是内皮细胞。

5）前房角后壁，为虹膜根部，它的形态与房角的宽窄有密切关系。

6）房角隐窝，由睫状体前端构成，房角镜下为一条灰黑色的条带称睫状体带。

（3）角膜缘与前房角的生理特点

1）前房角是房水排出眼球外的主要通道，与各种类型青光眼的发病和治疗有关。

2）角膜缘处组织结构薄弱，眼球受外伤时，容易破裂。

3）角膜缘是内眼手术切口的重要进路。

眼球壁中层为葡萄膜，又称色素膜、血管膜，富含黑色素和血管。此层由相互衔接的三部分组成，由前到后依次为虹膜、睫状体和脉络膜，具有遮光、散热、供给眼球营养的功能。

4．虹膜

（1）虹膜的位置、结构及形态：虹膜是葡萄膜最前部分，位于晶状体前，周边与睫状体相连续，将眼球前部腔隙隔成前房与后房。形如圆盘状，中央有一直径为2.5～4mm的圆孔，称瞳孔。虹膜表面不平坦，有凹陷的隐窝和辐射状条纹皱褶称虹膜纹理。距瞳孔缘约1.5mm处，有一环形锯齿状隆起，称虹膜卷缩轮，是虹膜小动脉环所在处。由此轮将虹膜分为瞳孔区和睫状区。虹膜与睫状体相连处称虹膜根部。在虹膜根部稍后方有虹膜动脉大环。

（2）瞳孔与虹膜的颜色：正常瞳孔直径为 2.5～4mm，双侧瞳孔等大等圆。瞳孔可随光线的强弱而改变其大小，称瞳孔对光反射，可调节进入眼内光线的强度。虹膜有环形瞳孔括约肌（受副交感神经支配）和放射状的瞳孔开大肌（受交感神经支配），能调节瞳孔的大小。

瞳孔括约肌（平滑肌）呈环形分布于瞳孔缘部的虹膜基质内，受副交感神经支配，司缩瞳作用。基质内色素上皮细胞内的色素含量多少决定虹膜的颜色，棕色虹膜色素致密，蓝色虹膜色素较少。色素上皮层分前后两层，两层细胞内均含致密黑色素，故虹膜后面颜色深黑，在前层的扁平细胞前面分化出肌纤维，形成瞳孔开大肌（平滑肌），受交感神经支配，司放大瞳孔的作用；后层的色素上皮在瞳孔缘可向前翻转呈一条窄窄的环形黑色花边，称瞳孔领。

（3）瞳孔的生理功能

1）维持视轴的中心位置。

2）瞳孔缩小，可消除眼屈光介质的球面像差和色差。

3）当瞳孔因外伤或手术呈麻痹性扩大或偏离中心位置，则影响光学眼镜的矫正效果。

（4）瞳孔的反射

1）瞳孔光反射：当可见光进入眼内时所引起的瞳孔收缩现象，称为瞳孔对光反射（图 2-1-4）。

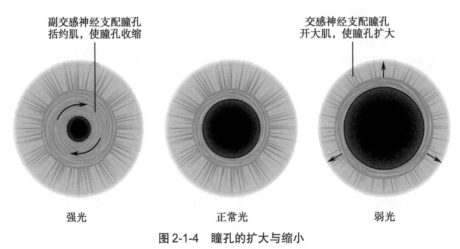

副交感神经支配瞳孔
括约肌，使瞳孔收缩

交感神经支配瞳孔
开大肌，使瞳孔扩大

强光　　　　　　　　　　正常光　　　　　　　　　　弱光

图 2-1-4　瞳孔的扩大与缩小

瞳孔光反射的主要作用是调节进入眼内的光线。强光下，瞳孔缩小，弱光下，瞳孔相对扩大，维持进入眼内光线的相对恒定。瞳孔对光反射包括直接对光反射、间接对光反射。可见光照射一侧瞳孔，瞳孔收缩的现象称为瞳孔的直接对光反射。一眼接受光照时，无光照的另一眼瞳孔同时收缩的现象称为瞳孔的间接对光反射。

2）近反射（集合反射）：双眼注视近物时，会同时引起眼球瞳孔缩小、调节增强和集合的三联动现象，称为瞳孔近反射，又称集合反射。

5. 睫状体

（1）睫状体的位置形态：睫状体为位于虹膜根部与脉络膜之间的宽 6～7mm 的环状组织（图 2-1-5），其矢状面略呈三角形（图 2-1-6），巩膜突是睫状体基底部附着处。睫状体分为两部分；前 1/3 较肥厚宽约 2mm 称睫状冠，富含血管，内表面有 70～80 个纵行放射状突起叫睫状突，主要功能是产生房水。后 2/3 宽 4～4.5mm，薄而平坦称睫状体平坦部（或睫状环）。扁平部与脉络膜连接处呈锯齿状称锯齿缘，为睫状体后界。从睫状体至晶状体赤道部有纤细的晶状体悬韧带与晶状体联系。睫状体内有睫状肌，与虹膜中的瞳孔括约肌、瞳孔开大肌统称为眼内肌。

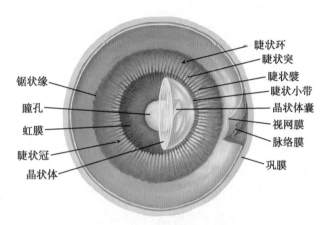

图 2-1-5　睫状体的位置形态

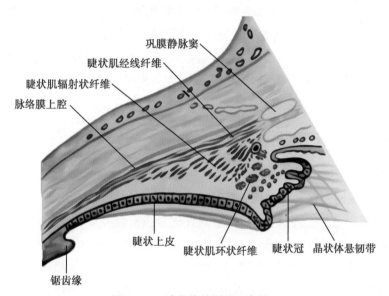

图 2-1-6　睫状体的侧面示意图

（2）睫状体的组织结构特点：睫状体主要由睫状肌和睫状上皮细胞组成。组织学上睫状体从外向内主要依次由睫状体棕黑板、睫状肌、睫状上皮细胞等构成。睫状肌含有三种平滑肌纤维，即外侧的纵行肌纤维、中间的放射状肌纤维和内侧的环状肌纤维，纵行肌纤维向前分布可达小梁网。睫状肌是平滑肌，受副交感神经支配。睫状上皮细胞层由外层的色素上皮和内层的无色素上皮两层细胞组成。

（3）睫状体的生理特点：当睫状肌收缩时（主要是环形肌），悬韧带松弛，晶状体借助于本身的弹性变凸,屈光力增加,可看清近处的物体,此过程为调节。睫状突上皮细胞可以分泌房水,营养眼前段,维持眼压。睫状体也富有三叉神经末梢,在炎症时疼痛明显。

6. 脉络膜

(1)脉络膜的位置与形态:脉络膜为葡萄膜的后部,前起锯齿缘,后止于视盘周围,介于视网膜与巩膜之间,有丰富的血管和黑素细胞,组成小叶状结构。

(2)脉络膜的组织结构:脉络膜平均厚约0.25mm,主要由三层血管组成,外层的大血管层,中间的中血管层,内层的毛细血管层,通过玻璃膜(Bruch膜)与视网膜色素上皮相连。组织结构上由外向内主要分为以下3层。

1)脉络膜上组织(构成脉络膜上腔);

2)血管层,包括大血管层、中血管层和毛细血管层;

3)玻璃膜(Bruch膜)。

脉络膜血液供应极为丰富,来源于睫状后动脉,在脉络膜内大血管逐渐变为小血管和毛细血管。每支小动脉具有一定的灌注区,呈节段状划区供应。睫状后长动脉、睫状后短动脉、睫状神经均经脉络膜上腔通过。血管神经穿过巩膜导水管处,脉络膜与巩膜黏着紧密。

(3)脉络膜的生理功能:脉络膜富有血管,营养视网膜色素上皮和内核层以外的视网膜,以及晶状体和玻璃体等。脉络膜内血流丰富散热作用好,含有丰富的色素,有遮光作用。

(4)葡萄膜的病变对屈光状态的影响:虹膜睫状体炎因为会导致房水中的炎性细胞增多,而导致屈光指数增加,同时由于丁达尔现象引起光的散射,会引起不同程度的视力下降。毛果芸香碱(匹罗卡品)滴眼液可引起睫状肌痉挛而诱发近视;睫状肌麻痹剂可引起睫状肌的麻痹、眼失去调节能力而引起视近困难。

7. 视网膜

(1)视网膜的位置形态:眼球壁的内层为视网膜,是一层透明的膜,位于脉络膜的内层。前部止于锯齿缘,后部到视盘(视乳头)。

(2)视网膜的组织结构:组织学上共10层,分为内层(神经感觉层)和外层(色素上皮层)(图2-1-7)。视网膜在胚胎时期由神经外胚叶形成的视杯发育而来,视杯外层逐渐发育形成单一的视网膜色素上皮层,视杯内层则分化为视网膜神经感觉层,两者间有一潜在间隙,临床上视网膜脱离即由此处分离。视网膜神经感觉层由外向内分别包括以下几层。

1)视锥、视杆细胞层,由光感受器细胞的内、外节组成。

2)外界膜,为一薄网状膜,由邻近的光感受器和Müller细胞的接合处形成。

3)外核层,由光感受器细胞核组成。

4)外丛状层,为疏松的网状结构,是视锥、视杆细胞的终球与双极细胞树突及水平细胞突起相连接的突触部位。

5)内核层,主要由双极细胞、水平细胞、无长突细胞及Müller细胞的细胞核组成。

6)内丛状层,主要是双极细胞、无长突细胞与神经节细胞相互接触形成突触的部位。

7)神经节细胞层,由神经节细胞核组成。

8)神经纤维层,由神经节细胞轴突即神经纤维构成。

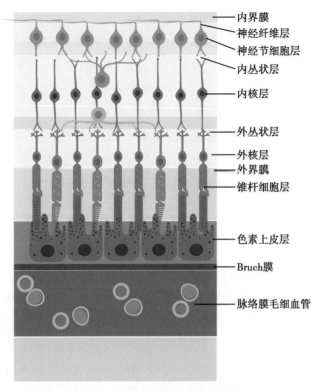

图 2-1-7 视网膜的组织结构示意图

内界膜
神经纤维层
神经节细胞层
内丛状层
内核层
外丛状层
外核层
外界膜
锥杆细胞层
色素上皮层
Bruch膜
脉络膜毛细血管

9）内界膜，为介于视网膜和玻璃体间的一层薄膜。

（3）视网膜的生理功能：视网膜是形成视功能的重要组织，其主要功能是感受光线，并把视觉信息通过视神经传向视觉中枢，经过视觉中枢的整合、加工，形成视觉。

视网膜的 10 层结构中，神经感觉层共包含三级神经元，分别是光感受器细胞、双极细胞、神经节细胞。其中光感受器接受光刺激，并通过双极细胞和神经节细胞的传递将外界光线的刺激信息经过视网膜的加工和转换成为大脑可以接收的信号，并通过视路传递到视觉中枢。

光感受器是视网膜上的第一级神经元，光感受器细胞的结构包括外节、连接绒毛、内节、体部和突触五部分。每个外节由约 700 个扁平膜盘堆积组成。包括视杆细胞和视锥细胞（图 2-1-8）。

视杆细胞外节为圆柱形，视锥细胞外节呈圆锥形，膜盘不断脱落和更新。

1）视杆细胞：外节含视紫红质，视杆细胞在中心凹处缺乏，距中心凹 0.13mm 处开始出现并逐渐增多，在 5mm 左右视杆细胞最多，再向周边又逐渐减少。主要功能为司暗视觉。

2）视锥细胞：外节含视紫蓝质、视紫质、视青质，黄斑中

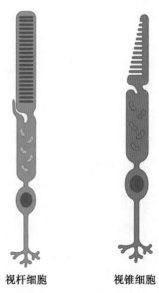

视杆细胞　　视锥细胞

图 2-1-8 视细胞示意图

心凹最多。主要功能为司明视觉和色觉。

黄斑部色觉敏感度最高，远离黄斑则色觉敏感度降低，周边部视网膜几乎无色觉，这与视网膜视锥细胞的分布相一致。解释色觉理论的学说很多，目前公认在视网膜水平上是 Young-Helmholtz 三原色学说，正常色觉者在视锥细胞中有感受三种波长光——长波（570nm）、中波（540nm）、短波（440nm）的感光色素，即对应为红、绿、蓝三原色。每一种感光色素主要对一种原色光发生兴奋，而对其余两种原色光仅发生程度不等的较弱反应。例如，在红色光的作用下，感红色光色素发生兴奋，感绿色光色素有弱的兴奋，感蓝色光色素兴奋更弱，因此构成色彩缤纷的色觉功能。如果视锥细胞中缺少某一种感光色素，则发生色觉障碍。

目前对视杆细胞光化学反应过程研究得比较清楚，在视杆细胞外节中含有视紫红质，由维生素 A 醛和视蛋白相结合而成。在光的作用下，视紫红质褪色、分解为全反-视黄醛和视蛋白。在视黄醛还原酶和辅酶 I 的作用下，全反-视黄醛又还原为无活性的全反-维生素 A，并经血流入肝脏，再转变为顺-维生素 A。顺-维生素 A 再经血入眼内，经视黄醛还原酶和辅酶 I 的氧化作用，成为有活性的顺-视黄醛，在暗处再与视蛋白合成视紫红质。在暗处视紫红质的再合成，能提高视网膜对弱光线的敏感性。在上述光化学反应中，如果缺乏维生素 A 等，就会导致视紫红质再合成发生障碍，引起暗适应功能降低或消失，于是在弱光线下（晚上），看不见东西，临床上称夜盲症。

视锥细胞中含有视紫蓝质、视紫质、视青质，也是由一种维生素 A 醛及视蛋白结合而成的，是视锥细胞感光功能的物质基础，与明视觉和色觉有关。

此外，色素上皮细胞间的紧密连接可阻止脉络膜血管正常漏出液中大分子物质进入视网膜，即血-视网膜外屏障（与脉络膜的 Bruch 膜共同组成视网膜-脉络膜屏障）作用。

（4）视盘与生理盲点：视盘又称视乳头，位于黄斑鼻侧约 3mm 处，大小约 1.5mm×1.75mm，为边界清楚的淡粉红色略呈竖椭圆形的盘状结构。视网膜上神经节细胞发出的神经纤维（轴突）向视盘汇聚组成视神经，穿出眼球向视觉中枢传递。视盘中央有小凹陷区称视杯，临床上因此处有大量的视觉神经纤维通过但无视细胞，故没有感受光线的能力，不能形成视觉，称为生理盲点。视盘中央有视网膜中央动脉、中央静脉伴行穿过，分为鼻上、鼻下、颞上、颞下四支。

（5）黄斑区与黄斑中心凹：在视网膜后极部，视盘颞侧约 3mm 处有一直径约 5mm 的椭圆形浅的凹陷区，中央部分无血管，含有丰富的黄色素，临床上称为黄斑区。其中央有一小凹，解剖上称中心小凹，临床上称为黄斑中心凹。黄斑区色素上皮细胞含有较多色素，因此在检眼镜下颜色较暗，黄斑中心凹处可见一针尖大小的反光点称中心凹反射。黄斑部无视网膜血管分布，透明度高，视网膜极薄，中心凹处只有视锥细胞，无视杆细胞，是视网膜上视觉最敏锐、分辨颜色能力最强的部位。

（6）视网膜的病变对屈光状态的影响：中心性浆液性脉络膜视网膜病变因黄斑水肿，导致视网膜前移，多会表现为远视漂移，同时水肿局部的感光细胞密度下降而引起视物偏小。年龄相关性黄斑变性因黄斑区病变改变不均匀，多表现为视物变形。视网膜脱离巩膜环扎加压术后可引起患者的眼轴增长和近视度数增加。玻璃体切除联合硅油填充术后患者术眼的屈光状态倾向于远视。

（二）眼球内容物

眼内容物包括房水、晶状体和玻璃体三种透明物质（图 2-1-9），是光线进入眼内到达视网膜的通路，它们与角膜一起共同组成了眼球的透明屈光系统，又称为屈光介质。特点是透明、无血管、具有一定的屈光指数，保证光线通过。

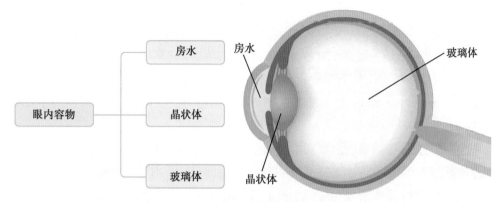

图 2-1-9　眼内容物组成和示意图

1. 房水

（1）房水的产生：房水为眼内透明液体，由睫状体睫状突的无色素上皮细胞产生，充满前房与后房。前房是位于角膜后面与虹膜和瞳孔区晶状体前面之间的一个空间，容积约 0.2mL。前房中央部深 2.5～3mm，周边部渐浅。后房为虹膜后面、睫状体内侧、晶状体悬韧带前面和晶状体前侧面的环形间隙，容积约 0.06mL。房水总量约 0.3mL，约占眼内容积的 4%，处于动态循环中。

（2）房水的循环：房水的主要循环途径如下：房水由睫状突无色素上皮细胞产生后进入后房，流经瞳孔进入前房，再从前房角穿过小梁网间隙进入巩膜静脉窦（Schlemm 管），经集液管和房水静脉，最后进入巩膜表层的睫状前静脉回流到体循环。少量房水从房角的睫状体带经由葡萄膜巩膜途径引流，还有极少部分在虹膜表面隐窝处被吸收。

（3）房水的特点及功能：房水呈弱碱性，pH 为 7.3～7.6，其主要成分是水，约占 98.1%，还含有少量的氯化物、葡萄糖、尿素、蛋白质、氨基酸、无机盐、维生素 C 等物质。其主要功能包括：

1）维持眼压、支撑眼球壁。房水的产生和排出与眼压关系密切，正常时两者处于平衡状态。当某种因素使平衡失调，可导致眼压的增高或降低，对眼组织和视功能造成影响。

2）供给眼内组织，尤其是角膜、晶状体的营养和氧气，并排出其新陈代谢产物。

3）是屈光间质之一，屈光指数为 1.333 6，与角膜、晶状体和玻璃体共同完成眼的屈光功能。

（4）房水的病变对屈光状态的影响：糖尿病患者在高血糖状态下因房水的屈光力增强会引起近视漂移现象，导致近视程度增加或远视程度降低，而当血糖降低时又会出现远视漂移现象。

2. 晶状体

（1）晶状体的位置形态特点：晶状体是一个双凸透镜状、富于弹性的透明体。位于虹膜、瞳孔之后，玻璃体之前，通过晶状体悬韧带与睫状体冠部相联系。晶状体后表面的凸度大于前表面，前表面的曲率半径约 10mm，后表面曲率半径约 6mm，是重要的屈光间质之一。前表面中央顶点叫前极，后表面中央顶点叫后极，显露于瞳孔中央，前后两面交界处称为赤道。晶状体直径约 9mm，厚度随年龄增长而缓慢增加，成人晶状体直径 9~10mm，厚 4~5mm。

（2）晶状体的组织结构特点：晶状体主要由晶状体囊和晶状体纤维组成。

1）晶状体囊膜：是一层富于弹性无细胞的透明薄膜，完整地包绕在晶状体周围。前面的称前囊，后面的称后囊，各部位囊膜厚度不一致，前囊比后囊厚约 1 倍，周边部比中央区厚，后极部最薄约为 4μm，赤道部最厚达 23μm。前囊和赤道部囊下有一层立方上皮细胞，后囊下缺如。

2）上皮细胞：位于前囊内面直到赤道部附近，为一单层细胞，能不断分裂增殖推向赤道部，在赤道部逐渐延长，最后变成晶状体纤维。而后囊膜下没有上皮细胞。

3）晶状体纤维：是构成晶状体的主要成分。其结构层次颇类似洋葱头，可分为两部分。一是晶状体皮质，新形成的晶状体纤维位于囊膜下，居于外层，质软，构成晶状体皮质。随着纤维的老化，旧的纤维被挤向中央、脱水、硬化而形成晶状体核。二是晶状体核，自外向内可为成人核、婴儿核、胎儿核、胚胎核。一生中，晶状体纤维不断生成并将原先的纤维挤向中心，逐渐硬化而形成晶状体核，晶状体核外较新的纤维称为晶状体皮质。

4）晶状体悬韧带：又称睫状小带，由一系列无弹性的坚韧纤维组成。从视网膜边缘、睫状体到达晶状体赤道部附近，将晶状体悬挂在生理位置上，同时协助睫状肌作用于晶状体完成调节作用。

（3）晶状体的生理特点

1）晶状体透明、无血管，是重要的屈光间质，相当于 19D 的凸透镜。可滤过部分紫外线，对视网膜有保护作用。其营养来自房水和玻璃体，新陈代谢复杂，主要通过无氧糖酵解获取能量。当代谢障碍或囊膜受损时，晶状体就变混浊，形成白内障而影响视力。

2）晶状体具有弹性，借助于睫状肌和晶状体悬韧带，通过睫状肌的收缩、松弛共同完成眼的调节作用。随年龄的增加，晶状体变硬、弹性减弱而导致调节作用减退，出现老视。

（4）晶状体的病变对屈光状态的影响：白内障的初期因晶状体密度增高，导致晶状体屈光指数增加，多表现为近视漂移。当白内障程度加重，导致光通过率下降则会出现视力不同程度的下降。

3. 玻璃体

（1）玻璃体的组织结构特点：玻璃体为透明的胶质体，充满于晶状体后的玻璃体腔内，是眼屈光间质之一。占眼球内容积的 4/5，约 4.5mL。玻璃体前面有一凹面称玻璃体凹，以容纳晶状体，其他部分与视网膜和睫状体相贴，其间以视盘边缘、黄斑中心凹周围及玻璃体基底部即锯齿缘前 2mm 和后 4mm 区域粘连紧密。玻璃体前表面和晶状体后囊间有圆环形粘连,在青少年时粘连较紧密,老年时变松弛。玻璃体中部可见密度较低的狭长漏斗状管,称 Cloquet 管,从晶状体后极至视盘前,为原始玻璃体的遗留,在胚胎时有玻璃体动脉通过。

玻璃体含有 99% 的水,其余主要由胶原纤维、透明质酸,以及酸性黏多糖、可溶性蛋白质等组成,其表层致密,形成玻璃样膜。玻璃体正常呈凝胶状态,代谢缓慢,不能再生,具有良好的塑形性、抗压缩性和黏弹性。随着年龄的增长,玻璃体的胶原纤维支架结构坍塌、收缩,会导致玻璃体的液化、后脱离等病理改变。

(2) 玻璃体的生理特点

1) 玻璃体无血管、无神经、透明,具有屈光作用。其营养来自脉络膜和房水,本身代谢极低,无再生能力,脱失后留下的空隙由房水填充。当玻璃体周围组织发生病变时,玻璃体代谢也受到影响而发生液化、变性和混浊。

2) 玻璃体充满眼球后 4/5 的玻璃体腔内,起着支撑视网膜和维持眼压的作用。如果玻璃体脱失、液化、变性或形成机化条带,不但影响其透明度,而且易导致视网膜脱离。

二、眼附属器的解剖和生理

眼附属器包括眼睑、结膜、泪器、眼外肌和眼眶。

1. 眼睑　位于眼眶前部,是覆盖在眼球前面能灵活运动的帘状组织,是眼球前面的屏障。眼睑分为上睑和下睑,其游离缘称睑缘。上、下睑缘内、外连接处分别称内眦和外眦,外眦呈锐角,内眦较钝圆。上下眼睑之间的裂隙为睑裂,正常平视时睑裂高度约 8mm,上睑遮盖角膜上部 1~2mm。内眦处有一小的肉样隆起称泪阜,为变态的皮肤组织。睑缘有前唇和后唇。前唇钝圆,有 2~3 行排列整齐的睫毛,睫毛的根部有毛囊,毛囊周围有皮脂腺(Zeis 腺)及变态汗腺(Moll 腺)的开口。后唇呈直角,紧贴于眼球前部。两唇间皮肤与黏膜交界处形成浅灰色线,称缘间线或灰线。在灰线与后唇之间有一排细孔,为睑板腺的开口。上、下睑缘的近内侧端各有一乳头状隆起,中央有一小孔称上、下泪小点,为泪小管的开口。在内眦角与眼球之间有一结膜形成的皱襞,呈半月状,称半月皱襞。此皱襞与内眦皮肤之间被围结成一个低陷区,此处称为泪湖。泪湖中近半月皱襞处有一肉状隆起称泪阜,泪阜上生有少数细软毳毛。

人类的上睑比较宽大,其上界为眉毛下缘,有时在此处形成一浅的沟称睑沟。上睑缘之上数毫米处有一浅沟称上睑沟,形成皱襞,称重睑,我国重睑人群发生率约为 60%。若睑缘上方无此皱襞者称单睑(图 2-1-10)。下睑以眶下缘为界,有时在此处有一条横形的浅沟称为下睑沟,下视时较明显。

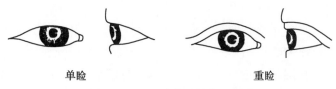

单睑　　　　　　　　　重睑

图 2-1-10　眼睑外形特点示意图

2. 结膜 是一层薄、近透明的黏膜组织，富有弹性，主要覆盖于眼睑后面（睑结膜）和前部巩膜前面（球结膜），还包括眼睑部到球部的连接反折处的部分黏膜（穹窿结膜）。三部分结膜形成的囊状间隙，称结膜囊，睑裂相当于其开口处（图 2-1-11）。眼睑闭合时，结膜囊的容量约为 7μL，过多的液体会溢出。

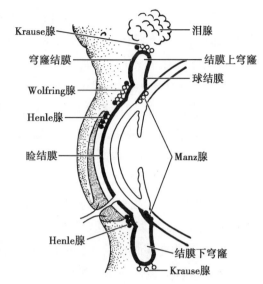

图 2-1-11 结膜囊及腺体示意图

（1）睑结膜：覆贴于睑板之后，与睑板牢固黏附不能被推动，在距下睑缘后唇 2mm 处，有一与睑缘平行的浅沟，较易存留异物。正常情况下可见小血管走行和透见部分睑板腺管。

（2）球结膜：覆盖于眼球前部巩膜表面，与巩膜表面的球筋膜疏松相连，富于弹性可被推动。临床球结膜下注射即在此部位进行。球结膜在角膜缘附近 3mm 以内与球筋膜、巩膜融合。在角膜缘处结膜上皮细胞移行为角膜上皮细胞，结膜病常可累及角膜。在泪阜的颞侧有一半月形球结膜皱褶称半月皱襞，相当于低等动物的第三眼睑。

（3）穹窿结膜：为球结膜和睑结膜的移行部分，组织疏松，多皱襞，便于眼球转动。上穹窿部较深，下穹窿部较浅。上方穹窿部有提上睑肌纤维附着，下方穹窿部有下直肌鞘纤维融入。此部分是结膜中最厚、最松弛的部分。穹窿部上皮细胞为复层柱状上皮细胞，上皮细胞下含有多量的淋巴细胞，有时形成滤泡。临床检查时，需要将上下眼睑翻转，暴露后进行检查。

（4）结膜的腺体：结膜是一黏膜，结膜的分泌腺有以下两种。

1）杯状细胞，多分布于睑结膜和穹窿结膜的上皮细胞层内，分泌黏液，为黏液性分泌物的来源。以穹窿部结膜最多。

2）副泪腺，结构与泪腺相似，但较小，分泌浆液。在睑板上缘者叫 Wolfring 腺，在穹窿部结膜下者叫 Krause 腺。

（5）结膜的血管：结膜血管来自眼睑动脉弓及睫状前动脉。睑动脉弓穿过睑板分布于睑结膜、穹窿结膜和距角结膜缘 4mm 以外的球结膜，充血时称结膜充血。睫状前动脉在角膜缘 4mm 处穿入巩膜与虹膜动脉大环相吻合。尚没穿入巩膜时，其末梢分出细小的巩膜上支组成角膜缘周围血管网并分布于球结膜，充血时称睫状充血。临床要注意鉴别两种不同充血，不同充血类型对眼部病变部位的判断有重要意义。

（6）结膜的神经：结膜的神经有感觉神经和交感神经两种。第Ⅴ脑神经司结膜的感觉。交感神经纤维来自眼动脉的交感神经丛，是从海绵窦交感神经丛起源。

3. 泪器 泪器包括泪液分泌部和泪液排出部。分泌部主要由泪腺和副泪腺组成，排出部主要由泪道组成。

（1）泪腺和副泪腺：泪腺位于眼眶外上方的泪腺窝内，长约 20mm，宽 12mm，通过结缔组织固定于眶骨膜上，被提上睑肌肌腱分隔为较大的眶部泪腺和较小的睑部泪腺，正常时从眼睑不能触及。泪腺的排出管 10～12 根，开口于外侧上穹窿结膜。泪腺是外分泌腺，产生浆液。

泪腺的血液供应来自眼动脉分支泪腺动脉。泪腺的神经较为复杂，为混合性神经，主要有三种成分，其中第 V 脑神经眼支为感觉纤维；来自面神经中的副交感神经纤维和颅内动脉丛的交感神经纤维，司泪腺的分泌。

副泪腺包括位于穹窿结膜的 Krause 腺和 Wolfring 腺，分泌浆液，统称副泪腺。

（2）泪道：泪器的泪液排出部分称为泪道，是泪液的排出通道，包括上下睑的泪点、泪小管、泪囊和鼻泪管。

1）泪点：泪点是泪道的起始部位，位于内眦侧睑缘后唇 6.0～6.5mm 处的乳头状突起上，上下各一个，分别称为上泪点和下泪点。泪点的直径约 0.25mm，泪点的开口紧贴于眼球表面，面向泪湖。

2）泪小管：泪小管起始于泪点，连接泪点与泪囊。泪小管初始的一段 1～2mm，此段与睑缘垂直，然后成一直角转为水平位，长约 8mm。到达泪囊前，上、下泪小管多先汇合成泪总管后进入泪囊中上部，有时上下泪小管不汇合而直接与泪囊连接。

3）泪囊：泪囊位于内眦韧带后面、泪骨的泪囊窝内。其上方闭合为一盲端，下方与鼻泪管相连接。泪囊长约 10～12mm，管径约 4mm。

4）鼻泪管：鼻泪管是骨性鼻泪管，上与泪囊相接，向下后稍外走行，并逐渐变窄，开口于下鼻道，全长约 18mm。鼻泪管下端的开口处有一半月形瓣膜称 Hasner 瓣，有阀门作用。新生儿出生时 Hasner 瓣部分或全部遮盖鼻泪管开口，一般在出生数月内可以自行开通。如一直堵塞，可导致泪溢，甚至继发感染，形成新生儿泪囊炎。此外，鼻腔疾病亦可引起泪道感染或鼻泪管阻塞而发生泪溢。

（3）泪液与泪膜：泪液为弱碱性透明液体，除水和电解质以外，还含有少量蛋白质、糖类、脂类物质，如球蛋白、溶菌酶、乳铁蛋白等。

泪液自泪腺分泌经排泄管进入结膜囊后，依靠眼睑的瞬目运动分布于眼球表面，依赖于眼轮匝肌的"泪液泵"作用，然后借助泪小管的虹吸作用，向内眦汇集于泪湖，而后进入泪点，通过泪道到达鼻腔，一部分泪液则随暴露部分而蒸发。在正常情况下，泪液每分钟分泌 0.9～2.2μL；在睡眠状态下，泪液的分泌基本停止；在疼痛和情绪激动时则大量分泌。泪液除具有湿润眼球作用外，还具有清洁和灭菌作用。有刺激时，大量泪液分泌可冲洗和排除微小异物。

泪液通过瞬目作用均匀地涂布于眼表形成泪膜，共分三部分，由外至内依次为脂质层、浆液层和黏液层。其中绝大部分为浆液，由泪腺和副泪腺分泌，构成浆液层，位于泪膜的中间一层。脂质由睑板腺分泌，构成脂质层位于泪膜的最外层，可维持泪膜形态，防止水分丢失。黏液层构成泪膜的最内层，主要由结膜的杯状细胞分泌。

泪液的功能主要体现在以下几方面。

1）清洁结膜囊，冲洗眼球表面异物，防御致病微生物对外眼的侵袭。

2）润滑眼球表面，保持眼表的光洁。

3）运输功能，供给角膜氧气、葡萄糖等，并带走角膜的代谢产物等。

4）屈光能力，泪膜可以提高角膜的光学性能，提供平滑的光学表面，填补角膜较小的不规则散光。

5）抗感染作用，泪液内的溶菌酶、免疫球蛋白 A（IgA）、补体等可以抑制或杀灭致病菌的侵袭。

无论是泪液的质还是量出问题，一旦影响了角膜上皮的氧供，会引起角膜上皮的点状剥脱，当光线透过不平整的角膜表面时会把光线反射到各个方向而不能成像导致视物不清。

4. 眼外肌　是司眼球运动的肌肉，相对于眼内肌（睫状肌、虹膜肌肉）而言。

每眼有 6 条眼外肌，即 4 条直肌和 2 条斜肌（图 2-1-12）。

4 条直肌为上直肌、下直肌、内直肌和外直肌，它们均起自眶尖部视神经孔周围的总腱环，向前展开越过眼球赤道部，分别附着于眼球前部的巩膜上。直肌止点距角膜缘不同，内直肌最近为 5.5mm，下直肌为 6.5mm，外直肌为 6.9mm，上直肌最远为 7.7mm。内、外直肌的主要功能是使眼球向肌肉收缩的方向转动。上、下直肌走向与视轴成

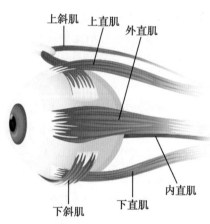

图 2-1-12 眼外肌示意图

23°角，收缩时除使眼球上、下转动的主要功能外，同时还有内转内旋、内转外旋的作用。

2 条斜肌是上斜肌和下斜肌。上斜肌起自眶尖总腱环旁，沿眼眶上壁向前至眶内上缘，穿过滑车向后转折，经上直肌下面到达眼球赤道部后方，附着于眼球的外上巩膜处。下斜肌起自眼眶下壁前内侧上颌骨眶板近泪窝处，经下直肌与眶下壁之间，向后外上伸展附着于赤道部后外侧的巩膜上。上、下斜肌的作用力方向与视轴成 51°角，收缩时主要作用是分别使眼球内旋和外旋；其次要作用上斜肌为下转、外转，下斜肌为上转、外转（表 2-1-1）。

表 2-1-1　六条眼外肌在原眼位的作用

眼外肌	主要作用	次要作用
内直肌	内转	无
外直肌	外转	无
上直肌	上转	内转、内旋
下直肌	下转	内转、外旋
上斜肌	内旋	下转、外转
下斜肌	外旋	上转、外转

当眼位变动时，各肌的作用也有所变动。眼球的每一个运动都是各肌协作共同完成的，两眼的运动也必须协调一致。

眼外肌为横纹肌。外直肌受第Ⅵ脑神经（展神经）、上斜肌受第Ⅳ脑神经（滑车神经）

支配,其余眼外肌皆受第Ⅲ脑神经(动眼神经)支配。眼外肌的血液供应来自眼动脉分出的上、下肌支,泪腺动脉和眶下动脉。除外直肌由泪腺动脉分出的一支血管供给外,其余直肌均有2条睫状前动脉供血,并与睫状体内的动脉大环交通。

5. 眼眶　是容纳眼球等组织的类似四边棱锥形的骨腔,左右各一,互相对称。眼眶开口向前,锥顶朝向后略偏内侧,由7块头骨构成,即额骨、蝶骨、筛骨、腭骨、泪骨、上颌骨和颧骨。成人眶深为4~5cm,容积为25~28mL。眼眶有四个壁:上壁、下壁、内侧壁和外侧壁。眼眶外侧壁较厚,其前缘稍偏后,眼球暴露较多,有利外侧视野开阔,但也增加了外伤机会。其他三壁骨质较薄,较易受外力作用而发生骨折,且与额窦、筛窦、上颌窦毗邻,这些鼻窦病变时可累及眶内。眼眶内容物有眼球、视神经、眼外肌、泪腺、脂肪、血管、神经等。

三、视路

视路是视觉信息从视网膜光感受器开始到大脑枕叶视中枢的传导路径。临床上通常指从视神经开始,经视交叉、视束、外侧膝状体、视放射到枕叶视中枢的神经传导通路(图2-1-13)。

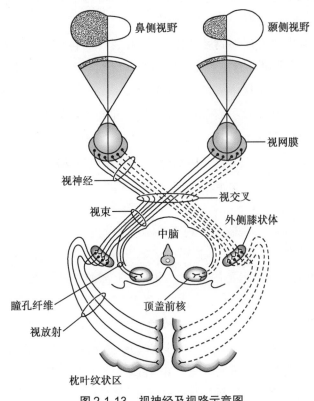

图2-1-13　视神经及视路示意图

1. 视神经　是中枢神经系统的一部分。由视网膜神经节细胞的轴突汇集而成。从视盘起穿过巩膜筛板至视交叉前脚这段神经称视神经,全长平均约40mm。按其部位划分为:眼内段、眶内段、管内段和颅内段四部分。

(1)眼内段(通常称视神经乳头):由视盘起到巩膜脉络膜管为止,包括视盘和筛板部分,长约 1mm 是整个视路中唯一可用肉眼看到的部分。有时可见到视杯底部的小灰点状筛孔,即筛板。由于视神经纤维通过筛板时高度拥挤,临床上容易出现淤血、水肿。

（2）眶内段:全长 25～35mm,系从眼球至视神经管的眶口部分。在眶内呈 S 状弯曲,以保证眼球转动自如不受牵制。

（3）管内段:即视神经通过颅骨视神经管的部分,长 4～9mm。鞘膜与骨膜紧密相连,以固定视神经。由于处于骨管紧密围绕之中,当头部外伤、骨折等可导致此段视神经严重损伤,称为管内段视神经损伤。

（4）颅内段:此段指颅腔入口到视交叉部分,长约 10mm。两侧视神经越向后,越向中央接近,最后进入视交叉前部的左右两侧角。

2．视交叉 是两侧视神经交汇处,呈长方形的神经组织,横径约为 12mm,前后径 8mm,厚 4mm。视交叉位于蝶鞍之上,此处的神经纤维分两组,包括交叉纤维和不交叉纤维。来自两眼视网膜鼻侧的纤维交叉至对侧,来自颞侧的纤维不交叉。黄斑部纤维占据视神经和视交叉中轴部的 80%～90%,亦分成交叉纤维和不交叉纤维。视交叉前上方为大脑前动脉及前交通动脉,两侧为颈内动脉,下方为脑垂体,后上方为第三脑室,这些部位的病变都可侵及视交叉而表现为特征性的视野损害。

3．视束 由视交叉向后到外侧膝状体间的视路纤维叫视束。每一视束包括来自同侧视网膜颞侧的不交叉纤维和对侧视网膜鼻侧的交叉纤维。不交叉纤维居视束的背外侧,交叉纤维居腹内侧,盘斑束纤维居中央,后渐移至背部。

4．外侧膝状体 呈卵圆形,为视觉的皮质下中枢,位于大脑脚的外侧,视丘枕的下外面,为间脑(后丘脑)的一部分。视网膜的纤维经视神经、视交叉、视束到此终止于外侧膝状体的节细胞,换神经元后发出的纤维构成视放射。在外侧膝状体中,灰质和白质交替排列,白质将灰质细胞分为 6 层,由同侧视网膜而来的不交叉纤维止于第 2、3、5 层,由对侧视网膜而来的交叉纤维止于第 1、4、6 层。

5．视放射 又称视辐射,是联系外侧膝状体和枕叶皮质的神经纤维结构。

6．视皮质 位于枕叶后部,相当于 Brodmann 分区的 17、18、19 区,即距状裂上、下唇和枕叶纹状区,是大脑皮质中最薄的区域。视网膜上部的神经纤维终止于距状裂上唇,下部的纤维终止于下唇,黄斑部纤维终止于枕叶纹状区后极部。交叉纤维在深内颗粒层,不交叉纤维在浅内颗粒层。交叉与不交叉的纤维混合在一起。

由于视觉纤维在视路各段排列不同,所以在神经系统某部位发生病变或损害时对视觉纤维的损害各异,表现为特定的视野异常,如偏盲等。因此,检出这些视野缺损的特征性改变,对中枢神经系统病变的定位诊断具有重要意义。

第二节 视觉的形成

视觉生理是揭示视觉形成规律、认识众多视觉现象的科学。从对视觉信息的吸收加工到最后视觉感受的形成,对光觉、色觉、形觉等都需要加以认识。视觉的形成既要通过特定的光学系统，又需要经历信息传递、能量转换、视觉辨认、图像识别等一系列相互作用的过程，还要通过广泛的神经系统网络的支持。

人类视觉的基本特征是感受外界的光刺激，其基本功能表现为：人眼能分辨刺激光的不同强弱，分辨出在空间上有一定距离的两个刺激物，分辨有一定时间间隔的闪光刺激和分辨不同波长的颜色光刺激，同时又能通过眼球运动，使眼主动对准和扫描刺激物，以形成清晰的视觉。视觉功能主要包括以下几个方面：亮度分辨、空间分辨、时间分辨、颜色分辨、运动视觉等。

一、光觉

当光投射到眼上，先通过屈光间质，到达视网膜，激发光感受器，经过光电换能过程，将神经冲动沿视路传导，最后投射在大脑皮层的视觉中枢上。光觉的形成包括从视觉系统接受外界光刺激开始，直到视皮层最后得到光感知的整个生理过程。

1. 感光细胞与视色素　视网膜有两种感光细胞，即视杆细胞和视锥细胞，都接受光刺激，产生视兴奋。前者主要对暗光起作用，后者则对亮光下的各种颜色光起作用（表2-2-1）。

视细胞能感受光刺激是由于其外段存在对光敏感的视色素，在光刺激下发生自身化学结构的改变（光化学反应），表现为视色素的代谢循环和能量的消长，使视觉兴奋不断出现，从而完成光 - 电能的转换。

表 2-2-1　感光细胞与明暗视觉

特征	明视觉	暗视觉
光感受器	视锥细胞	视杆细胞
细胞数量 / 个	600万～700万	1.1亿～1.3亿
细胞分布区域	视网膜后极部密集	黄斑中心凹以外
光化学物质	三种视锥细胞色素	视紫红质
色觉	有	无
空间分辨能力	高	低
光反应速度	快	慢
光敏感度	低	高
工作环境亮度	$>3cd/m^2$	$<10^{-3}cd/m^2$
光谱敏感峰值	555nm（黄绿光）	507nm（蓝绿光）

2. 暗适应与明适应　当人从强光下进入暗处时，起初对周围物体完全无法辨认，以后逐渐能察觉并看清暗处的物体，人眼的这种对光的敏感度逐渐增加并达到最佳状态的过程称为暗适应。同样从暗处到明处也要一段时间才能看清物体，称为明适应过程。

暗适应过程大致可分为两个阶段，即视锥细胞敏感性和视杆细胞敏感性。亮光下已分解的视紫红质在暗处时再合成增强，对光刺激的敏感性增强。明适应则出现较快，在暗处蓄积的合成视紫红质迅速分解产生耀眼光感，之后对光较不敏感的视锥色素才能感光。

暗适应检查可以对夜盲这一主觉症状进行比较客观和量化的评定，用以诊断维生素 A

缺乏等引起夜盲的疾病。检查的方法包括对比法和暗适应仪检查。

3. 眩光 当视野中的物体亮度超过眼睛能够适应的光线水平时，会导致视觉效能的下降，引起眩光。例如，夏日湖面上太阳光的反射光直射入垂钓者眼中，会带来强烈的不适和刺眼感。这种由于视野中不适宜的亮度分布，造成时间或空间上极端的亮度对比，使人眼无法适应的光亮感觉称为眩光。眩光不仅影响视觉舒适度，还降低视觉质量、视力和对比敏感度。

造成眩光的原因是多方面的，既可以来源于太阳光、车灯光、照明灯光等直接光源，也可以来源于光滑材料、水面或雪地的反射光，眼内屈光介质不均匀造成的漫反射也会引起眩光。根据诱因和造成的结果不同可以分为四类。

（1）干扰性眩光：镜片表面或内部产生光线反射时出现，常见光源如街灯、夜间车头灯等，令人眯眼或者引起视疲劳。

（2）不适性眩光：发生于光线情况令眼睛不能自然适应时，如从阴影中走到阳光下，亮度的突然增加降低了注视场的对比度；或一直在很亮的阳光下看书，瞳孔肌肉持续收缩产生疲劳，均会引起不适症状。

（3）失能性眩光：主要是由于视野内高亮度光源的杂散光进入眼睛，在眼球内散射而使视网膜上的物像清晰度和对比度下降造成的。此时，强光阻断正常视觉，降低视觉功效和可见度，导致大脑对像的解析困难，往往伴有不舒适感。

（4）暂盲性眩光：为水面、雪地等平滑表面的反光所致。这种类型的眩光也能阻断视觉，且普通滤光镜不能有效缓解不适，需要通过偏光镜来消除眩光。

为了减少眩光对人眼视觉质量、生活质量和驾驶安全的影响，可以通过改善环境、配戴镜片及治疗原发眼病等手段减少眩光，以达到改善视觉舒适度、消除视疲劳、提高总体视觉质量的目的。

二、色觉

1. 可见光 人眼能感知的颜色光谱称为可见光谱，波长范围在380～760nm。白色可见光是由红、橙、黄、绿、青、蓝、紫等多种单色光组成的。人眼感知的物体颜色取决于它对光线的反射、吸收和透射。例如，当白光照射在红色物体表面时，该表面选择性地反射红光，而将其他光谱成分吸收掉，使该物体被人眼感知为红色；当人眼透过红色滤光片观察白色物体时，只有红光能透过滤光片，而其他光谱成分则被吸收，同样产生红色的视觉感知。

2. 颜色的属性 颜色是不同波长光线引起的主观感觉，虽然它的产生取决于光的波长等物理参数，但对颜色的感知是大脑对信息处理的复杂结果，受观察者心理因素（如经验、记忆、对比等）的主观影响。同一观察者对不同波长光的颜色知觉不同，不同观察者对同一波长光的颜色知觉也不尽相同。

由于人类对颜色的感知是神经系统对光物理参数的一种复杂的抽象反映，为了便于研究，通常从色调、明度和饱和度这三个方面来概括颜色的基本属性。

（1）色调：或称色泽，是光谱中不同波长可见光在视觉上的表现，也是区分颜色的基本特性。例如赤、橙、黄、绿、青、蓝、紫等。

（2）明度：又称亮度，指颜色的明暗程度，大致与色度学上的亮度相对应。物体颜色的明度与光反射率、照明强度有关，颜色中掺入的白色越多显得越明亮，掺入的黑色越多明度越小。

（3）饱和度：即颜色的深浅或纯度。可见光谱中的各种单色光是饱和度最大的颜色，当光谱色中掺入的白光成分越多，就越不饱和。

由于这三种属性的差异，可以产生各种颜色。理论上，人眼能分辨的颜色高达 100 多万种，实际上亮度特别大或特别小时，对色调的分辨能力会大大降低，因此，实际人眼能分辨的颜色约为 1 万种。

3. 颜色视觉理论

（1）Young-Helmholtz 的三色学说：认为色觉正常者的视网膜上存在三原色感受器，分别对红、绿和蓝三种光线敏感，三种感受器对颜色刺激产生不同程度的兴奋，引起相应的色觉感知，例如等量的绿光和蓝光刺激引起青色的视觉感受。三色学说解释了颜色混合的现象，但不能很好地解释色盲现象，在色觉异常人群中，红-绿色盲常常同时出现，蓝-黄色盲也总是同时出现，若红-绿色盲患者同时缺少红色和绿色感受器，应无法感知由红、绿混合得到的黄色，而实际上红-绿色盲患者的黄色感觉是正常的。

（2）Hering 的四色学说：认为人类视觉系统中存在三对颜色感受器，分别是红-绿对、蓝-黄对和黑-白对。所有颜色都是由这三对感受器共同作用，以"兴奋-抑制"的方式产生的。例如，当长时间作用的红色刺激停止时，会产生与之对立互补的绿色视觉感受，形成颜色后像。四色学说解释了色盲成对出现（如红-绿色盲、蓝-黄色盲）的现象，如果缺乏两对颜色感受器，则为全色盲。但该学说不能解释三原色如何产生各种颜色，不符合颜色混合的规律。

（3）色觉的阶段学说：将前两种似乎对立矛盾的色觉学说统一起来，认为色觉的产生分两三个阶段。第一阶段在视网膜水平，实验已证实当不同波长的光线入眼时，引起光谱吸收曲线峰值分别在 560～570nm、530～540nm、420～450nm 的三种（红敏、绿敏、蓝敏）视锥细胞不同程度的兴奋，从而产生相应的颜色感觉；第二阶段发生在神经冲动由锥体感受器向视觉中枢传导过程中，以拮抗的形式进行编码，形成红-绿、蓝-黄、黑-白这三组互相对立的神经反应；第三阶段由大脑视皮层对来自各种感受器的信息进行整合，产生最终的颜色视觉（图 2-2-1）。

4. 色觉异常　色觉正常者能正确感知红、绿、蓝三原色，并用三原色混合匹配出光谱上的其他颜色，若由于遗传或后天眼病等因素引起辨色能力障碍，称为色觉异常。

导致色觉异常的原因有先天性和后天获得性，先天性色觉异常是一种遗传性疾病，多为 X 连锁隐性遗传，故男性多发；后天获得性色觉异常可由视神经或视网膜疾病等眼病、颅脑疾病及中毒引起，常合并其他视觉障碍。

依据色觉异常的严重程度不同可分为色盲和色弱，前者指不能辨别颜色，后者指对颜色的辨别能力减弱（图 2-2-2）。

色盲检查为主觉的检查项目，可用于诊断有无色觉异常、鉴别色觉异常的类型及程度。常用的检查方法有假同色图法、色相排列法和色觉镜检查。

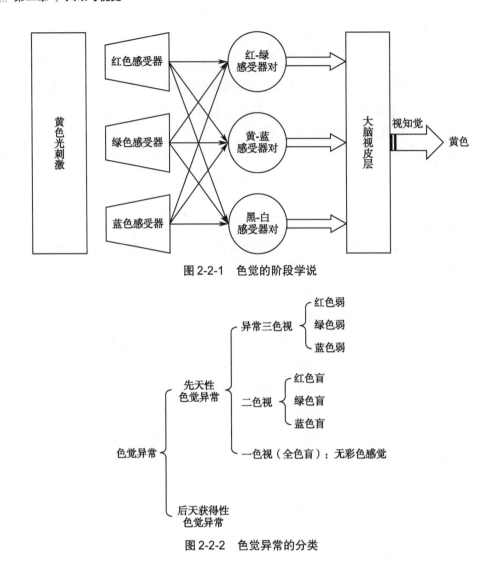

图 2-2-1　色觉的阶段学说

图 2-2-2　色觉异常的分类

三、形觉

形觉反映视觉系统对外界事物的空间分辨能力。形觉的产生首先取决于视网膜对光的感觉，其次取决于视网膜对各个刺激点的分辨能力，最后通过视中枢的综合和分析，形成完整的视觉。

1. 视力　分为中心视力和周边视力（视野），前者包括远视力和近视力，是形觉的主要标志。视力是分辨二维物体形状和位置的能力，中心视力反映视网膜黄斑中心凹处的视觉敏锐度。视觉分辨力指眼睛所能够分辨的外界两个物点间最小距离的能力，通常用物体两端与眼第一节点所成的夹角，即视角来表达。将最小视角的倒数记录为视力，眼能分辨的视角越小，表示视力越好。视力表是检查中心视力的重要工具，本书第七章将详细介绍其设计原理和使用方法。

2. 对比敏感度　除视力之外，对比敏感度也是评价形觉功能的一项重要指标。视力检查只能反映黄斑中心凹对高对比度、细小目标的空间分辨能力，而实际生活中，人们还需要分辨粗大的及低对比度（即明暗程度差异小）的目标。某些视觉系统疾病的患者往往自觉视力下降，但检查其中心视力却仍为正常，此时即是对比敏感度发生了改变。对比度反映物体的颜色亮度与其背景颜色亮度的关系（公式 2-2-1）。

$$对比度 = （视标照明 - 背景照明）/（视标照明 + 背景照明）\qquad（公式 2-2-1）$$

对比敏感度被定义为视觉系统能察觉的对比度阈值的倒数（公式 2-2-2），对比度阈值越低，对比敏感度越好。

$$对比敏感度 = 1/对比度阈值 \qquad（公式 2-2-2）$$

对比敏感度检查是衡量眼在不同背景亮度和不同空间频率下对目标的分辨能力。以不同的空间频率为横坐标，对比敏感度为纵坐标，通过对比敏感度检查绘制出对比敏感度函数（CSF）曲线。对某些眼病的早期诊断具有重要意义，如白内障、青光眼、视神经病变等，对人工晶状体植入和其他屈光手术后的视觉质量评估也很重要。常用的检查方法有条栅对比敏感度视力表、对比度差异视力表、对比度视力检测仪等。

四、视野

视野是当眼向前方固视某一点时所看见的空间范围。与只占视野上约 5° 范围的中心视力相比而言，视野又称为周边视力，是非常重要的视功能之一。视野的范围由眼与注视目标的距离和空间内物体的大小等因素共同决定。

1. 正常视野　正常眼（单眼或双眼）固视时能看见的空间视野范围应具备以下特点。

（1）正常的单眼视野的范围颞侧约 90°，下方约 70°，鼻侧约 65°，上方约 55°。

（2）全视野范围内各部位光敏感度正常，除生理盲点（视盘在视野颞侧旁中心区形成的恒定的绝对暗点）外，正常视野内无光敏感度下降区或暗点。

（3）中心固视点光敏感度最高，随偏心度的增加，光敏感度逐渐下降。

（4）各种颜色视野范围：白色>蓝色>红色>绿色。

（5）两眼同时注视时，大部分视野互相重叠。

2. 异常视野　视野缺损的形式多样，与视觉神经通路的行径和病变位置密切相关。青光眼、视路疾病、视网膜脉络膜疾病、中毒性弱视等都会引起视野的改变，损害部位不同，视野缺损的表现形式也不一样。

常见的视野缺损有以下几种类型。

（1）暗点：如中央暗点、哑铃状暗点、鼻侧阶梯、旁中心暗点、弓形暗点、环形暗点等。

（2）局限性缺损：如颞侧扇形缺损、象限性缺损、偏盲性视野改变和黄斑回避。

（3）视野向心性收缩和管状视野。

（4）普遍敏感度下降。

（5）生理盲点扩大。

五、空间知觉与立体视觉

人用两只眼进行观察，但感受到的空间物体好像是由一只眼所知觉到的，这就是双眼共同活动实现了一个完整的空间感觉功能。一般情况下人的空间知觉是稳定的，包括双眼视觉和立体知觉，以保证人能掌握事物相对不变的本质特征，但在特定情况下也会出现各种错觉。

1. 双眼视觉　是指一个外界物体的形象，分别落在两眼视网膜的对应点上（主要是黄斑部），神经兴奋沿着视觉相关的神经系统，在大脑高级中枢把两眼的视觉信号分析、综合成一个完整的，具有立体感的视觉映像。

与单眼视相比，双眼视觉具有以下优点。

（1）弥补单眼视觉的局部缺陷，使视力更清晰、更敏锐。

（2）双眼视野比每一个单眼视野的范围大，且消除了单眼的生理盲点。

（3）提供备用眼。

（4）提供三维的立体视觉。

Worth 将双眼视觉分为三个等级：第一级为同时知觉，各眼能同时感知物像；第二级为平面融像，两眼物像融合为一；第三级为立体视觉，产生三维空间的深度觉。这种分级方式在双眼视问题的诊断和处理中被广泛应用。

2. 立体视觉　又称深度觉，它的形成是由于两眼在观察一个三维立体物体时，该物体在两眼视网膜上成像存在一定差异，形成双眼视差，两眼不相应的视觉刺激以神经兴奋的方式传到大脑皮层，便产生立体知觉。

立体视觉是双眼视觉中的最高级功能，以立体视锐度作为衡量单位。立体视锐度指人们在三维空间分辨最小相对距离差的能力，以双眼视差的最小辨别阈值来表示。立体视的检查使用 Howard-Dolman 立体视力测定仪，也可以利用同视机、立体视觉检查图片等。

3. 视错觉　是指在特定条件下所产生的对外界事物歪曲的知觉，这种歪曲带有固定的倾向，是主观努力所无法克服的，只要条件具备，它就会产生。错觉产生的原因复杂，有生理因素，也有心理因素。

常见的视错觉类型包括以下几种。

（1）几何图形错觉。

（2）明暗错觉与颜色错觉。

（3）不可能的图形。

（4）运动错觉。

六、时间分辨与视觉后像

1. 视觉的时间分辨　视觉对物体的辨别，不仅依赖于空间特性，还受其时间辨别特性的影响。如闪光、闪烁、连续光等引起的视觉感受是不相同的，这就是视觉对不同时间频率的光刺激的反应。

如果刺激频率较低，感受为闪光；随着刺激频率增加，闪光感觉持续时间较长，则产生闪烁效应；当闪光频率继续增加直至闪烁消失时，视觉感知到的光就被看成连续光。高频率的脉冲断续光和连续光，在主观上都引起稳定光的视觉感觉。人眼的这种对不同频率光刺激的察觉能力即为时间分辨能力。

引起人眼连续感觉的光的最小频率称为闪烁融合频率（FFF）或临界融合频率（CFF）。人眼的融合频率一般为 50～60Hz，存在较大的个体差异。通常荧光灯的闪烁频率为 100Hz 左右，超过了人眼的融合频率，所以看起来没有闪烁的感觉；但蜜蜂却能看见荧光灯的闪烁，因为蜜蜂的闪烁融合频率可达 300Hz。

2. 视觉后像　当外界物体的视觉刺激作用停止以后，在眼视网膜上的影像感觉并不会立刻消失，而能保留一段短暂的时间，这种视觉现象称为视觉后像。

视觉后像分正后像和负后像两种。当视觉神经兴奋尚未达到高峰，由于视觉惯性作用残留的后像称为正后像；由于视觉神经兴奋过度而产生疲劳，并诱导出相反的结果为负后像。

正后像是一种与原来刺激性质相同的感觉印象。我们平常观看的电视、电影就是正后像的应用，当电影胶片以 24 帧/秒的速度放映，视觉的残留使我们产生错觉，误认为画面是连续的。动画制作也应用了正后像的原理，将静止的画面变为动态的艺术（图 2-2-3）。

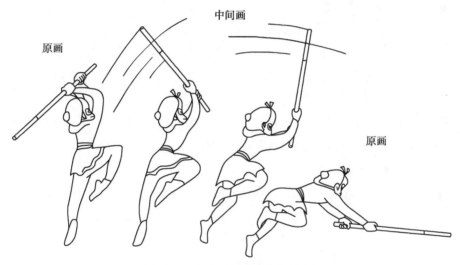

图 2-2-3　视觉后像在动画中的应用

负后像则是一种与原来刺激相反的感觉印象。当人眼持续注视某个刺激物时，视色素会被漂白，感光细胞反应疲劳。当刺激物消失，背景转变成白色时，原效应刺激的缺失被解读为对比刺激的增强，因此原来亮的部分变暗了，原来暗的部分变亮了，黑暗的图形产生了白亮的后像。如果看到的是一个有颜色的光刺激，则负后像是原来注视的颜色的补色。例如，手术室里大面积应用的绿色衣物和铺巾等环境设计，就是为了减少操作者长期因观察红色的脏器、组织、出血等引起的负后像对视觉的干扰，缓解视疲劳。

正负后像的发生是由于神经兴奋所留下的痕迹的作用，其持续时间受刺激的强度、作用时间、接受刺激的视网膜部位及疲劳等因素的影响。

七、运动视觉

良好的视觉在体育运动中发挥重要作用，其中涉及多种类型的视觉活动，统称为运动视觉能力。体育运动中的大部分动作都属于技巧性动作,视觉在技巧性动作的信息处理过程中发挥重要作用,任何有助于改善视觉系统的方法都将提高技巧性动作的速度和准确性。运动视觉能力越优秀的选手,其运动竞技能力往往也越优秀,且不同运动项目对视觉能力的要求有所不同。

与运动相关的视觉质量评价指标既包括眼健康、静态视力、对比敏感度、双眼视功能、立体视觉(深度觉)、调节灵活度等常规视功能项目,也包括动态视力、预判能力、眼-手协调、眼-身体协调及周边感知能力等运动视觉专项指标。

1. 动态视力 指当观察者与视觉目标之间有相对位移时,分辨物体细节的能力。良好的动态视力在棒球、垒球、篮球、网球等各种球类运动及跆拳道、空手道等快速反应型竞技运动中发挥着重要作用。根据目标物的移动方向不同,可将动态视力分两大类,即能辨识左右横向移动目标物的能力(dynamic visual acuity,DVA)与能辨识目标物朝观察者本身向前或向后移动的能力(kinetic visual acuity,KVA)。前者辨别的是横向移动的物体,其原理在于对视网膜上物像位移的感知;后者辨别的是快速迎面而来的物体,即在运动状态下观察从正前方接近的物体的视觉分辨能力,主要应用于驾驶员视力检测。

2. 预判能力 指预期判断一个运动的物体移动到一个特定空间位置时,做出瞬间反应的能力。预判是日常生活和多类运动中的一项基本技能,包括棒球、垒球、网球、羽毛球、乒乓球,等等。

3. 眼-肢体协调 包括眼-手协调、眼-脚协调、眼-身体平衡等,反映视觉信息所引导的肢体反应的灵敏度和准确性,在大多数竞技体育项目的训练中这是非常重要的效应环节,也体现了视觉信息处理的结果。

4. 周边感知能力 指在注视某一目标时感知视野范围内其他物体的能力。周边感知能力越强,运动员对周边视野内突然出现的目标越敏感,就越能及时做出反应。

5. 立体视觉(深度觉) 代表了人眼所能察觉的最小深径差,表明个体对物体的相对空间位置判断的精确程度。

6. 眼球运动 追踪、扫视和注视这三种基本形式构成了日常生活中各种形式的眼球运动。追踪、扫视和注视的精确度决定了眼球运动的准确性,迅速准确的眼球运动关系到运动员对球的轨迹路线的掌控。

7. 调节灵活度 反映眼睛能够在不同距离物体间快速聚焦的能力。当看到球从对方运动员手中飞出后,就要求立刻由远及近地进行对焦的转换,调节灵活度越高,这种转换就越自如,准确性则越好。

本章小结

主要介绍视觉生理学两方面的内容:一是视觉形成的基础,包括与视觉有关的解剖生理、功能代谢等各个方面的知识;二是视觉功能的评价指标及测定手段,包括光觉、形觉、色觉、运动觉、视野、暗适应、对比敏感度、双眼视等多种视觉功能。

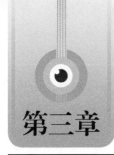

第三章　光　学　基　础

◎ **本章导读**

　　光学是视光学基础理论的重要组成部分,正确理解光学基本定律及透镜的成像规律,是深入学习视光学知识不可缺少的核心内容。本章内容包括几何光学基础、眼用透镜的结构及成像特点,眼用棱镜的原理及应用。

◎ **知识脉络图**

光学基础
1. 光的本质　电磁波、可见光波长、同心光束的特性(会聚光束、发散光束以及平行光束)
2. 理想光学基本定律　直线传播定律、独立传播定律、反射定律和折射定律
3. 单折射球面成像　物像位置关系、放大率
4. 高斯光学系统　三对基点和基面的特征
5. 几何像差　球差、彗差、像散、场曲、畸变、色差
6. 光的物理性能　干涉、衍射、偏振

⇩ ⇩

眼用透镜	眼用棱镜
1. 定量单位　屈光度	1. 定量单位　棱镜度
2. 球面透镜　面型结构、成像特点	2. 结构特点　平面折射面
3. 柱面透镜　光学特性、轴向标示	3. 光学特性　无光焦度
4. 环曲面透镜　成像特征	4. 位置标记　底向
5. 球柱面透镜的形式　片形转换	5. 透镜的棱镜效果　$P = dF$

　　光是人类生产生活的重要信息来源,是人类认识外部世界的工具,是信息的理想载体和传播媒质。灿烂的阳光照亮了地球,人类可以通过眼睛看到色彩斑斓的世界。

第一节　应用光学基础

　　通常所说的光波包括红外光、可见光和紫外光。光的本质是一种电磁波,波长大于760nm的电磁波称为红外光或红外线,小于380nm的电磁波称为紫外光或紫外线。波长在

380～760nm 的电磁波可以被人眼所感知,称为可见光,其中 550nm 的光波人眼最为敏感。可见光随波长不同呈现各种色彩,一般可以分为红、橙、黄、绿、青、蓝、紫七种颜色,具体波长范围如表 3-1-1 所示。

表 3-1-1　可见光波长范围与颜色对照表

波长范围 /nm	颜色	波长范围 /nm	颜色
723～647	红	492～455	青
647～585	橙	455～424	蓝
585～575	黄	424～397	紫
575～492	绿		

白光是由红、橙、黄、绿、青、蓝、紫七种颜色的光混合而成的复合光。1931 年,国际标准照明委员会(CIE)建立了一系列表示可见光谱的颜色空间标准,定义了 CIE-RGB 基色系统。规定 RGB 系统的三原色光波长分别为红光(R)700nm,绿光(G)546.1nm,蓝光(B)435.8nm。

一、光束与聚散度

从物理学的观点来看,辐射光能的物体称为发光体,或称为光源。发光体可以看作由许多发光点组成,每个发光点向四周辐射光能量。当光源的大小与其辐射光能的作用距离相比可以忽略时,此光源可认为是点光源,称为发光点。几何光学认为,发光点只有空间位置,没有体积和线度。发光点发射出的无数条携带能量并带有方向的几何线,称为光线,光线的集合称为光束。光束代表的是能量流,即能量既不会从光束流出,也不会从外界流入光束。按照光线的传播特性,光束可以分为同心光束和非同心光束。同心光束又分为发散光束、平行光束和会聚光束(图 3-1-1)。

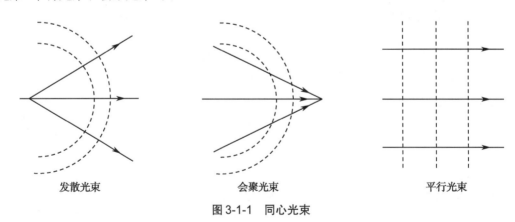

发散光束　　　　　　会聚光束　　　　　　平行光束

图 3-1-1　同心光束

所有光线都从同一点发出的光束称为发散光束。所有光线都会聚于一点的光束称为会聚光束。发光点位于无限远的同心光束称为平行光束。平行光束一般是一种近似情况,通常在视光学中认为光源(注视目标)超过 5m 以外时形成的光束就是平行光束。

光束的会聚或者发散的程度用光束的聚散度来表述。光束的聚散度用实际光线所在介质折射率与基准面至光束发出点或者会聚点的距离之比来表示。光束的聚散度与距离相关，同一个光束，在不同位置判断，呈现不同的聚散度。

在空气中，不同位置所形成的光束聚散度就是发光点距离的倒数。假设介质的折射率为 n，发光点距离为 d，则光束的聚散度 V 是折射率 n 与发光点距离 d 的比值。

按照光学中通常的定义习惯，规定光自左向右传播，以接收光线基准面为参考，基准面到会聚光束发光点的距离为正，因此会聚光束的聚散度为正；基准面到发散光束发光点的距离为鱼，因此发散光束的聚散度为负。

例如，光线在空气中，折射率为 1，如果光束为发散光束，发光点位于接收基准面左侧 5m，则其聚散度为 $-0.2m^{-1}$，即为 -0.2 屈光度（D），光源距离与聚散度的关系如表 3-1-2 所示。

表 3-1-2　光源距离与聚散度关系

光源距离	+0.4m	+1m	+3m	+5m	∞
聚散度	+2.50D	+1D	+0.33D	+0.2D	0D

在视光学中，屈光度是屈光力的单位，以 D 表示。当平行光线通过该屈光介质，焦点为 1m 时该屈光介质的屈光力是 1 屈光度或 1.00D。1.00D 相当于通常所说的 100 度。

在自然界中，所有光源发出的光都向四周散开，即全部为发散光束。发散的程度取决于光源的距离。光源距离越近，发散程度越大；光源距离越远，发散程度越小。当光源距离很远时，发散光束的各光线之间接近于平行状态，可以近似认为该光束为平行光束。要想得到会聚光束，必须采用光学手段改变光束的聚散状态。

这里需要特别注意的是即便对于同一个光源发出的光束而言，接收光的基准面不同，所形成的光束聚散度也不同。光源距离基准面越远，其聚散度的绝对值越小，光源距离基准面越近，其聚散度的绝对值越大。如图 3-1-2 所示，当光束为发散光束时，距离光源位置分别为 1m、2m、3m、4m 的接收面上接收到的光的聚散度分别为 $-1D$、$-0.50D$、$-0.33D$、$-0.25D$。

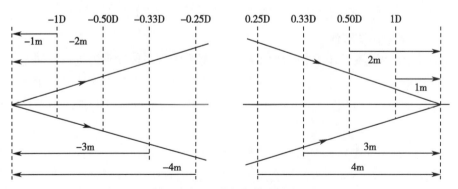

图 3-1-2　距离与聚散度的关系

二、光与介质

不同波长的光有不同的频率，光波在真空中的传播速度为 $c = 3 \times 10^8 m/s$，在介质中的传播速度小于真空中的传播速度 c，与介质的折射率有关。当光波在非真空介质中传播时，其波长和速度会随介质特性不同而改变，但光的频率不会发生改变，因此人眼对光的颜色的感觉不会发生变化。

光在真空中的速度 c 与光在介质中的传播速度 v 的比值称为折射率，一般用 n 表示。折射率实际上也是光在介质中传播速度减慢程度的一个量值。折射率与介质的电磁性质密切相关，用来表征光在介质中传播时介质对光的偏折特性。在标准大气压 760mmHg 和标准温度 20℃的情况下，真空的折射率为 1.000 277，一般情况下都用 1 替代。

在可见光中，红色光波长最长、折射率最小、速度最快；而紫光的波长最短、折射率最大、速度最慢。所有光学介质的折射率随光波波长变化而变化。一般来说，短波长光的折射率比长波长光的折射率高。因此在可见光中，短波蓝光的折射率比长波红光的折射率更大。也就是说，蓝光折射角比红光折射角小，即蓝光形成更大的偏折。

在视光学中，目前框架眼镜常用树脂镜片的折射率在 1.50～1.74 之间。透气硬性隐形眼镜（角膜接触镜）的折射率通常在 1.42～1.47 之间，高折射率硬性隐形眼镜镜片折射率可以达到 1.51～1.54。软性隐形眼镜的折射率与含水量相关，一般在 1.37 附近。视光学常用树脂镜片介质材料与眼内介质折射率如表 3-1-3 所示。

表 3-1-3　视光学中常见介质折射率

介质名称	折射率	介质名称	折射率
普通树脂镜片	1.50	角膜	1.376
中折射率树脂镜片	1.56, 1.60	房水	1.333
高折射率树脂镜片	1.71, 1.74	晶状体（核）	1.402

三、几何光学基本定律

几何光学基于光的直线传播理念把研究光经过介质的传播问题归结为四个基本定律，分别是光的直线传播定律、光的独立传播定律、光的反射定律、光的折射定律。

（一）光的直线传播定律

公元前约 400 年，墨子进行小孔成像实验，并对光的直线传播现象进行了描述。光的直线传播定律是指光在各向同性的均匀介质中沿着直线传播。光的直线传播定律是光学测量及相应光学仪器诞生的基础。一般来说，几何光学中研究光的特性时都认为光是沿着直线传播的。

光的直线传播定律中，核心要素是需要介质具备两个条件：一个是各向同性，另一个是均匀性。各向同性指介质的光学性质不会因方向的不同而有所变化的特性，即某一介质在不同的方向所测得性能数值完全相同。均匀介质是指在参考限度内，介质内部各处具有相同的光学性质。均匀介质可以是各向同性，也可以是各向异性。直线传播定律能很好地解释影子的形成和小孔成像过程。在精密天文测量和大地测量中都是以直线传播定律为基础的。

如果考虑光的波动性及光的波动效应不可以忽略时，直线传播定律亦有其局限性。当光的传播过程中遇到小孔或者狭缝时，光可能偏离原来的传播方向，即形成了衍射现象。

（二）光的独立传播定律

光的独立传播定律是指不同方向传播的光在空间某点相遇时，彼此互不影响，各自沿着原来的方向独立传播。在光的交汇点上，光的强度简单叠加。离开交汇点后，各光束按照原来的方向继续传播。

与光的直线传播定律一样，如果考虑光的波动性，光的传播可能不遵循独立传播定律。如果两束相遇的光满足特定的条件时，便可能不是简单的光强度叠加，即可能产生干涉现象。

（三）光的反射定律与折射定律

光的反射定律与折射定律描述的是光传播到两种均匀介质分界面后所产生的现象和规律。

当一束光投射到两种均匀介质的光滑分界面上，一部分光被表面反射回到原介质中，一部分光透过表面进入第二种介质。被反射回原介质的现象称为反射，进入第二种介质的现象称为折射。

1. 反射定律　光的反射定律描述的是当一束光投射到两种均匀介质分界面上时，光被表面反射回原介质中的规则。投射到分界面上的光称为入射光，反射回原介质的光称为反射光。

如图 3-1-3 所示，入射光线 AO 入射到两种介质的分界面 CD 上，在交汇点 O 处发生反射和折射。反射光线为 OB，折射光线为 OE。MN 为分界面 CD 在 O 点处的法线。入射光线与法线所形成的角度为入射角 I_1，反射光线与法线所形成的角度为反射角 I_2，折射光线与法线所形成的角度为折射角 I_3。

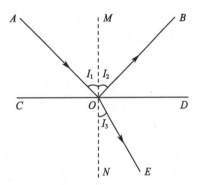

图 3-1-3　介质分界面上反射和折射现象

反射定律可以表述为：反射光线与入射光线和法线在同一平面内，入射光线和反射光线分别位于法线的两侧，与法线形成的夹角大小相等，即反射角与入射角绝对值相等，符号相反。

在视光学中，经常利用反射现象进行检查或者测试。如视力检查中可以用反射镜增加成像距离从而满足 5m 距离测试要求，如利用角膜表面对光的反射进行表面形态测量。

2. 折射定律　光的折射定律描述的是光透过介质分界面进入第二种介质，其折射角 I' 的正弦与入射角 I 的正弦比值为一常数，该常数与入射光所在介质的折射率 n 与折射光所在介质的折射率 n' 之比值相等。其公式可表示为：

$$n \sin I = n' \sin I' \qquad \text{（公式 3-1-1）}$$

在光学成像系统中，折射是主要的光学作用。形成折射的重要条件是要产生介质分界面，即两介质存在折射率差。显然，介质分界面两侧折射率差越大，所形成的光线偏折越大。

非均匀介质可被认为是无数个均匀的薄介质组合而成，每一个薄介质中适用折射定律。因此，光线在非均匀介质的传播可看作多次满足折射定律的连续折射。

在两种均匀介质的分界面上，往往是同时产生反射、折射和吸收等多种光学作用。但是有些时候是反射作用明显,有些时候是折射作用占主要成分,有些时候是吸收为主体。在某些特殊情况下,当光线入射到两种介质分界面时,入射到介质上的光线会全部反射回原来的介质中,而没有折射产生,这种现象即为光的全反射现象。当光线从光密介质射向光疏介质,入射角增大到其正弦值为两种介质折射率之比时即会产生全反射现象。

四、单折射球面成像

光学系统通常由许多个光学元件组成。每个光学元件都是由具有一定折射率的折射介质被不同形状的表面(如球面、平面或者非平面等)所包围。每一个起到折射作用的表面称为折射面,如果这个折射面是单一球面,则此表面称为单折射球面。如果组成光学系统的各个光学元件的表面曲率中心在同一条直线上,则该光学系统称为共轴光学系统,该直线称为光轴。在本书后续内容中,没有特别指出的情况下讨论的系统均为共轴光学系统。在光学系统中,可以认为平面是曲率半径无穷大的球面,反射是 $n'=-n$ 的折射。因此在光学成像系统中,折射球面具有重要意义。

(一)物像关系

1. 符号规则 在理想光学系统中,为了计算和分析问题的方便与一致,规定光线自左向右传播。基于自左向右的传播规律,理想光学系统中的线段、角度等有下列符号规则(图3-1-4)。

(1)线段

1)坐标方向:横坐标自左向右为正,反之为负。纵坐标由下向上为正,反之为负。

2)沿轴线段:以折射球面顶点为起点,与光线传播方向相同为正,反之为负。

3)垂轴线段:以光轴为界,向上为正,向下为负。

(2)角度:以锐角来度量,规定顺时针为正,反之为负。在光轴、光线、法线组成的角度中,光轴具有最高优先级,法线优先级最低。即从光轴转向光线、光轴转向法线、光线转向法线的顺序来判断所夹的锐角度符号。

(3)折射面间隔:折射球面间隔自左向右为正。折射系统中,折射面间隔恒为正。

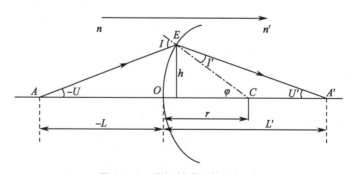

图3-1-4 单折射球面符号规则

2. 物像的虚实 光学系统最主要的作用就是对物体成像。在理想状态下,由每一个物点所组成的物体通过光学系统之后依然形成一个由对应物点所成的像,这种成像状态为完善成像,也称为理想成像。光学上称这种物像的一一对应关系为共轭关系。物和像的关系具有相对性,针对特定的光学系统或者光学元件物像关系经常会转变,如前一个光学元件的像成为下一个光学元件的物。

根据同心光束会聚或者发散情况,物、像有虚实之分。由实际光线相交所形成的点为实物点或者实像点。通常情况下,为了计算和分析问题的方便,会把光线进行顺向延长或者反向延长,因此把光线的延长线或者反向延长线相交所形成的点为虚物点或者虚像点。如图 3-1-5 所示,A_1 和 A_3 为实物,A_2 和 A_4 为虚物,A'_1 和 A'_2 为实像,A'_3 和 A'_4 为虚像。

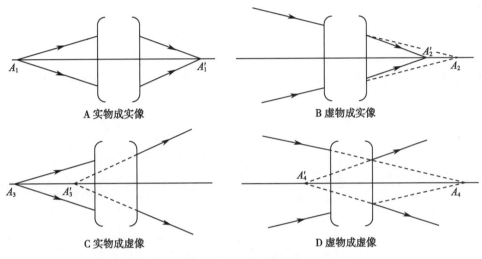

图 3-1-5　虚实物像

实像是实际光线所形成的会聚像,因此能用屏幕或者胶片记录。而虚像不是实际光线的路径,不能用屏来接收。实像是光线正常前进方向会聚所形成的像,而虚像是为了分析问题方便而虚拟出来的像。由于光的粒子性特征,虚像能够被人眼观察到,即人眼可以在光线传播方向的后面观察到光线的存在。

(二)单折射球面成像

1. 当光线在光轴附近很小的区域内以细光束成像时,其成像是理想的、完善的,即此时可以忽略不同光线之间的成像差异。此时单折射球面的物像位置关系满足如下关系式:

$$\frac{n'}{l'} - \frac{n}{l} = \frac{n'-n}{r}　（公式 3-1-2）$$

该公式右侧项 $(n'-n)/r$,表征了单折射球面的聚光特性,称为单折射球面的光焦度(或称屈光力),用字母 Φ 表示,其单位为屈光度(D)。

即:$\Phi = \dfrac{n'-n}{r}$,此处 r 的单位为 m,Φ 的单位为屈光度(D)。

当光线平行于光轴入射($l=-\infty$),即物点在无穷远的轴上时,被折射球面所成的像点即为像方焦点(或称后焦点),以 F' 表示。此时像方焦点位置即为像方焦距(或后焦距),以 f' 表示,其表达式为:

$$f' = \frac{n'r}{n'-n} \qquad \text{(公式 3-1-3)}$$

当出射光线在像方无穷远,即像在像方无穷远光轴上时($l'=\infty$),此时对应的物点称为物方焦点(或前焦点),以 F 表示;而此时的物距为物方焦距(或前焦距),以 f 表示,表达式为:

$$f = \frac{nr}{n'-n} \qquad \text{(公式 3-1-4)}$$

单折射球面的光焦度和焦距之间的关系为:

$$\Phi = \frac{n'}{f'} = -\frac{n}{f} = \frac{n'-n}{r} \qquad \text{(公式 3-1-5)}$$

焦距或光焦度的正负决定了折射球面对光束的会聚或发散特性。

即当 $\Phi > 0$ 时,对光束起会聚作用;当 $\Phi < 0$ 时,对光束起发散作用。

【例 3-1-1】人眼可以简化成曲率半径为 5.5mm 的单球面,屈光介质的折射率为 4/3,则该简化眼的光焦度为多少?

$$\varnothing_e = \frac{n'-n}{r} = \frac{\frac{4}{3}-1}{0.55 \times 10^{-3}} = 60.6\text{D}$$

在视光学中,对人眼的成像光学特性进行简单定性分析时,可以用类似简化眼模型进行计算或者模拟成像状态。

2. 单折射球面的放大率 在光学系统中,用放大率来描述像和物之间大小和位置的数学关系。通常选择的放大率参数有垂轴放大率、轴向放大率和角放大率。

(1)垂轴放大率:又称为横向放大倍率,描述的是垂直于光轴平面上的像高与物高之比,其数学关系为:

$$\beta = \frac{y'}{y} = \frac{nl'}{n'l} \qquad \text{(公式 3-1-6)}$$

β 取决于共轭面的位置,对确定的一对共轭面,β 为一常数,这表明像与物相似。当 $\beta < 0$ 时,表示光学系统成倒像,即物、像分居折射面两侧,像的虚实与物一致。当 $\beta > 0$ 时,表示成正像,即物、像同侧,像的虚实与物相反。$|\beta| > 1$ 时,表示成放大像,$|\beta| < 1$ 时,表示成缩小像,$|\beta| = 1$ 时,表示物像大小相同。

(2)轴向放大率 α:是指对于一定体积的物体,光轴上一对共轭点沿轴移动量之间的关系。如果物点沿轴移动一个微小量 dl,相应的像移动 dl',则比值 dl'/dl 即为这一对共轭点的轴向放大率,即有

$$\alpha = \frac{dl'}{d'l} = \frac{nl'^2}{n'l^2} = \frac{n'}{n}\beta^2 \qquad \text{(公式 3-1-7)}$$

显然,从公式 3-1-7 可以看出,α 恒为正值,表示物点沿轴移动时,其像点总是以相同的方向移动。当轴向放大率 α 与垂轴放大率 β 不一致,立方体物体成像后不再是立方体,物体会产生变形。

(3)角放大率 γ:指一对共轭光线与光轴的夹角 u' 与 u 之比值,即

$$\gamma = \frac{u'}{u} = \frac{l}{l'} = \frac{n}{n'} \cdot \frac{1}{\beta}$$

（公式 3-1-8）

角放大率 γ 表示折射球面将光束变宽或变细的能力，γ 只与共轭点的位置有关，而与光线的孔径角无关。

五、高斯光学系统的基点和基面

对于任意大物体以任意宽光束成完善像的光学系统称为高斯光学系统，也称为理想光学系统。在理想光学系统中，物空间光线与像空间光线具有一一对应的共轭关系。实际光学系统很难实现完善成像，研究高斯光学系统最重要的意义在于评价实际光学系统的成像质量。

通常采用特殊的物点和像点来分析理想光学系统的成像特征，使成像问题简化，这些特殊的点就称为光学系统的基点。光学系统的基点分为像方基点和物方基点，分别包括主点、焦点和节点。过这些基点垂直于光轴的平面为基平面，具体包括主平面、焦平面和节平面。

（一）像方基点和基面

如图 3-1-6 所示，平行于光轴的入射光线 AB，通过光学系统后形成出射光线 $B'F'$，与光轴的交点 F' 称为该光学系统的像方焦点（也称后焦点）。像方焦点是物方无限远轴上物点的共轭像。过像方焦点 F' 且垂直于光轴的平面称为像方焦平面。

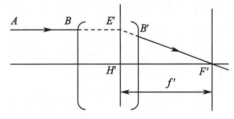

图 3-1-6　像方基点和基面

延长入射平行光线 AB，反向延长其共轭的出射光线 $B'F'$，得交点 E'，过点 E' 做垂直于光轴的垂线 $E'H'$，与光轴相交于点 H'，则 H' 称为像方主点，$E'H'$ 所在的垂直于光轴的平面称为像方主平面。从主点 H' 到焦点 F' 之间的距离称为像方焦距，用 f' 表示。像方焦距 f' 的符号规则是以像方主点 H' 为起始点，像方焦点 F' 为终点。

物方无限远处发出的与光轴斜交的平行光束，通过光学系统后一定会聚于像方焦平面上的同一点，且不在光轴上。

（二）物方基点和基面

一条平行于光轴的像方光线其所对应的物方共轭光线与光轴的交点 F，称为光学系统的物方焦点（也称前焦点），物方焦点的共轭像点在像方无限远的光轴上。过物方焦点 F 且垂直于光轴的平面称为物方焦平面。

如图 3-1-7 所示，延长过 F 点的入射光线 AB，反向延长其共轭的出射光线 $B'A'$，得交点 E，过点 E 做垂直于光轴的垂线 EH，与光轴相交于点 H，则 H 称为物方主点，EH 所在的与光轴垂直的平面称为物方主平面。从主点 H 到焦点 F 之间的距离称为物方焦距，用 f 表示。物方焦距的符号规则是以物方主点 H 为原点，物方焦点 F 为终点。

当光学系统的物方和像方介质折射率相同时，

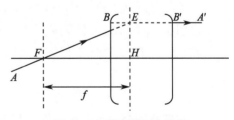

图 3-1-7　物方基点和基面

显然 EH 和 $E'H'$ 共轭,线段 EH 和 $E'H'$ 的高度相同,其垂轴放大率(也称为横向放大率)为 +1。

当光学系统的厚度可以忽略时,可以认为物方主面和像方主面重合。

除了主点和焦点,在实际应用中还会用到另外一对共轭点,即节点。节点满足角放大率为 1,即经过物方节点的光线其共轭光线经过像方节点且传播方向不变。在物像两侧介质折射率相同的情况下,节点与主点重合。对于人眼而言,物像两侧介质折射率不同,因此人眼的节点与主点不重合。

(三)高斯光学系统的物像关系

几何光学中的基本内容之一就是分析光学系统的物像关系。对于确定的光学系统,给定某些参数后,分析其物体或像的位置、大小、方向等。对于高斯光学系统,不管其结构如何,只要知道其基点位置,其成像特性也就完全确定,利用两对基点或基面的位置,可以求解光学系统的物像关系。

1. 牛顿公式 在牛顿公式中,物和像的位置是相对于光学系统焦点确定,即物距 x 是物方焦点 F 到物点的距离,像距 x' 是像方焦点 F' 到像点的距离。符号规则是以对应焦点为原点,自左向右为正,反之为负,如图 3-1-8 所示。

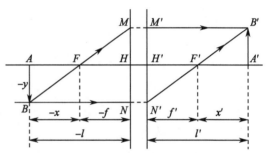

图 3-1-8 高斯光学系统的物像关系

由图中两对相似三角形 $\triangle BAF$ 和 $\triangle NHF$、$\triangle B'A'F'$ 和 $\triangle N'H'F'$ 可得:

$$\frac{y'}{-y} = \frac{-f}{-x} \quad 和 \quad \frac{y'}{-y} = \frac{x'}{f'}$$

由此导出牛顿公式为:

$$xx' = ff' \qquad (公式 3-1-9)$$

【例 3-1-2】正透镜的像方焦距为 $f' = 60mm$;物体位于透镜左侧 120mm。用牛顿公式求像的位置。

解:基于牛顿公式

$$x = -60mm, f = -60mm, f' = 60mm$$

由 $xx' = ff'$ 得:$x' = 60mm$

即像位于透镜像方焦点 60mm,位于透镜右侧 120mm。

2. 高斯公式 与牛顿公式的不同在于物距和像距的起始点不同。高斯公式中的物距 l 是物方主点 H 到物点的距离,像距 l' 是像方主点 H' 到像点的距离,自左向右为正,反之为负。

由图 3-1-8 所示的几何关系代入牛顿公式,可导出高斯公式如下:

物、像空间两边介质不相同时,即 $n \neq n'$ 时,

$$\frac{f'}{l'} + \frac{f}{l} = 1 \qquad (公式 3-1-10)$$

当物像空间介质折射率相同,如透镜或者光学系统位于空气中时,$f = -f'$,当物像空间

介质折射率不同,则 $\dfrac{n'}{f'} = -\dfrac{n}{f}$。

【例 3-1-3】如果把眼睛看成物方焦距为 −17.05mm 的薄透镜,该薄透镜左侧是空气,右侧是折射率为 1.336 的介质,分别计算注视目标位于无穷远、5m 和 1m 时,视网膜位于什么位置才能使像正好成在视网膜上?

解:

由 $\dfrac{n'}{f'} = -\dfrac{n}{f}$ 计算可得:$f' = 22.78\text{mm}$

由高斯公式 $\dfrac{f'}{l'} + \dfrac{f}{l} = 1$ 计算可得:

当目标在无穷远时,$l' = 22.78\text{mm}$

当目标在 5m 时,$l' = 22.85\text{mm}$

当目标在 1m 时,$l' = 23.17\text{mm}$

即当注视目标位于无穷远、5m 和 1m 时,视网膜的位置分别位于透镜后方 22.78mm、22.85mm 和 23.17mm 才能使像正好成在视网膜上。

六、光的物理性能

19 世纪中叶,麦克斯韦(Maxwell)从理论上推导出电磁波的传播速度等于光速。因此,麦克斯韦推测光的传播是一种电磁现象,是电磁振动在空间的传播。20 年后,赫兹(Hertz)第一次在实验上证实了光波就是电磁波,从而肯定了麦克斯韦的推导,产生了光的电磁理论。1905 年,爱因斯坦(A. Einstein)在普朗克(M Planck)量子论的基础上提出了光的量子理论,认为光的能量不是连续分布的,光是由一粒粒运动着的光子组成,每个光子具有确定的能量。在不断的实验面前,科学家们发现光有些方面表现出波动性,有些方面又表现为粒子性,这就是光的波粒二象性。

现代光学认为,光是一种电磁波,具有波动性和粒子性的双重特性。光的波动性和粒子性是光子本性在不同条件下的体现。从光的波动性或者粒子性入手分析光的物理性能,主要包括干涉、衍射、偏振、吸收、色散和散射等。

(一)光的干涉

光的干涉现象是光的波动性的重要特征。自 1802 年,托马斯·杨(Thomas Young)用实验方法研究光的干涉现象即开启了干涉理论的不断深入探讨。

两个或多个光波在空间某一区域相遇时,发生光波的叠加现象。在两光波叠加区域内,会产生不同的光强度,某些点的振动始终加强,另一些点的振动始终减弱。在特定的条件下,在叠加区域出现强度稳定的强弱分布现象,这种现象就是光的干涉。

两光波的频率相同、振动方向相同、相位差恒定是能够产生干涉的必要条件。两个独立的、彼此没有关联的两个普通独立光源发出的光波不会产生干涉。即使同一光源不同部位辐射的光波也不能满足干涉条件。要获得两个相干光波,必须由同一光源的微小区域(发光点)发出的光波,通过干涉装置获得两个相关联的光波,它们相遇时才可能产生干涉。

利用光的干涉原理,可以精确地检测光学零件的表面曲率半径和测量微小厚度。此外,干涉理论被广泛应用在光学镀膜中,利用光波在薄膜中反射、折射及干涉等达到减反、增反、分光、滤光、调整光束偏振或相位状态等作用。近些年,基于光的干涉原理设计的眼用镜片膜层的技术水平得到了突飞猛进的发展。基于光的干涉原理研制的视网膜视力计、相干光断层扫描仪在视网膜视力检测和眼底检测中具有非常广泛的应用。

(二)光的衍射

光的衍射是光的波动性的主要标志之一。1818 年,菲涅尔将惠更斯原理用干涉理论进一步深入阐述,从而更好地利用波动光学原理解释衍射现象。

按照几何光学直线传播理论,当光通过一个细小圆孔或狭缝时,在接收屏幕上应该形成边界清晰的圆形光斑。但事实上光波在传播过程中遇到障碍物时,会偏离原来的传播方向进入障碍物的几何影区内,并在阴影区和照明区内形成光强的不均匀分布,这种现象即光的衍射。具有小孔或者狭缝的不透光屏幕或者光栅能够使光波发生偏离,使入射光波的振幅和相位分布发生变化的透明光屏也会产生衍射现象。

衍射现象的存在会使图像边缘模糊不清,对光学系统的成像质量有直接影响。成像光学系统能分辨开两个靠近的点物或物体细节的能力称为光学系统的分辨本领。在成像过程中,对于非常靠近的点物所成的衍射像可能无法分辨。如瞳孔直径较小的情况下,在分辨远处的目标时就会由于衍射的存在而无法分辨靠近的两点。

基于衍射原理制成的菲涅尔透镜和菲涅尔棱镜在高度近视矫正和斜视矫正与治疗中偶有应用。

(三)光的偏振

光的干涉现象和衍射现象充分显示了光的波动性质,但对光是横波还是纵波没有进行阐述,因为不管是横波还是纵波同样能产生干涉和衍射现象。

麦克斯韦电磁理论阐明了光是一种横波,即光矢量始终与传播方向垂直。如果在光分布的平面上,光矢量只沿某一固定的方向振动,这种现象称为偏振。按照光矢量的振动状态即偏振态而言,光一般可以分为自然光、线偏振光、部分偏振光、椭圆偏振光、圆偏振光。从普通光源发出的光不是偏振光,而是自然光,自然光可以看成具有一切可能振动方向的光波总和,也就是各个方向的振动同时存在。自然光在传播过程中,如果受到外界的影响,会导致各个方向的光振动强度不等,从而产生了部分偏振光。

常用获取偏振光的方法有很多种,如反射及折射产生线偏振光、晶体的二向色性产生线偏振光、双折射晶体产生线偏振光、散射效应产生线偏振光。视光学中普遍应用的偏振片就是利用将各向同性的介质在受到外界作用时所产生的各向异性的特点来制成的人造偏振片。

(四)光的吸收

光的吸收是指光通过某种材料时,与材料发生相互作用,光能量被部分地转化为其他能量形式的物理过程。任何一种物质对光波都会有或多或少的吸收,即便是透明介质也存在吸收。当被吸收的光能量以热能的形式被释放，即形成了光热转化；当未被吸收的光能量被物体反射、散射或透射，便影响着我们看到的物体的色彩。

光在介质内传播时，介质中的束缚点在光波电场作用下做受迫振动，因此光波要消耗能量来激发电子的振动，这些能量的一部分又以次波的形式与入射波叠加成透射光波而射出介质。另外，由于与周围原子和分子的相互作用，束缚电子受迫振动的一部分能量将变为其他形式的能量，这一部分能量损耗就是介质对光的吸收。从实验上研究光的吸收，通常用一束平行光照射在物质上，测量光强随穿透距离的衰减情况。

大多数物质的吸收具有波长选择性。即对于不同波长的光，物质的吸收系数不同。对可见光进行选择吸收，会使白光变成彩色光。绝大部分物体呈现颜色，都是其表面或体内对可见光进行选择吸收的结果。在视光学中，有一类防蓝光镜片就是利用特定颜色的物质对蓝光的吸收特性进行设计，所以该类防蓝光镜片呈现为黄色。

（五）光的色散

光在介质中传播时其速度（或折射率）随频率（或波长）而改变的现象称为光的色散效应。介质的色散表示介质对于不同频率的入射光有不同的折射率，即不同频率的光波在介质中以不同的速度传播。光的色散可以分成两种情况，即正常色散和反常色散。

在实际中经常碰到的色散为正常色散，即在介质透明区（在此区域内介质对光的吸收很小）内随光的波长的增大，折射率减小，因此色散曲线（n-λ 曲线）单调下降，即随着波长的增加，光的偏折程度降低。正常色散可以用柯西色散公式进行描述。

反常色散是发生在介质吸收区域内的色散。在介质吸收区域内，介质的折射率随波长的增大而增大，与正常色散正好相反。

在视光学中，当选择高折射率材料进行镜片设计与生产时，可能会因为色散效应而降低视觉舒适度，需要考虑消除色散效应带来的影响。

（六）光的散射

一般来说，光在均匀介质中传播具有确定的传播方向，即便是在两种折射率不同的介质分界面发生反射和折射，其方向也是确定的。但是若均匀介质内有折射率不同的悬浮颗粒存在，这时就会产生光的散射现象。即在不正对着光的传播方向上，依然能够清楚地看到光，这是由于介质中的悬浮颗粒把光波向四面八方散射的结果，如牛奶、有灰尘的空气、浑浊的水等。

悬浮颗粒的散射称为瑞利散射，这种散射通常很强。当散射体比光波波长小时，散射遵循瑞利散射定律，即散射光的强度与入射光波长的四次方成反比。日常生活中的很多散射现象都可以用瑞利散射定律来解释，如天空的蔚蓝色、旭日和夕阳的红色等。天空的蔚蓝色是太阳光中的紫光和蓝光受到大气层的强烈散射而形成。

第二节　眼用透镜

视光学中最常用的光学器件是透镜。透镜是由两个折射面包围一种透明介质（如玻璃、树脂等）所形成的一种光学元件。折射面可以是球面、平面、柱面、环曲面、非球面、自由曲面等。

一、眼用透镜概述

透镜按照其折射表面形状不同可以分为球面透镜、柱面透镜、环曲面透镜、非球面透镜，以及自由曲面透镜（视光学中通常称为渐进多焦镜）。

球面透镜一般是指双面均为球面的透镜，是眼用透镜的主要形式，主要用来矫正屈光不正中的近视和远视。球面透镜按照其表面曲率半径和折射率不同表现为不同的折光能力，即不同的镜度状态。

柱面透镜是指其中一个表面为柱面形式，因此其成像不同于球面透镜，对平行光束不是形成单一的焦点，而是形成一条与柱面轴平行的焦线。柱面透镜在视光学中主要用来检测和矫正散光，如综合验光仪中用于视功能检查的马氏杆就是利用柱面透镜的成像特点而设计的。

环曲面透镜是在柱面透镜的基础上发展而来，是把柱面透镜中无弯曲的方向增加一个曲率，从而形成两个互相垂直的曲面，这样的曲面称为环曲面。环曲面有两个互相垂直且不同的曲率半径，自然形成两个方向不同的屈光度。环曲面透镜的光学作用相当于一个球面透镜与一个柱面透镜的结合，主要用来矫正散光。环曲面透镜具有球柱面透镜的光学效果，但是其成像质量、舒适度和镜片美观上都有很大提高，因此视光学中用来矫正散光的镜片都做成环曲面形式。

非球面透镜的表面形状采用了二次或者高次非球面，根据其表面形态可以分为一面为非球面而另一面是球面的单非球面透镜或者双面均为非球面的双非球面透镜。目前，眼用非球面透镜以旋转对称偶次非球面为主。眼用透镜除关注其良好的周边成像质量外还特别关注透镜边缘厚度，由于非球面透镜良好的成像质量和较薄的边缘厚度在近几年的视光学中得到广泛应用。事实上，对于低度数透镜而言，其边缘厚度减薄效果大于周边成像的意义。

自由曲面透镜通常是指其表面无法用球面、非球面或确切的表达式来表示的光学曲面，主要是指非旋转对称的曲面或者只能用参数向量来表示的曲面。自由曲面一般不能用初等解析曲面表达，而是以复杂方式自由变化的曲线曲面即所谓的自由曲线曲面组成，如没有旋转对称轴的非常规连续变化的双曲率面、多项式曲面、泽尼克多项式曲面，以及非连续、有面型突变的微透镜阵列、衍射面和二元光学等特殊表面。

二、球面透镜面型与光焦度

（一）球面透镜面型

球面透镜的表面可以是凸球面、凹球面、平面。在不同的组合形式下，形成不同结构、形式的透镜（图 3-2-1）。

1. 双凸透镜　双凸透镜两面均为凸球面。双凸透镜一般用在光学系统中较多，在视力矫正眼镜中很少应用双凸透镜，因为内表面的凸起可能会引起镜片表面与睫毛碰擦。

2. 平凸透镜　平凸透镜一面是凸球面，一面是平面。平凸透镜在视力矫正中主要用来矫正极高度远视，一般很少应用。

3．正弯月形透镜　正弯月形透镜一面是凸球面，一面为凹球面，凸球面的曲率半径小于凹球面的曲率半径。正弯月形透镜在视力矫正中比较多用于矫正远视及老视。

4．双凹透镜　双凹透镜的两面均为凹球面。双凹透镜在视力矫正中少有应用，偶用来矫正极高度近视。

5．平凹透镜　平凹透镜一面是凹球面，一面是平面。平凹透镜在视力矫正中主要用来矫正极高度近视，基本很少应用。

6．负弯月形透镜　负弯月形透镜一面是凹球面，一面是凸球面，凸球面的曲率半径大于凹球面的曲率半径。负弯月形透镜在视力矫正中比较多用于矫正近视。

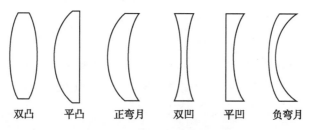

双凸　　平凸　　正弯月　　双凹　　平凹　　负弯月

图 3-2-1　各种类型球面透镜

（二）透镜光焦度

1．光焦度　透镜对光线聚散度改变的程度称为透镜的光焦度，也称为镜度或者屈光力，其单位为屈光度，用符号 D 表示。屈光度是镜片焦距的倒数，即 $F = 1/f'$，1 屈光度（D）是指焦距为 1m 的透镜的折光能力。

2．透镜面镜度　球面透镜有两个表面，每个表面对入射光线具有屈折能力。每个表面对光线屈折的能力用光焦度来表示的物理量称为面镜度，其数学表达式为：

$$F = \frac{n' - n}{r} = (n' - n)R \qquad （公式 3-2-1）$$

其中 n 和 n' 为该表面左右两侧介质折射率，r 为该表面的曲率半径。

3．透镜光焦度　透镜的光焦度由组成透镜各表面的光焦度及中心厚度（表面之间的距离）所决定。

假设组成透镜的两表面光焦度为 F_1 和 F_2，由几何光学理论有：

$$F_1 = \frac{n_2 - n_1}{r_1} = (n_2 - n_1)R_1 \qquad （公式 3-2-2）$$

$$F_2 = \frac{n_3 - n_2}{r_2} = (n_3 - n_2)R_2 \qquad （公式 3-2-3）$$

其中 n_1 和 n_2 为第一个表面左右两侧介质折射率，n_2 和 n_3 为第二个表面左右两侧介质折射率。

则透镜光焦度为：

$$F = F_1 + F_2 - \frac{d}{n_2} F_1 F_2 \qquad （公式 3-2-4）$$

其中 d 为两表面曲率中心距离，即透镜的中央厚度，n_2 为透镜折射率。

当透镜厚度很小，即 d 接近为 0 时，透镜称为薄透镜。薄透镜光焦度即为两表面光焦度之和。在视光学中，多数情况下可以认为眼用透镜为薄透镜。

【例 3-2-1】已知角膜前表面曲率半径为 **7.7mm**，后表面曲率半径为 **6.8mm**，角膜厚度忽略，角膜介质折射率为 1.376，房水折射率为 1.333。求角膜的屈光力。

$$
\begin{aligned}
F = F_1 + F_2 &= \frac{n_2 - n_1}{r_1} + \frac{n_3 - n_2}{r_2} \\
&= \frac{1.376 - 1}{7.7 \times 10^{-3}} + \frac{1.333 - 1.376}{6.8 \times 10^{-3}} \\
&= 48.8 - 5.8 \\
&= 43\text{D}
\end{aligned}
$$

4. 顶焦度 在几何光学中，用主点到对应焦点的距离来表示焦距，该焦距的倒数称为主点光焦度。在眼镜学中，常用后顶焦度来描述镜片的光焦度。所谓后顶焦度即镜片后表面顶点到像方焦点距离的倒数。其数学表达式为：

$$
F_{\mathrm{V}} = \frac{F}{1 - \dfrac{d}{n} F_2}
\tag{公式 3-2-5}
$$

其中 F_{V} 为后顶焦度，F 为主点光焦度，d 为透镜中央厚度，n 为镜片折射率，F_2 为后表面光焦度。显然在 d 很小时，后顶焦度与主点光焦度近似相等。随着镜片度数增加，厚度增大，后顶焦度与主点光焦度会存在差异。如果适当增加镜片折射率，合理设计镜片面型，后顶焦度与主点光焦度差异可以减小。

相应地也会用镜片前表面顶点到物方焦点的距离的倒数称为前顶焦度。在视光学中比较少用到前顶焦度。

【例 3-2-2】已知镜片的主点光焦度为 **−10D**，镜片介质折射率为 1.60，镜片中央厚度为 **1.1mm**，镜片后表面光焦度为 **−12D**，求该镜片的后顶焦度。

$$
F_{\mathrm{V}} = \frac{F}{1 - \dfrac{d}{n} F_2} = \frac{-10}{1 - \dfrac{1.1 \times 10^{-3}}{1.60} \times (-12)} = -9.918\text{D}
$$

从上例中可以看出，在镜片厚度较小的情况下，后顶焦度与主点光焦度差异很小，因此在多数情况下可以用主点光焦度直接代替后顶焦度。

三、透镜光学特征

（一）球面透镜

1. 球面透镜的成像特点 球面透镜是指镜片两个表面均为球面的透镜。球面透镜各子午线上曲率半径相等，因此球面透镜各子午线上屈光力相等。球面透镜光焦度用 DS 表示，在眼镜光学中一般用 0.01DS、0.125DS 或者 0.25DS 描述。

球面透镜按照其对光的偏折作用可以分为会聚透镜和发散透镜。通常情况下会聚透镜也称为正透镜，发散透镜也称为负透镜。正透镜对光线起会聚作用，负透镜对光线起发散作用。正透镜将平行光束会聚形成单一焦点，负透镜将平行光束发散，反向延长形成单一焦点，如图 3-2-2 所示。

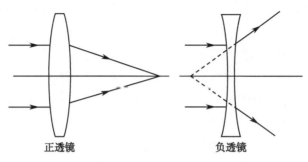

正透镜　　　　　　　　　　负透镜

图 3-2-2　球面透镜成像

在不同物距的情况下，正透镜的成像特点如表 3-2-1 所示。

表 3-2-1　正透镜成像特点

物像位置	像的位置		像的方向	像的大小	像的虚实
$l=-\infty$	异侧	$l'=f'$	倒立	点物	实像
$l<2f$	异侧	$f'<l'<2f'$	倒立	缩小	实像
$l=2f$	异侧	$l'=2f'$	倒立	等大	实像
$2f<l<f$	异侧	$l'>2f'$	倒立	放大	实像
$l=f$		$l'=\infty$	不成像		
$f<l<0$	同侧	$l'>l$	正立	放大	虚像

负透镜成像时无论物距在任何位置，都对物体成缩小正立的虚像。

2．球面透镜的识别

（1）通过边缘厚度判断：未切边圆形球面透镜可以通过观察或者测量其周边厚度进行识别。圆形球面镜片边缘厚度完全相同，将其凹面朝下放置在平面上，边缘每一点都与平面紧密相接。

（2）通过像移判断：透过球面透镜观察目标，当镜片移动时，像也会发生偏移，通常称为像移现象。通常情况下，当观察到的像与镜片移动方向相同时称为顺动，反之称为逆动。

对于正镜片而言，当物体距离透镜很近（小于焦距）时移动镜片，像的移动方向与镜片移动方向相反，即产生逆动。

对于负镜片而言，当镜片移动时，像的移动方向与镜片移动方向相同，即产生顺动。

透镜的屈光力越大，像的移动越快；反之屈光力越小，像的移动越慢。同样，镜片前后移动也会有顺动和逆动的现象。

（3）确定光学中心：一般情况下，未切割的圆形球面镜片其几何中心与光学中心重合。对于非圆形球面透镜而言，其中心的简单确定方式就是通过透镜中某一点看到的十字线在透镜区域内没有发生任何偏折，该点就是透镜的光心。在眼镜装配时，多数情况下要求镜片的光学中心与双眼瞳孔中心重合。

（二）柱面透镜

柱面透镜是一面是柱面，另一面是平面的透镜。通过柱面所在圆柱体底面中心与柱面平行的直线称为柱面透镜的轴。根据柱面形状柱面透镜可以分为凸柱面透镜和凹柱面透镜（图3-2-3）。

柱面透镜用 $FDC \times \theta$ 这样的形式表示。其中 F 代表屈光力，θ 代表柱轴方向。

例如：$-2.00DC \times 180$，$+1.00DC \times 45$，一般轴位在水平方向时标示为180。为了避免混淆，视光行业的习惯是轴位方向的单位度（°）省略不写。

1. 柱面透镜的结构特点

（1）轴向曲率为0，沿轴方向无屈光力，该方向称为最小主子午线方向。

（2）与轴垂直向曲率最大（曲率半径最小），表面呈圆形，具有最大的屈光力，该方向称为最大主子午线方向。

在此处需要注意的是最大屈光力表示的是对光的偏折，因此无论是发散状态还是会聚状态都表示光产生偏折，因此对于凹柱面透镜而言，其最大主子午线方向即最大屈光力方向依然是与轴垂直的方向。

（3）柱面透镜各子午线上屈光力不等，且按规律周期性变化，其变化规律为：

$$F_\theta = F sin^2 \theta \qquad\qquad （公式3-2-6）$$

其中 θ 为与轴向的夹角，F 为与轴垂直方向的最大屈光力。

例：$F = +10.00DC \times 180$，则其各个方向的屈光力如图3-2-4所示。

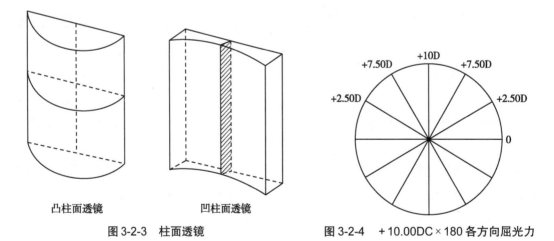

凸柱面透镜　　　　凹柱面透镜

图3-2-3　柱面透镜　　　　图3-2-4　+10.00DC×180 各方向屈光力

从图3-2-4可以看出，虽然柱面透镜各方向上屈光力不等，但是各方向上屈光力取决于柱面透镜轴位以及与轴垂直的最大屈光力，因此柱面透镜轴位和最大屈光力两个参数即可表示一个特定的柱面透镜。也就是说，柱面透镜轴位和最大屈光力两个参数可以描述一个柱面透镜，且该柱面透镜具有唯一性。

2. 柱面透镜的光学特性

（1）当入射光平面与柱面透镜轴垂直时，通过柱面透镜后形成一个焦点，如图3-2-5A

所示。如果空间是无数个与柱面透镜轴平行的光平面,则很显然形成了无数个焦点,这无数个焦点组成了一条直线,该直线与柱面透镜几何中心轴平行,且位于同一子午面内。

（2）当入射光平面与柱面透镜轴平行时,通过柱面透镜后形成一条与轴平行的直线。当投射光平面位于柱面透镜轴与几何中心轴所在的子午面内时,光线不发生偏折,形成一条与轴平行的直线,如图 3-2-5B 所示。当入射光平面不在柱面透镜轴所在子午面内时,光线向子午面偏折,与位于柱面透镜轴所在子午面内投射光平面所形成的直线重合。投射光平面距离柱面透镜轴越远,其偏折程度越大。无数条直线重合,依然为一条直线。

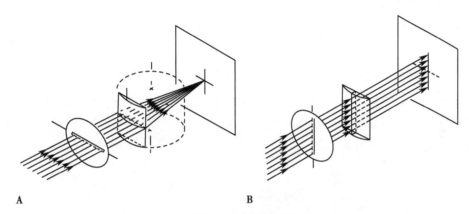

图 3-2-5　光平面通过柱面透镜成像
A. 水平光平面通过柱面透镜; B. 垂直光平面通过柱面透镜。

无论将入射光束分解成与柱面透镜轴垂直的平面还是与柱面透镜轴平行的平面,通过柱面透镜以后形成的都是一条直线。也就是当空间光束为圆形光束时,可以将圆形光束分解成无数个平行平面或者垂直平面。很显然,圆形光束通过柱面透镜时,依然形成一条与轴平行的直线。

3. 柱面透镜的识别

（1）边缘厚度判断:未切边圆形柱面透镜可以通过观察或者测量其周边厚度进行识别。圆形柱面镜片边缘厚度不同,呈现为轴对称性。对于凹柱面透镜而言,边缘最薄处为其柱轴方向,对于凸柱面透镜而言,边缘最厚处为其柱轴方向。

（2）柱面透镜轴位判断:双手持镜片边缘,正对十字标线,转动镜片,直到从镜片中看到的十字线与目标十字线完全重合为止,这时镜片上的垂直向度和水平向度,是镜片的两个主向度。保持上述位置状态不变,让镜片分别沿水平和垂直方向各移动一次,其中不呈视像移动的那一平移的直线方向就是柱面透镜片的轴向,而视像移动的那一平移的直线方向就是柱面透镜片屈光力最大的方向。

（3）像移判断:通过柱面镜片观察十字线,缓缓转动镜片,镜片内直线会产生剪动现象。正柱面透镜形成逆剪动,负柱面透镜形成顺剪动。

当柱面透镜轴向位于垂直位置,镜片顺时针转动时,沿轴向观察,正柱面透镜形成逆剪动,负柱面透镜形成顺剪动。其像移情况如图 3-2-6 所示。

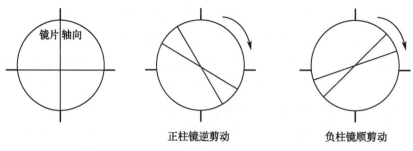

图 3-2-6 柱面镜片的剪动现象

4. 柱面透镜的轴向标示法 柱面透镜各个方向屈光力不等，因此必须确定其位置从而保证其光学效果的唯一性。柱面透镜位置确定方法是标记其轴向位置。常用表示柱面透镜的轴向表示法是国际标准标示法，也称为 TABO 法。

该标示方法是 1929 年于阿姆斯特丹眼科学会上确定，后被德国国家眼镜技术标准 TABO 采用，目前国际上广泛使用。该方法是以面对患者，以患者眼睛的位置为参考，左、右眼从水平线左侧按逆时针方向标记至另一水平线方向。0 和 180 可以代替，在实际书写中为避免混淆一般采用 180，如图 3-2-7 所示。

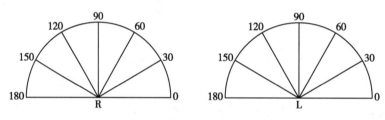

图 3-2-7 柱面透镜 TABO 轴向标示法

（三）球柱面透镜

柱面透镜形状简单，其中一个主子午线方向没有弯曲，即在该方向上没有屈光力。在视光学中，经常需要使用两个主子午线都有偏折光线能力的透镜，即将球面透镜和柱面透镜叠加的球柱面透镜。球柱面透镜是两个主子午线屈光力不等且均不等于零的透镜。

1. 球柱面透镜的光学特性 球柱面透镜是球面和柱面的结合，因此其光学特性亦是球面透镜和柱面透镜的叠加。球柱面透镜两个主子午线方向屈光力不等且均不等于零，因此一束平行光束垂直于球柱面透镜投射时，在空间形成互相垂直的两条焦线，且这两条焦线不在同一个平面内（图 3-2-8）。

如图 3-2-8 所示，一束光通过球柱面透镜后，形成底相对两条直线为顶的光锥，这即为通常所说的 Sturm 光锥，也称为史氏光锥。图 3-2-8 中水平方向折光能力最强，先会聚，在会聚点处形成一条垂直焦线。垂直方向折光能力最弱，后会聚，在会聚点处形成一条水平焦线。如果在透镜后不同位置放一接收屏，可以分别接收到不同的影像。从近到远分别为垂直轴长的椭圆、垂直焦线、垂直轴长的椭圆、弥散圆、水平轴长的椭圆、水平焦线、水平轴长的椭圆。前后两条焦线之间的距离称为 Sturm 间隔，代表了球柱面透镜柱面部分的折光能力。

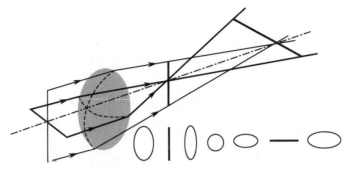

图 3-2-8 球柱面透镜的光学特性

2. 球柱面透镜的形式 根据组成球柱面透镜两个表面的形状特点,球柱面透镜可以分为球面/正柱面透镜、球面/负柱面透镜,以及正交柱面透镜三种形式,三种形式的表达方式可以自由转换。

(1)球面 + 正柱面:球面/正柱面透镜是凸面是柱面、凹面是球面的透镜。例如:-2.00DS/+1.00DC×180。

(2)球面 + 负柱面:球面/负柱面透镜是凸面是球面、凹面是柱面的透镜。例如:-2.00DS/-1.00DC×180。

(3)正交柱面:正交柱面透镜是两个面均是柱面,且其柱轴相互垂直的透镜。例如:-1.00DC×180/-2.00DC×90。

(四)环曲面透镜

柱面透镜和球柱面透镜均可以表达镜片形状及光学性质,但其形状弊端和成像质量问题亦非常明显,因此在实际中所用的散光透镜以环曲面透镜为主。

环曲面中最大、最小两个曲率半径相互垂直,形成两个主要的曲线弧。两个方向具有不相等的折光能力。一面是环曲面,另一面是球面的透镜称为环曲面透镜,如图3-2-9所示。

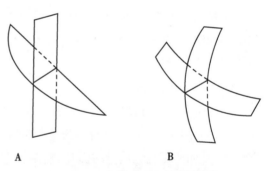

图 3-2-9 柱面透镜与环曲面透镜
A. 柱面透镜;B. 环曲面透镜。

1. 环曲面透镜的特点

(1)具有两个相互垂直的曲率半径,曲率半径大的方向具有最小的折光能力,称为基弧;曲率半径小的方向具有最大的折光能力,称为正交弧。

(2)两个相互垂直的子午线上具有最大和最小的屈光力量。

(3)与球柱面透镜相比,环曲面透镜无论在外观上还是在成像质量上都优于球柱面透镜。

2. 环曲面透镜的分类 环曲面透镜根据环曲面所在的位置可以分为凸(外)环曲面透镜与凹(内)环曲面透镜。将环曲面制作在透镜的外表面(内表面为球面),称为凸环曲面,通常称为外散片。将环曲面制作在透镜的内表面(外表面为球面),称为凹环曲面,通常称为内散片。

因为内环曲面透镜的外表面是球面,所以外观比外环曲面镜片好看,更主要的是内环曲面透镜在消像差及提高成像质量等方面都明显优于外环曲面。因此目前普遍使用内环曲面镜片进行散光矫正。

3. 环曲面透镜的书写形式　环曲面透镜的书写需要标示两个表面的屈光力,表达形式为:

$$\frac{前表面屈光力}{后表面屈光力}$$

凸环曲面透镜的环曲面在凸面,所以球面为负球面,凹环曲面透镜环曲面在凹面,所以球面为正球面。一般用如下的表达方式。

(1)凸环曲面透镜

$$\frac{基弧屈光力 \times 轴向 / 正交弧屈光力 \times 轴向}{球面屈光力(凹球面)}$$

(2)凹环曲面透镜

$$\frac{球面屈光力(凸球面)}{基弧屈光力 \times 轴向 / 正交弧屈光力 \times 轴向}$$

如凸环曲面可以写成:

$$\frac{+2.00DC \times 90 / +3.00DC \times 180}{-4.00DS}$$

如凹环曲面可以写成:

$$\frac{+1.00DS}{-2.00DC \times 180 / -3.00DC \times 90}$$

需要说明的是,环曲面透镜适用于镜片设计与生产环节,在临床应用以及屈光检查与眼镜验配中,一般用散光透镜的最简形式即球柱面透镜来记录散光,而且习惯上用负柱面透镜进行散光记录。

(五)非球面透镜

非球面透镜具有良好的光学特性、复杂的设计方法和先进的制造工艺。在视觉矫正过程中,针对不同的视觉异常合理选择不同设计的非球面透镜,才能够实现真正的个性化视觉矫正,从而实现视觉质量的提升,控制屈光不正的发展。

目前,眼用非球面透镜的设计基本是由光学中心区域到边缘部分,折光能力不断变化,该类透镜从光学中心到周边区域的光度一般是逐渐减小。非球面透镜使透镜边缘厚度减少,使镜片更薄,消除周边像差。最初的非球面设计是由二次函数曲线(例如椭圆、抛物线、双曲线)沿对称轴旋转产生的二次曲面。新一代的非球面设计往往采用高次函数曲面,这样就具有了更复杂的形状。

第三节　眼 用 棱 镜

棱镜在视光学中是用来改变光线方向的重要光学元件,按照其成像特点与结构可以分为反射棱镜和折射棱镜。反射棱镜在视光学中主要应用在如电脑验光仪的仪器中。视觉功能检查与治疗用到的棱镜主要是折射棱镜中的三棱镜。在本单元后续内容中只介绍三棱镜的相关内容。三棱镜最主要的成像特点是改变光线的方向而不改变光束的聚散度,这在眼科学和视光学中用来测量与治疗集合功能异常与眼位异常。

(一)三棱镜的结构特点

三个互不平行的平滑表面所围成的具有三个棱的均匀透明体称为三棱镜。每个面均称为屈光面。屈光面相交所形成的线称为棱。通常将两侧屈光面所形成夹角较小的棱称为顶。顶两侧屈光面相交所形成的夹角称为顶角。正对顶的面称为底。通过顶且垂直于底的直线称为底顶线。垂直于棱的截面称为主截面,如图 3-3-1 所示。

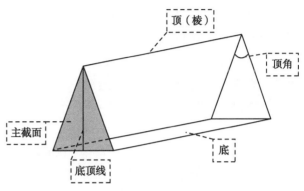

图 3-3-1 三棱镜的结构

(二)三棱镜的光学特性

三棱镜的光学特性主要表现为偏向性和色散性。

1. 偏向性 三棱镜的偏向性体现在只对光线产生偏折,不改变光束的聚散度,因此棱镜没有会聚或发散光线的能力。物体通过三棱镜偏折后光线向底的方向偏折,所成的虚像向顶的方向移动,如图 3-3-2 所示。

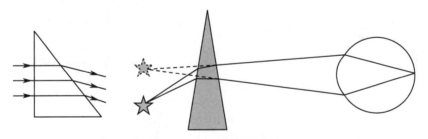

图 3-3-2 三棱镜的偏向性

2. 色散性 三棱镜的色散性体现在不同波长的光线发生不同程度的偏折。同一透明介质对于不同波长的单色光具有不同的折射率。以同一个角度入射到折射棱镜上的不同波长的单色光,具有不同的偏向角。

(三)棱镜的度量与标记

1. 棱镜的度量

(1)偏向角:描述棱镜偏向作用的物理量称为棱镜屈光力,用偏向角表示。偏向角的单位可以是一般角度单位,如度、弧度等。棱镜在空气中,棱镜屈光力与顶角关系式如 3-3-1 所示:

$$\varepsilon=(n-1)\alpha \qquad\qquad (公式 3-3-1)$$

其中,ε:棱镜屈光力(°);

α:棱镜的顶角(°);

n:棱镜材料的折射率。

（2）棱镜度：此单位系 C. F. Prentice 于 1888 年所倡导，其符号为 P$^{\triangle}$。1$^{\triangle}$是指当光线通过该棱镜时，使出射光线相对入射光线在 100 单位距离处偏移 1 单位的距离（图 3-3-3），也就是偏向角正切的 100 倍，计算如公式 3-3-2 所示：

$$P^{\triangle} = 100\tan\varepsilon = 100\tan(n-1)\alpha \qquad \text{（公式 3-3-2）}$$

计算可知，1$^{\triangle}$产生的偏向角度为 0.572 9°，100$^{\triangle}$产生的偏向角度为 45°。

2. 棱镜的标记 棱镜位置决定了其偏折光线的方向。在视光学中，棱镜与柱面透镜一样，不但要标记其度数，同时要标记其位置。棱镜位置标记是记录棱镜底所在的方向。棱镜标记有三种标示方法，分别为老式英国标记法、新式英国标记法、360°标记法。三种方法的相同之处是对于检查者而言，是以患者为

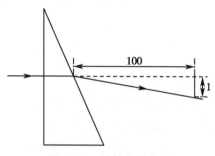

图 3-3-3 棱镜度的定义

参考标准，标记其右眼和左眼。三种方法从写法上容易分辨。下面介绍 360°标记法。

360°标记法没有进行象限分割，从水平位开始，按照逆时针方向递增数字标记。在实际中亦采用 BU、BD、BI、BO 分别代替 90、270、右眼 0（左眼 180）、右眼 180（左眼 0）。具体标记方法如图 3-3-4 所示。

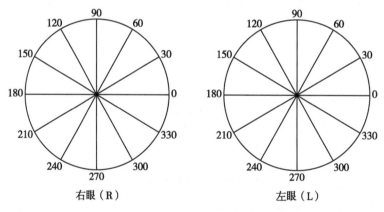

右眼（R） 左眼（L）

图 3-3-4 360°标记法

（四）棱镜的合成与分解

在实际工作中，经常需要将多个棱镜叠加或者用多个棱镜来代替某一棱镜以满足特定的光学需求，这就称为棱镜的合成与分解。

1. 棱镜的合成 多个眼用棱镜叠加在一起，使光线的偏向作用可以用一个棱镜所代替，这种等效作用称为合成，合成原则采用如下公式进行计算。

$$P_H = P_1\cos\theta_1 + P_2\cos\theta_2 \qquad \text{（公式 3-3-3）}$$

$$P_V = P_1\sin\theta_1 + P_2\sin\theta_2 \qquad \text{（公式 3-3-4）}$$

$$P = \sqrt{P_H^2 + P_V^2} \qquad \text{（公式 3-3-5）}$$

$$\theta = \arctan \frac{P_{\mathrm{H}}}{P_{\mathrm{V}}} \qquad\qquad (公式 3\text{-}3\text{-}6)$$

【例 3-3-1】计算眼用棱镜 $3^{\triangle}$ 基底 90°（$3^{\triangle}B90^{\circ}$）与 $4^{\triangle}$ 基底 0° 合成等效棱镜的效果。

$$P = \sqrt{P_{\mathrm{H}}^2 + P_{\mathrm{V}}^2} = \sqrt{3^2 + 4^2} = 5$$

$$\theta = \arctan \frac{P_{\mathrm{H}}}{P_{\mathrm{V}}} = \arctan \frac{3}{4} = 36.87°$$

$$3^{\triangle}B90°/4^{\triangle}B° = 5^{\triangle}B36.87°$$

2. 棱镜的分解　一个棱镜使光线的偏向作用也可以用多个棱镜所分担,这种等效作用称为分解。分解原则满足如下公式:

$$P_{\mathrm{H}} = P\cos\theta \qquad\qquad (公式 3\text{-}3\text{-}7)$$
$$P_{\mathrm{V}} = P\sin\theta \qquad\qquad (公式 3\text{-}3\text{-}8)$$

【例 3-3-2】将 $5^{\triangle}B30^{\circ}$ 的棱镜分解为垂直与水平方向的两棱镜。

$$P_{\mathrm{H}} = P\cos\theta = 5\cos30° = 4.3^{\triangle}B0°$$
$$P_{\mathrm{V}} = P\sin\theta = 5\sin30° = 2.5^{\triangle}B90°$$

（五）透镜的棱镜效果

棱镜是组成透镜的最基本单元,球镜和柱面透镜都可以看作由不同大小的棱镜按一定规则组合而成的。正球镜是由底向中心的棱镜组成;负球镜是由顶向中心的棱镜组成;正柱面透镜是由底向轴的棱镜组成;负柱面透镜是由顶向轴的棱镜组成。

透镜的棱镜效果:根据 Prentice 规则,镜片产生的棱镜效应可以用以下公式计算。

$$P = dF \qquad\qquad (公式 3\text{-}3\text{-}9)$$

其中,P:透镜上某点的棱镜屈光力（$^{\triangle}$）;

d:透镜上某点与中心的距离（cm）;

F:镜片后顶点屈光力（D）。

（1）球面透镜上任一点的棱镜效果:球面透镜上任一点的棱镜效应可以直接应用 Prentice 规则进行计算,如果需要可以采用棱镜分解原则将其分解到水平和垂直两个方向。

【例 3-3-3】求眼用透镜 $F = +3.00D$ 的光学中心正上方 4mm 处具有的棱镜度及底向。

解:$P = dF = 3 \times 0.4 = 1.2^{\triangle}$

棱镜度以及底向为:$1.2^{\triangle}BD$。

【例 3-3-4】求眼用透镜 $F = -3.00D$ 的光学中心正上方 4mm 处具有的棱镜度及底向。

解:$P = dF = 3 \times 0.4 = 1.2^{\triangle}$

棱镜度以及底向为:$1.2^{\triangle}BU$。

【例 3-3-5】求右眼用透镜 $F = -5.00D$ 的光学中心颞侧 1cm 上方 1cm 处具有的棱镜度及底向。

$$P_{\mathrm{H}} = xF = 1 \times 5 = 5^{\triangle}$$
$$P_{\mathrm{V}} = yF = 1 \times 5 = 5^{\triangle}$$

$$P = \sqrt{P_H^2 + P_V^2} = 7.07^\triangle$$

$$\theta = \arctan \frac{P_H}{P_V} = 45°$$

（2）柱面透镜上任一点的棱镜效果：柱面透镜上任一点的棱镜效果需要首先计算该点到柱镜轴的垂直距离，基于Prentice规则，采用公式3-3-10和3-3-11进行计算：

$$P = dF_C \quad\quad\quad\quad （公式3-3-10）$$

$$d = y\cos\beta - x\sin\beta \quad\quad\quad\quad （公式3-3-11）$$

其中：

d：Q点至柱镜轴的距离（cm）；

P：Q点棱镜屈光力（$^\triangle$）；

β：柱镜轴的方向值；

F_C：柱镜屈光力；

x、y符号遵循坐标原则。

（3）球柱面透镜上任一点的棱镜效果：球柱面透镜上任一点的棱镜效果可以按球面透镜在该点产生的棱镜效果和柱面透镜在该点产生的棱镜效果的合成方法计算，也可以按照两个正交柱面透镜的棱镜效果合成计算。

本章小结

通过对几何光学基本成像规律以及光的物理性能的学习，能更深一步了解透镜及棱镜的结构特点，特别是对光束聚散度以及光学元件光学特征的深度理解，能够为分析各类光学理论和光学元件在视光学中的应用规律和原则打下基础。

练习题：

1. 如果把角膜看成单折射面，其曲率半径为8mm，物像两侧介质折射率分别为1和1.376，求位于眼前400mm、高度为5mm的物体经角膜后的成像位置及大小。

2. 透镜像方焦距为−50cm，物体位于透镜左侧100cm，分别用高斯公式和牛顿公式求物体所成像的位置。

3. 透镜像方焦距为50cm，物体位于透镜左侧25cm，分别用高斯公式和牛顿公式求物体所成像的位置。

4. 晶状体是前后表面曲率半径分别为10mm和6mm的双凸透镜，其中心厚度为4mm，晶状体前后两侧介质折射率均为1.33，晶状体折射率为1.40，求晶状体的屈光力。

5. 分析3m和5m进行视力检查时光束聚散度的差异及可能引起的视力偏差。

6. 基于光的偏振特征分析眼用偏光镜的偏振特性。

7. 基于光的色散特性分析不同折射率镜片的色散效应。

8. 基于透镜的棱镜效果分析当人眼没有通过镜片中心注视时成像特征与主观感受。

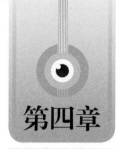

第四章 生 理 光 学

◎ **本章导读**

　　生理光学主要讲述人眼的光学系统特征及生理特性,具体包括人眼屈光系统的结构特征及光学特性,以及在不同的生理状态下的屈光成像过程。基于光学基础理论对人眼进行分析计算,是进行人眼光学特性分析的基本方法。

◎ **知识脉络图**

生理光学
1. 屈光系统　屈光系统的结构特征,屈光系统的成像特性,简化人眼屈光系统
2. 静态屈光　单眼屈光不正、屈光不正的形成因素、屈光不正的分类及发生率
3. 动态屈光　调节及其定量分析,调节的测定方法,调节与年龄的关系

⇩　　　　　　　　　⇩　　　　　　　　　⇩

眼球光学系统	单眼屈光不正	调节
1. 结构及光学特征	1. 近视眼　形成原因	1. 调节的生理特征
2. 眼球的光学基点	2. 远视眼　调节及矫正	2. 调节的定量分析
3. 眼球光学模型	3. 散光眼　成像特征	3. 调节的测定方法

　　当可见光作用于人眼视觉器官,使其感受细胞兴奋,其信息经视觉神经系统加工后产生的人的主观的感觉称为视觉。通过视觉,人和动物感知外界物体的大小、明暗、颜色、动静,获得对机体生存具有重要意义的各种信息,至少有 80% 以上的外界信息通过视觉获得,视觉是人和动物最重要的感觉。

　　良好视觉的形成由三个重要因素决定,这三个要素缺一不可。

　　第一个要素是从眼球结构角度出发,即眼球光学系统必须完全透明,从而保证光线经过每个眼内屈光介质的偏折后能到达视网膜上。所谓完全透明,也就是 380～760nm 的可见光能够通过屈光系统并到达视网膜。视觉形成过程中,保证每一个结构的透明是形成良好视觉的前提。影响视觉通路透明最常见的眼部疾病有白内障、角膜云翳等。

　　第二个要素是从眼球光学系统成像角度考虑,即外界物体在视网膜上所成的像能够准确成在黄斑中心凹上,并且清晰可分辨。在视觉通路透明的前提下,像的清晰度取决于眼的屈光状态及调节能力。对于无限远距离物体而言,屈光状态决定了像的位置。对于近距离物体而言,折光状态和调节能力都影响成像位置。只有外界物体通过眼屈光系统所成的像位于视网膜的黄斑中心凹上时才有可能形成良好的视觉。在视光学中,主要从成像角度出发探讨人眼在不同的环境及自身结构差异的情况下的成像状态。

第三个要素是从视觉神经系统功能角度探讨,即从视网膜开始到大脑皮层的视觉通路必须完整并具有正常功能。在人类视觉的形成过程中,视网膜起着至关重要的作用,视网膜既是视觉光学系统的终点,又是视觉神经生理学系统的起点,视网膜同时承担着感受光的强度和颜色的重要任务。一方面视网膜是接收器,用来接收外界光线通过眼球光学系统折射的光信号,另一方面视网膜又是处理器,即把接收到的光信息转变为生物电信息并传递给大脑皮层视觉中枢。

第一节　眼球光学系统

眼睛是相当复杂的光学系统,眼球光学系统具有其他一切光学系统无法比拟的结构特征及成像优势。眼睛是一个近似球形的胶状体,其前后直径约为 24mm。从成像系统角度看,光经角膜、前房、晶状体、玻璃体的折射后,到达视网膜。在角膜和晶状体之间有控制进入眼内光量的虹膜。角膜处于眼球光学系统的最前面,平均折射率为 1.376,角膜的中央区厚度约为 0.55mm,正常情况下周边区比中央区厚 0.1mm。晶状体是一个透明的具有调节能力的双凸透镜,其介质的折射率存在不均匀性。玻璃体保证了眼轴的长度和视网膜的位置。视网膜是眼球光学系统的感光层,视细胞的大小和分布影响了人眼的极限分辨能力。

需要说明的是,视网膜的黄斑中心凹不在眼球结构的光学对称轴即光轴上。因此通过角膜中心和晶状体表面中心的连线向后延伸并不恰好在中心凹处与视网膜相交。光轴通常在视网膜中心凹鼻侧稍上方一点,平均角度在水平方向上为 4°～5°,而垂直方向上略大于 1°。

一、眼球光学系统的结构

从生理结构的角度看,眼球光学系统由角膜、房水、晶状体、玻璃体四个结构组成,其中起到重要屈光作用的是角膜和晶状体。从单折射面成像的角度看,眼球光学系统是由角膜前表面、角膜后表面、晶状体前表面和晶状体后表面四个单折射面所组成,各表面的曲率半径、两个相邻表面之间的距离(厚度),以及表面两侧介质的折射率如表 4-1-1 所示。

表 4-1-1　屈光系统光学常数

屈光介质	折射率	屈光力 /D	曲率半径 /mm	厚度 /mm
角膜	1.376	+43.05	+7.7(前) +6.8(后)	0.5
房水	1.336			3.0～3.1
晶状体	1.406	+19.11	+10(前) −6(后) (静止时)	3.6 (静止时)
玻璃体	1.336			15～29

（一）角膜

如果从结构上考虑，角膜是中央薄、边缘厚的弯月透镜，但由于其特殊的结构及位置，角膜具有很强的聚光作用。角膜位于折射率为1的空气和折射率为1.336的房水之间，角膜表面较小的曲率半径和角膜两侧介质折射率差形成了角膜较大的折光能力。

角膜处于眼球光学系统的最前端，是人眼最重要的屈光结构之一。角膜直径大约12mm，中央区厚度为0.5～0.6mm。角膜的折射率为1.376，前表面曲率半径为7.7～7.8mm，后表面曲率半径约为6.8mm。角膜的整体屈光力大约为43D，其中前表面的屈光力大约48D，后表面的屈光力大约−5D，具体计算过程见图4-1-1。

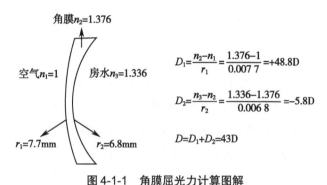

图4-1-1　角膜屈光力计算图解

（二）房水

角膜后表面与虹膜、晶状体之间的空腔称为前房，前房深度约为3mm。前房内充满无色透明的液体即为房水。房水中98%是水分，房水的折射率为1.336。房水对眼球光学系统的屈光作用很小，主要起到供给角膜和晶状体营养的作用。但是前房深度组成人眼轴长的重要部分，是保证晶状体位置的重要支撑，其深度改变会影响人眼的总屈光力及眼轴长度。

（三）晶状体

晶状体是眼球屈光系统的主要组成之一，是参与人眼调节作用最重要的结构。晶状体厚度在无调节时约为3.6mm，极度调节时增至4.0mm。晶状体从中心到周边折射率逐渐增加（图4-1-2）。晶状体静止时的屈光力为16～20D。

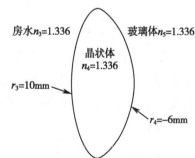

图4-1-2　晶状体屈光力计算图解

在晶状体静止状态，即晶状体前后表面曲率半径分别为10mm和−6mm、厚度为3.6mm时，其屈光力为：

$$F = F_3 + F_4 - \frac{d}{n_4} F_3 F_4 = \frac{n_4 - n_3}{r_3} + \frac{n_5 - n_4}{-r_4} - \frac{d}{n_4} \times \frac{n_4 - n_3}{r_3} \times \frac{n_5 - n_4}{-r_4}$$

$$= \frac{1.406 - 1.336}{10 \times 10^{-3}} + \frac{1.336 - 1.406}{-6 \times 10^{-3}} - \frac{4 \times 10^{-3}}{1.406} \times \frac{1.406 - 1.336}{10 \times 10^{-3}} \times \frac{1.336 - 1.406}{-6 \times 10^{-3}}$$

$$= 18.90D$$

很显然，当把眼睛看作由角膜和晶状体两个重要屈光结构组成时，角膜的屈光力在整个眼球光学系统中所占的比重更高。但由于晶状体的形状可以改变,因此在人眼成像过程中起到了不可替代的作用。

实际上晶状体具有很多层,中央核比周围的皮质的屈光力高,且中央核的弯曲度比周围皮质的弯曲度高,因此,晶状体是一个由周边向中央逐渐增加屈光力量的凸透镜。该特征不仅仅使光线更有利于集中在视网膜上,且中央核的高屈光力量减少了其球差和色差以及眼内杂散光的程度。

(四)玻璃体

玻璃体的折射率约为1.336,对人眼的屈光作用很小。主要是为了撑起眼球的大小。

二、眼球光学系统的光学基点

眼球作为一个光学系统,在静止状态时保持基本稳定的参数特征,因此可以用光学中基点的方式来表示眼球系统。在下列计算中以表4-1-1中所示数据为基本参数,则可以按照光学系统计算基点的方法计算眼球光学系统的基点位置。

如图4-1-3所示,分别用 r_1、r_2、r_3、r_4 表示角膜、晶状体前后表面曲率半径,用 n_0、n_1、n_2、n_3、n_4 表示四个折射面两侧的介质折射率,用 d_1、d_2、d_3、d_4 表示四个折射面之间的距离。

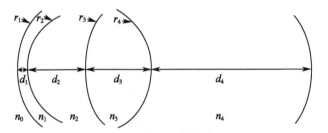

图4-1-3 眼球光学系统基点计算示意图

(一)角膜的基点

角膜可以看作由两个单折射面组成的透镜,取前表面曲率半径 r_1 为7.8mm、后表面曲率半径 r_2 为6.8mm。特别需要指出的是对于角膜而言,其物方是空气,其折射率为1,而像方是房水,其折射率为1.336。因此在计算时特别注意两侧介质折射率不同。取角膜介质折射率为1.376。下面分别列出角膜各基点的计算方法。

角膜前表面物方焦距: $f_{c1} = -\dfrac{n_0 \times r_1}{n_1 - n_0} = -\dfrac{1 \times 7.8}{1.376 - 1} = -20.745\text{mm}$

角膜前表面像方焦距: $f'_{c1} = \dfrac{n_1 \times r_1}{n_1 - n_0} = \dfrac{1.376 \times 7.8}{1.376 - 1} = 28.545\text{mm}$

角膜后表面物方焦距: $f_{c2} = -\dfrac{n_1 \times r_2}{n_2 - n_1} = -\dfrac{1.376 \times 6.8}{1.336 - 1.376} = 233.92\text{mm}$

角膜后表面像方焦距: $f'_{c2} = \dfrac{n_2 \times r_2}{n_2 - n_1} = \dfrac{1.336 \times 6.8}{1.336 - 1.376} = -227.12\text{mm}$

角膜前后表面光学间隔: $\Delta_c = f_{c2} - f'_{c1} + d_1 = 233.92 - 28.545 + 0.5 = 205.875\text{mm}$

角膜物方焦距：$f_c = \dfrac{f_{c1} \times f_{c2}}{\Delta_c} = \dfrac{-20.745 \times 233.92}{205.875} = -23.571\text{mm}$

角膜像方焦距：$f'_c = -\dfrac{f'_{c1} \times f'_{c2}}{\Delta_c} = -\dfrac{28.545 \times (-227.12)}{205.875} = 31.491\text{mm}$

角膜光焦度：$F_c = -\dfrac{1\,000 \times n_0}{f_c} = \dfrac{1\,000 \times n_2}{f'_c} = 42.425\text{D}$

角膜物方焦点位置：$d_{FC} = -f_c\left(1 + \dfrac{d_1}{f_{c2}}\right) = -23.62\text{mm}$（距离角膜前表面）

角膜像方焦点位置：$d'_{FC} = f'_c\left(1 - \dfrac{d_1}{f'_{c1}}\right) = 30.94\text{mm}$（距离角膜后表面）

角膜物方主面：$H_c = \dfrac{f_c \times d_1}{f_{c2}} = \dfrac{-23.571 \times 0.5}{233.92} = -0.050\text{mm}$（距离角膜前表面）

角膜像方主面：$H'_c = -\dfrac{f'_c \times d_1}{f'_{c1}} = -\dfrac{31.491 \times 0.5}{28.545} = -0.55\text{mm}$（距离角膜后表面）

（二）晶状体的基点

晶状体可以看作由两个单折射面组成的透镜，取前表面曲率半径 r_3 为 10mm、后表面曲率半径 r_4 为 6mm。对于晶状体而言，其物方是房水，折射率为 1.336，而像方是玻璃体，折射率亦取为 1.336。取晶状体介质折射率为 1.406。下面分别列出晶状体各基点的计算方法。

晶状体前表面物方焦距：$f_{l1} = -\dfrac{n_2 \times r_3}{n_3 - n_2} = -\dfrac{1.336 \times 10}{1.406 - 1.336} = -190.85\text{mm}$

晶状体前表面像方焦距：$f'_{l1} = \dfrac{n_3 \times r_3}{n_3 - n_2} = \dfrac{1.406 \times 10}{1.406 - 1.336} = 200.857\text{mm}$

晶状体后表面物方焦距：$f_{l2} = -\dfrac{n_3 \times r_4}{n_4 - n_3} = -\dfrac{1.406 \times (-6)}{1.336 - 1.406} = -120.514\text{mm}$

晶状体后表面像方焦距：$f'_{l2} = \dfrac{n_4 \times r_4}{n_4 - n_3} = \dfrac{1.336 \times (-6)}{1.336 - 1.406} = 114.514\text{mm}$

晶状体前后表面光学间隔：$\Delta_l = d_3 - f'_{l1} + f_{l2} = 3.6 - 200.857 - 120.514 = -318.114\text{mm}$

晶状体物方焦距：$f_l = \dfrac{f_{l1} \times f_{l2}}{\Delta_l} = \dfrac{-190.85 \times (-120.514)}{-318.114} = -72.301\text{mm}$

晶状体像方焦距：$f'_l = -\dfrac{f'_{l1} \times f'_{l2}}{\Delta_l} = -\dfrac{200.857 \times 114.514}{-318.114} = 72.304\text{mm}$

晶状体光焦度：$F_l = \dfrac{1\,000 \times n_2}{f_l} = \dfrac{1\,000 \times n_4}{f'_l} = 18.478\text{D}$

晶状体物方焦点位置：$d_{Fl} = f_l\left(1 + \dfrac{d_3}{f_{l2}}\right) = -70.141\text{mm}$（距离晶状体前表面）

晶状体像方焦点位置：$d'_{Fl} = f'_l\left(1 - \dfrac{d_3}{f'_{l1}}\right) = 71.008\text{mm}$（距离晶状体后表面）

晶状体物方主面：$H_l = \dfrac{f_l \times d_3}{f_{l2}} = \dfrac{-72.301 \times 3.6}{-120.514} = 2.160\text{mm}$

晶状体像方主面：$H'_l = -\dfrac{f'_l \times d_3}{f'_{l1}} = -\dfrac{72.304 \times 3.6}{200.857} = -1.296\text{mm}$

（三）人眼的基点

将人眼看成由角膜和晶状体两个透镜组成的光学系统，按照光学系统组合的方法，可以求得人眼的基点位置。

角膜像方主面到晶状体物方主面距离：
$$d = d_2 + H_l - H'_c = 3 + 2.16 - (-0.55) = 5.71\text{mm}$$

角膜与晶状体光学间隔：$\Delta_{cl} = d - f'_c + f_l = 5.71 - 72.301 - 31.491 = -98.082\text{mm}$

人眼物方焦距：$f_e = \dfrac{f_c \times f_l}{\Delta_{cl}} = \dfrac{-23.571 \times (-72.301)}{-98.082} = -17.375\text{mm}$

人眼像方焦距：$f'_e = -\dfrac{f'_c \times f'_l}{\Delta_{cl}} = -\dfrac{31.491 \times 72.304}{-98.082} = 23.215\text{mm}$

人眼光焦度：$F_e = \dfrac{1\,000 \times n_0}{f_e} = \dfrac{1\,000 \times n_4}{f'_l} = 57.54\text{D}$

人眼物方主面（距离角膜物方主面）：$H_e = \dfrac{f_e \times d}{f_l} = \dfrac{-17.375 \times 5.71}{-72.031} = 1.377\text{mm}$

人眼像方主面（距离晶状体像方主面）：$H'_e = -\dfrac{f'_e \times d}{f'_c} = -\dfrac{23.21 \times 5.71}{31.491} = -4.208\text{mm}$

人眼物方主面（距离角膜前表面）：$H_{ec} = H_e - H_c = 1.377 - (-0.05) = 1.427\text{mm}$

人眼像方主面（距离角膜前表面）：
$$H'_{ec} = H'_e + d_3 + H'_l + d_1 = -4.208 + (3.6 - 1.296) + 3 + 0.5 = 1.596\text{mm}$$

三、眼球光学模型

建立眼球光学模型的目的是建立一个适用于进行眼球光学系统理论研究和模拟人眼成像状态的光学结构。

对眼球光学模型研究的一般方法是：对人眼各光学常数的大量实测结果取平均值作为人眼的光学常数，设定各折射面面形和折射率，这样的光学系统就称为模型眼（又称示意眼或标准眼）。对人眼建立光学模型，研究每一个界面的光学特征在眼科学和视光学领域具有重要的实用价值。人眼光学模型及角膜的数字化模型对于屈光手术及白内障手术的模拟分析具有重要意义。

人类历史上最早的人眼模型是由高斯的学生 Listing 在 1851 年提出的近轴眼模型，包括三个折射球面，成为后来众多学者改良模型眼的基础。他们的模型眼的等效屈光力均大于 64.5D。Listing 假定眼球有一凸出的表面，介于空气和眼内液两个介质之间，眼内液的折射率和水的折射率相当。后来被 Donders 进一步简化为单个折射球面的简约眼，眼内充满折射率为 1.33 的均匀介质。应用最广泛的眼球光学模型是 20 世纪初瑞典眼科医生高尔斯特兰（Gullstrand）提出的示意眼，他用六个折射球面来表示人眼的光学系统，将晶状体分成折射率分别为 1.386、1.406、1.386 的三部分。Emsley 后来改良了 Gullstrand Ⅰ 号模型眼，将晶状体的核取掉，成为两面晶状体，又用了 Gullstrand Ⅱ 号模型眼的单面角膜，形成了 Gullstrand-Emsley 模型眼。再将该模型的光学系统简化为仅有一个折射面的光学结构，就形成了比较有名的 Emsley 简化眼。其总屈光力为 60D。

Gullstrand 的模型眼进一步被 Le Grand 改进为四个球面折射系统，被广泛应用于计算人眼近轴光学的成像特性（表 4-1-2）。

表 4-1-2　Gullstrand Le Grand 模型眼的结构参量

结构参数	角膜		房水	晶状体		玻璃体	视网膜
	前表面	后表面		前表面	后表面		
曲率半径—mm	7.8	6.5	—	10.2	−6.0	—	−12.3
厚度—mm	0.55		3.05	4.0		16.60	
折射率 n	1.377 1		1.337 4	1.420		1.336	—

20 世纪 70 年代的研究主要集中在角膜前表面为非球面，而没有涉及角膜后表面。1971 年，瑞典作者 W. Lotmar 在美国光学学会杂志上发表了非球面的理论眼模型一文，提出了一个与 Gullstrand 模型眼相似的四面人眼模型，其角膜前表面和晶状体前表面采用了旋转对称的非球面，用一个二次抛物面表示晶状体后表面。他以 Bonnet 的实验数据为基础建立了角膜多项式。

1985 年，西班牙光学研究机构的 Navarro 等人提出了角膜前表面、晶状体前表面和晶状体后表面用圆锥曲面系数表示的非球面的人眼调节模型，给出了调节过程中人眼屈光力量的增加量。该模型以 Gullstrand Le Grand 眼模型中的数据为基础。人眼解剖研究的结果已经表明眼光学系统中的各折射面均为非球面，并且晶状体的折射率是渐变分布的。通常认为晶状体由多层不同折射率的物质组成，向着中心在光学上变得更为致密，从前极到后极，从中心到赤道，存在折射率渐变。但 Navarro 模型没用上晶状体的渐变折射率系数。

1997 年，澳大利亚墨尔本大学的 Liou 等人提出了比较接近解剖数据的人眼模型，也是到目前为止比较全面的一个人眼模型。它是一个由四个非球面和一个渐变折射率系数透镜组成的模型眼。其轴长为 23.95mm，总屈光度为 60.35D。其特点是：①数据以从正视眼获取的数据为准；②以没有出现老视的 45 岁为平均年龄；③尽量选取从活体中得到的数据；④考虑了 α 角即反映眼睛光轴和视轴不重合的 5° 偏差角。该模型可用于模拟角膜屈光手术、配戴角膜接触镜和框架眼镜及人眼精确的屈光状态。

国内在视光学方面的发展起步较晚。1973 年，温州医学院发表了精密模型眼一文，介绍了模型眼的参数计算。2002 年，南开大学现代光学研究所在 Gullstrand Le Grand 眼模型的基础上，构造不同的眼光学模型，分别研究了角膜非球面、晶状体非球面和晶状体渐变折射率，以及泪膜在眼光学成像中的作用。用 Zernike 标准多项式系数评价模型眼的成像质量，通过比较各模型系统的 Zernike 标准多项式系数，分析了非球面和渐变折射率对眼光学系统像差的影响。研究了不同模型调制传递函数的特性，提出了层状结构晶状体的模型眼。该人眼模型用建立的层状结构晶状体模型代替了 Hway-Lan Liou 眼模型中的折射率连续变化的晶状体模型，从而建立了新的人眼模型。2009 年，南京理工大学与上海复旦大学附属眼耳鼻喉科医院联合发表了基于中国人口重建的人眼模型。

为了便于理解和实用，在多种模拟检查、测试中可以用人眼模型替代人眼。学者们将复杂的眼球光学系统按照一定的光学原则进行简化，从而形成一个简单的光学系统。最常规的做法是将眼球光学系统简化为曲率半径为 5.73mm 的单一折射面，该曲面位于角膜后 1.35mm，曲率中心为结点，光学中心距角膜 7.08mm，介质折射率为 1.336，总屈光力为 +58.64D，前焦点为 -17.05mm，后焦点为 +22.78mm。

第二节　静　态　屈　光

一、基本概念

当人眼在注视外界目标时，目标的距离不断发生变化，因此需要不断调焦从而使不同距离的目标都能准确成像在视网膜上。从光学角度看，人眼实现调焦这一功能的结构是晶状体。依据目标距离不同，晶状体表面形状改变从而实现人眼精准的聚焦。

（一）静态与动态

在描述人眼屈光状态时，把晶状体是否有形状改变作为重要前提。当晶状体维持自然状态即没有发生任何形状改变时，此时认为人眼是静态，人眼所体现的屈光状态是固定、唯一的，此时的屈光称为静态屈光。

对应地，当晶状体表面形状发生改变时，人眼所体现的屈光状态是不确定的，是随注视目标距离变化而变化的，此时的屈光称为动态屈光，即通常我们所说的调节状态。

（二）屈光的内涵

从光学中理解屈光就是光的屈折，也就是光的折射，在光学中所讨论的成像是清晰像的绝对位置，比如透镜的焦距是 2m，光焦度是 0.5D。但是在视光学中描述人眼的屈光有所不同，是指眼球光学系统所成像的位置与视网膜的相对关系。在视光学中所说的屈光是相对的概念，是判断外界物体经屈光系统以后像是否落在视网膜上，这取决于两个要素，一个是屈光系统对光线的偏折能力，一个是视网膜的位置，只要这两者之间呈现很好的匹配状态，就称为屈光正常。但实际上，屈光正常的眼睛也可能体现为比较扁平的角膜和视网膜位置偏后即眼轴较长情况的匹配，此时虽然静态屈光状态是正常的，即可以呈现为正视状态，但是存在由于长眼轴所带来的其他病变风险。

（三）正视和非正视

正视和非正视是由于屈光状态不同所体现的成像状态。当平行光束经过眼屈光系统成像后的焦点正好落在视网膜上，此时称为正视状态，若焦点没有在视网膜上，则称为非正视状态。

在正视状态和非正视状态中，如果所注视目标位于无穷远，且人眼没有动用调节即晶状体形状没有发生任何改变时，如果焦点正好落在视网膜，称该眼为正视眼，如果焦点没有落在视网膜上，称该眼为非正视眼，也就是通常所说的屈光不正，包括近视眼、远视眼和散光眼。

正视眼是指眼在休息时，平行光经过眼屈光系统的作用之后在视网膜的黄斑中心凹处形成焦点，这种眼的屈光不正度为零，通常说屈光度为零。

非正视眼是指眼在休息时，平行光经过眼屈光系统的作用之后不能在视网膜的黄斑中心凹处形成焦点。非正视眼又可以分为近视眼、远视眼和散光眼。

近视眼是指调节静止时眼的屈光系统使平行光束聚成焦点，此焦点落于视网膜前方。其原因可能为眼球前后轴太长或眼屈光系统屈光表面曲率过大或屈光介质折射率改变而引起折光能力太强。

远视眼是指调节静止时眼球光学系统能使平行光束聚成焦点，此焦点落于视网膜后方。这可能是由于眼球前后轴太短或眼屈光系统某屈光表面曲率过小或屈光介质折射率改变而引起折光能力太弱。

散光眼是指调节静止时眼屈光系统不能使平行光束聚成单一焦点，形成两条位置不同的焦线或者多个不同位置的光点。

屈光不正的评价指标是在没有调节的状态下，平行光束经眼球光学系统折射后所形成的焦点与视网膜之间的位置关系。焦点与视网膜之间的距离以屈光度来表述即代表了屈光不正的程度，即眼睛的屈光不正度。

需要特别指出的是，在视光学中描述近视眼、远视眼和散光眼都不是描述它们自身的屈光状态，而是通过描述各类屈光不正状态需要配戴的矫正眼镜来描述其屈光状态，例如近视-2.00DS 表示该眼需要配戴-2.00DS 的透镜。

如果用逻辑关系式来解释屈光不正患者戴镜的状态，可以用逻辑关系图来描述（图4-2-1）。

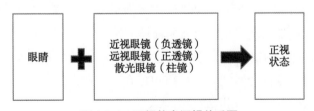

图 4-2-1 正视状态逻辑关系图

从此逻辑关系图中很容易看出，戴上眼镜的眼睛无论本来屈光是什么状态，都形成一个由眼睛和眼镜组成的全新光学系统，该光学系统呈现为正视状态，即无穷远的光线正好成像在眼睛的视网膜上。

很显然，如果按照前述定义正视的屈光状态为零，对于近视眼而言，其屈光状态应该为正,从而在配戴负透镜之后其组合系统才会变成零的状态。对于眼睛而言,无论是近视、远视还是散光,对外界进入眼内的光束都呈现会聚状态,只是会聚程度不同而已。从光束聚散度的角度来说,正表示会聚,负表示发散。但屈光不正的正和负是个相对的概念,即相对于像正好在视网膜上的状态而言,如果界定像正好在视网膜上即正视状态为零,那么比正视会聚强的近视的屈光状态为正,比正视会聚弱的远视的屈光状态为负。

二、屈光不正眼的结构变化

人眼的屈光状态随着年龄的增长不断改变。人类从出生到眼球发育成熟,眼轴的长度增长 8mm 左右,会带来大约 20D 的屈光改变。在这一变化过程中,远视度数逐渐降低,逐步转化为正视,接着是正视转变为近视的变化过程。

平行光线经眼屈光系统作用所形成的焦点与视网膜之间的位置关系决定了眼屈光状态的性质,即眼的屈光状态取决于眼球的轴长和屈光系统中各屈光成分的聚光能力之间的关系。屈光不正眼的结构变化大致可以包括几个方面:

1. 轴长变化是屈光不正眼的主要结构变化。轴长是人眼屈光不正形成的决定性因素。屈光不正与轴长之间存在高度相关,高度的屈光不正主要是由眼轴过长或过短所引起,轴长每变化 1mm,可以引起大约 3D 的屈光状态改变。

2. 角膜的表面形状变化也是形成屈光不正的原因之一。角膜屈光力在屈光不正的形成中占有重要地位。角膜对屈光不正的影响主要来自角膜前表面弯曲度的变化。角膜前表面曲率半径每改变 1mm,可以引起约 3D 的屈光状态改变。

3. 其他屈光要素对屈光状态同样会产生影响,如晶状体表面弯曲度、晶状体的位置等因素都会对屈光不正的形成带来影响,但影响相对较小。

三、屈光不正的分类

按照焦点与视网膜位置之间的关系,单眼屈光不正又分为近视、远视和散光。

单眼屈光不正按照眼球光学系统中各屈光结构的差异,可以分为如下几类。

（一）轴性屈光不正

过角膜、房水、晶体状、玻璃体、视网膜的中心所形成的眼球光学系统的一条中轴线,称为眼轴。通常认为从角膜到视网膜的距离为轴长。如果考虑视网膜和角膜的厚度会略有差异,一般是从角膜最前端到视网膜最里一层进行测量。轴长的变化会引起轴性屈光不正。眼轴每增加 1mm,近视度将会增加大约 $-3.00D$,在高度近视眼特别是极高度近视眼中,眼轴的延长尤为严重,往往可以看到明显的眼球突出。

轴长的变化所引起的屈光不正为轴性屈光不正,如图 4-2-2 所示,可以分为轴性远视和轴性近视。

1. 轴性远视　眼球轴长太短导致成像焦点在视网膜后称为轴性远视。

2. 轴性近视　眼球轴长太长导致成像焦点在视网膜前称为轴性近视。

单纯眼轴长度变化不会引起散光,所以不存在轴性散光。

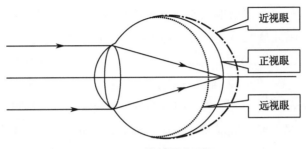

图 4-2-2　轴性屈光不正

（二）曲率性屈光不正

屈光系统中对成像有重要作用的分界面是角膜前表面、角膜后表面、晶状体前表面和晶状体后表面，任何一个表面曲率发生变化都会引起成像改变，其中尤其以角膜前表面的曲率变化较为常见，对成像的影响也最大。按照曲率变化情况，屈光不正可以分为三种情况：

1. 曲率性远视　角膜或晶状体曲率太小即曲率半径太大导致成像焦点在视网膜后的屈光状态称为曲率性远视。

2. 曲率性近视　角膜或晶状体曲率太大即曲率半径太小导致成像焦点在视网膜前的屈光状态称为曲率性近视。

3. 曲率性散光　角膜或晶状体各方向曲率变化不等，导致不能形成单一焦点，形成前后两条焦线的屈光状态称为曲率性散光。

（三）指数性屈光不正

屈光系统中屈光介质的屈光指数即折射率变化同样会引起成像位置偏离视网膜从而形成屈光不正。屈光指数的变化主要体现在房水、晶状体和玻璃体的折射率变化。

1. 指数性远视　房水或者整个晶状体折射率太低或者玻璃体折射率太高，形成指数性远视，也称为折射率性远视。

2. 指数性近视　房水或者整个晶状体折射率太高或者玻璃体折射率太低，形成指数性近视，也称为折射率性近视。

3. 指数性散光　角膜、房水、晶状体、玻璃体的各部分折射率不同，缺乏确定的变化规律，某些变化情况下可能形成指数性散光。

（四）屈光成分位置偏斜或缺如性屈光不正

1. 晶状体位置偏斜　晶状体半脱位或者人工晶状体位置偏斜，形成偏斜性散光。

2. 视网膜位置偏斜　黄斑中心凹处隆起或者凹陷时引起视网膜位置偏斜，形成偏斜性散光。

3. 晶状体缺如　无晶状体眼会形成高度远视。

第三节　动 态 屈 光

在视觉的形成过程中，注视目标与人眼的距离不断改变，因此，人眼需要不断自我调整以保证不同距离的目标都能清晰地成像在视网膜上。这种自我调整的过程即为动态屈光过程，通常称为调节。调节是人眼的重要生理机能，是完成视觉过程不可缺少的重要条件之一。人眼的调节与光学相机的调焦情况类似，是为了保证形成清晰的像而自动完成的一种屈光能力改变的过程。准确地说，调节是指人眼在注视远点以内的物体时为了保证视标像的清晰所产生的屈光能力改变的现象。产生调节的前提条件是注视目标在视网膜上成像模糊。模糊不清的目标像刺激人眼晶状体产生形变增加屈光力来改变目标像的位置，使其向视网膜黄斑中心凹移动直至最后成像在黄斑中心凹上。当调节为零，即调节静止时与眼视网膜黄斑中心凹共轭的空间物点称为眼的远点。调节完全静止时，只有位于远点处的物体才能在视网膜上形成清晰的像。因此对于正视眼而言，远点位于眼前无穷远处。对于近视眼，远点位于眼前一定距离处；对于远视眼，则远点位于眼主点后方（一般位于眼球后方）。

一、调节的定量分析

无论调节的生理过程与神经支配问题具有多大的争议，可以确定的是在调节过程中，晶状体厚度增加，曲率半径变小，屈光力增加。

（一）调节的范围和幅度

调节范围就是指眼睛通过调节作用后能够清晰成像的物点范围，即眼睛在完全放松时能看到最远的点和使用最大调节时能看到的最近点之间的距离。调节幅度即在调节范围内眼睛的屈光度变化（图4-3-1）。

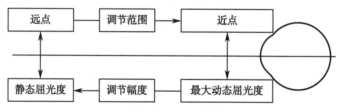

图 4-3-1　调节范围与调节幅度关系图

1. 调节远点　当调节完全放松时，与视网膜黄斑中心凹共轭的视轴上的物点称为调节远点。即调节静止时，自远点发出的光线恰好聚焦在视网膜黄斑中心凹上。通常来说，调节远点亦指眼睛在完全休息时，所能看清楚物体的最远距离。当眼睛注视远点时，睫状肌松弛，眼的屈光力最小。调节远点距离的倒数称为静态屈光度，即眼睛的屈光不正度。

2. 调节近点　眼睛使用全部调节力量时，与视网膜黄斑中心凹共轭的视轴上的物点称为调节近点。即使用最大调节时，自近点发出的光线恰好成像在视网膜黄斑中心凹上。当眼睛看近处物体时，使用最大调节力量所能看清楚的那一点为近点。当眼睛注视近点时，睫状肌收缩，眼的屈光力最大。近点距离的倒数为最大动态屈光度。

3. 调节范围　调节远点和近点之间的距离称为调节范围。在这一范围内，眼可以利用不同程度的调节看清不同距离的目标。即当眼睛使用不同的调节时，这范围内的所有目标都可清晰地成像在视网膜的黄斑中心凹上。

4. 调节幅度　眼睛注视远点和近点时两种状态下屈光力的差别称为调节幅度。调节幅度即为眼睛最大动态屈光与静态屈光之差,代表了眼睛的最大调节量。

调节范围以距离单位米(m)表示,调节幅度以屈光力单位屈光度(D)表示。

如果用 r 代表远点,p 代表近点,R 代表注视远点时的屈光度,P 代表注视近点时的屈光度,a 代表调节范围,A 代表调节幅度,则:

调节范围 $a=r-p$

调节幅度 $A=R-P=1/r-1/p$

【例 4-3-1】经测量,某眼远点为 1m,近点为 0.1m。求调节范围和调节幅度。

解:

远点(r):1m   静态屈光(R)=1/1=1.00D

近点(p):0.1m   最大动态屈光(P)=1/0.1=10.00D

调节范围 $a=1-0.1=0.9$m

调节幅度 $A=P-R=10.00-1.00=9.00$D

（二）不同屈光状态眼的调节

不同屈光状态的眼在尚未矫正的情况下,具有不同的调节状态,其调节范围和调节幅度与其静态屈光有关,具有显著差异。

1. 正视眼的调节　正视眼的远点位于无限远,其静态屈光为零,因此不需使用调节即能看到无限远目标。注视近点处物体时使用的全部调节力量即为调节幅度。调节范围为从近点至无限远的全部区域。

【例 4-3-2】求正视眼的调节范围和调节幅度。假设近点为 0.1m。

解:

远点(r):∞   静态屈光(R)=1/∞=0

近点(p):0.1m   最大动态屈光(P)=1/0.1=10.00D

调节范围 $a=\infty-0.1=\infty$

调节幅度 $A=P-R=10.00-0.00=10.00$D

2. 近视眼的调节　近视眼患者在无其他眼部疾病的情况下,其平均调节力与一般同年龄人群无显著差异,但由于近视眼的远点位于眼前有限距离,其调节范围较小。调节范围缩小严重影响近视眼具有清晰视力的目标范围。但近视眼患者若选择合适的镜片矫正,其调节范围基本可以恢复正常。对于近视眼而言,在看近处某一目标时可以不使用调节。在看远处目标时,近视眼不能用调节弥补自身的屈光缺陷。

【例 4-3-3】求未矫正的 -3.00D 的近视眼的调节范围和调节幅度。假设近点为 0.1m。

解:

静态屈光(R):3.00D   远点(r)=1/3=0.33m

近点(p):0.1m   最大动态屈光(P)=1/0.1=10.00D

调节范围 $a=0.33-0.1=0.23$m

调节幅度 $A=P-R=10.00-3.00=7.00$D

3. 远视眼的调节　远视眼的远点位于眼的后方,几何光学理论认为是一个虚物点。为了看清无限远的目标,远视眼必须使用调节来使之矫正为正视状态。其调节范围失去意义,即不使用调节的情况下,远视眼看不清眼前任何距离的目标。当远视眼度数较轻时,可以使用调节弥补其屈光缺陷,当远视度数超过眼睛的最大调节力时,必须通过光学补偿才能看清目标。

【例4-3-4】求未矫正的+3.00D的远视眼的调节范围和调节幅度。假设近点为0.1m。

解:

静态屈光(R):$-3.00D$ 远点(r)$=1/-3=-0.33m$

近点(p):0.1m   动态屈光(P)$=1/0.1=10.00D$

调节范围自眼后0.33m至眼前0.1m

调节幅度$A=P-R=10.00-(-3.00)=13.00D$

在相对静态屈光状态下,正视眼调节范围无限大,近视眼调节范围很小;远视眼的调节范围没有意义。

(三)调节力的计算

在实际工作中,更多的时候并不需要计算调节范围和调节幅度,而更关心在工作状态或者阅读状态下人眼的调节状态。在近距离视物的情况下,所使用的调节力对于判断视疲劳及确定老视处方具有重要意义。此时的调节力:

$$DA=动态屈光-静态屈光=1/X-DE$$

其中X为工作距离或阅读距离,DE代表静态屈光。

【例4-3-5】求未矫正的-3.00D的近视眼注视33cm的目标所用的调节量。

解:$DA=1/X-DE=1/0.33-3.00=0D$

【例4-3-6】求未矫正的+3.00D的远视眼注视33cm的目标所用的调节量。

解:$DA=1/X-DE=1/0.33-(-3.00)=6.00D$

【例4-3-7】求正视眼注视33cm的目标所用的调节量。

解:$DA=1/X-DE=1/0.33-0=3.00D$

从以上三种情况可以看出,调节力与静态屈光和注视目标的距离有关。在相同注视目标的情况下,不同屈光状态所使用的调节量与静态屈光相关,近视眼所使用的调节力最小,远视眼所使用的调节力最大。当然,相同屈光状态下所使用的调节力与注视目标距离有关,即注视目标越近,所使用的调节力越大。

二、调节的测定

眼调节的测定可以采用客观或主观的方法进行。客观测定的方法即为动态的视网膜检影,主观的测定方法包括测定调节近点或者测定调节幅度。影响测定的因素很多,如照明、瞳孔大小、视标、对比度等都会对结果产生影响。因此不论何种方法测定,其结果都存在差异。

(一)调节幅度测定

1. 移近法／移远法测定调节近点　粗略的检查方法是将阅读字体或近视力表向被检眼从远处移近或由近点逐渐移远。移近法测得的调节幅度高于移远法测得的调节幅度。测量结果可以选择移近法和移远法的平均值。更为准确的方法是选择精细视标。如 Donders 于 1864 年设计的发丝视力计。该仪器呈小竖琴状,琴弦为若干细发丝组成。检查时背景为白色,将仪器向眼接近,当眼开始看不清发丝时,即达到调节近点。Duane 于 1909 年设计的调节卡片使用方便。在卡片上画有一视标 3mm 长、0.2mm 粗的细线,将卡片缓慢移近眼睛,同时注视该线,当线开始模糊时的距离即为近点。一般测量的另外一个端点可以选择角膜顶点或者眼睛平面顶点。

2. 负镜片法测定调节幅度　将近视力表固定于 40cm,打开近用灯,保证良好的照度,遮盖左眼,检查右眼,嘱患者注视近视力表中最佳视力的上一行视标,能看清加负镜片刺激调节,直至视标持续模糊,此时的负镜片度数的绝对值加上 +2.50D 即为最大调节幅度。

负镜片法测定调节幅度时,视标位置固定。在增加负镜片的过程中,被测者看到的视标逐渐缩小。在移近法中,随着视标位置移近,被测者看到的视标逐渐增大。因此两种测量方法的结果会有差别。

3. 调节幅度经验公式　调节幅度随年龄的增加有下降趋势,以下公式表示调节幅度随年龄下降的最大、最小及平均值。

最小调节幅度 = 15 − 0.25 × 年龄

平均调节幅度 = 18.5 − 0.30 × 年龄

最大调节幅度 = 25 − 0.40 × 年龄

(二)调节反应的测定

调节刺激是指诱发眼睛产生调节的特定目标,一般指放在眼前有限距离的视标。以该视标至眼镜平面距离的倒数来表达调节刺激的量。调节反应为眼睛为应对某调节刺激所产生的实际调节量。以调节反应与调节刺激之间的关系来分析不同眼睛对同一调节刺激所做出调节反应的差异。调节反应大于调节刺激称为调节超前,调节反应小于调节刺激称为调节滞后。

对于一定量的调节刺激,不同个体有不同的调节反应。对于近点视标的调节反应通常比调节刺激低,即存在调节滞后。一般来说调节超前不常见。调节反应的测定可以选择动态检影或者融合性交叉圆柱镜(FCC)测量。动态检影法包括 MEM 动态检影法、Nott 动态检影,以及低度中和动态检影。

(三)调节灵活度的测定

调节灵活度代表了调节反应的准确性和灵敏性。是在不同的调节刺激下的调节反应速度。通过交替变换两个不同的调节刺激,来计算每一分钟内调节变换的次数。一般采用 ±2.00D 的镜片翻转拍进行镜片摆动测试。

三、调节与年龄的关系

(一)年龄与调节

随着年龄的增长,晶状体不断老化,其调节力逐渐下降直至完全丧失。一般来说,青少年时眼的调节力为 14.0D,其近点在 7cm 左右。随着年龄的增长,其近点逐渐远移,36 岁左右其近点为 14cm，调节力下降到 7.00D。到 45 岁时，近点移至 25cm，调节力只有 4.00D。到 60 岁时，调节力只有 1.00D。在多数情况下，近距离工作距离一般为 30cm 左右。正视眼患者在 45 岁时在近距离工作中须使用其全部的调节力，长时间工作必然会带来不适。但实际情况并非完全如此，存在个体差异。很多患者在 50 岁尚未出现老视，而部分患者在 30 多岁即产生老视症状。这与个人屈光状态、用眼习惯、工作性质、照明条件等都有关系。

（二）老视与调节

老视是随着年龄增长而出现的正常生理现象，其产生在于年龄的增长带来的晶状体硬化，从而引起调节力下降导致视近物困难。即由于年龄增长所致的生理性的调节减弱称为老视。

人从中年到老年，虽然眼睛没有产生病理变化，但会逐渐产生视近困难，此时即为发生老视，俗称老花眼。通俗地说，老视是随着年龄增长，在一般近距离工作中，需要在其静态屈光矫正之外另加凸透镜以提高其近视力。随着年龄增长，晶状体逐渐硬化，弹性下降，睫状肌的功能也变弱，引起眼的调节作用减退造成阅读或近距离工作困难，视物模糊。

老视为正常的生理现象而非疾病。老视是逐渐产生并随年龄发展，一般首先体现为阅读或近距离工作困难。看不清小字或者物体细节，习惯性将书或者注视目标远移。初期只在晚间或者昏暗处有视物困难表现。视近物不能持久，持续阅读短时间内即出现目标模糊，字体串行，有重影，最后无法坚持阅读。

老视的近视力状态不仅与年龄有关，还与患者本身的屈光状态相关。远视眼患者的调节近点比同龄正视眼患者远，当调节力减退情况相当的情况下，远视眼患者的老视症状较早出现。而对于近视眼患者情况恰恰相反，对于没有矫正的低度近视，老视症状显现得较晚。

对没有屈光异常的老视眼患者采用正透镜矫正，远视眼患者亦采用正透镜矫正，但两者具有本质区别。没有屈光异常的老视眼的屈光系统正常，晶状体硬化，睫状肌功能较弱，调节近点远移。远视眼患者晶状体没有硬化，睫状肌功能亦正常，调节近点正常。老视眼患者的矫正正透镜是用于矫正其近视力，远视眼患者的矫正眼镜是矫正其远视力（表 4-3-1）。

表 4-3-1　远视眼与老视眼对比

类别	远视眼	老视眼
屈光系统	异常	正常
晶状体	正常	老化
睫状肌	正常	减弱
调节近点	正常	变远
调节远点	在眼后	正常
矫正眼镜	远用（可近用）	近用（不可远用）

理论上来说，老视的检查与处理需要考虑眼的静态屈光、调节时屈光情况的改变、单眼及双眼的调节幅度、工作距离的正负相对性调节等。在实际工作中，一般根据静态屈光

和工作距离即可以确定患者的近用眼镜度数。虽然调节力随年龄下降在个体之间差异不大，可以按照调节与年龄的关系来确定老视患者的近用眼镜度数，但实际中需要针对患者的用眼习惯与工作性质验配舒适的老视眼镜。配戴近用眼镜尽量不要过矫，一方面度数过高会破坏调节与集合的关系，另一方面近用眼镜度数过高导致远点移近过多，形成调节范围过小。

一般按照年龄确定近用眼镜度数时，在患者为 45 岁左右时可按照远用处方基础上增加 +0.75D 用于第一副近用眼镜度数。二次增加近用眼镜度数一般不宜超过 +0.75D。正视眼患者根据年龄确定老视眼镜的度数可以参考如下：45 岁 1.00D，48 岁 1.50D，50 岁 2.00D，55 岁 2.50D，60 岁 3.00D。3.00D 以上的老视眼镜需要考虑调节范围以及与集合的关系。老视的发生并不是以近距离阅读完全不能进行为标准，而是当随着调节力的下降而导致近距离阅读不能持久且出现疲劳症状为老视产生的开始。一般来说阅读时所需调节力如果大于调节储备量的一半，则可能出现疲劳症状。例如调节幅度为 5.00D 的患者如果阅读距离为 33cm，则其使用调节力 3.00D 大于调节幅度的一半，可能出现不舒适症状，需要近附加。如果阅读距离为 40cm，则可能不会出现阅读不适。

本章小结

通过对人眼屈光系统的结构特征及光学特性的学习，进一步了解人眼的成像特点，基于光学基础理论对人眼成像进行分析，能够为正确认知单眼屈光不正和正确理解调节对视觉形成过程的影响打下基础。

练习题：

1. 视觉形成的三个重要因素是什么？

2. 角膜前表面曲率半径为 8.2mm，后表曲曲率半径为 6.8mm，角膜的折射率为 1.376，房水的折射率为 1.336，计算角膜的屈光力。

3. 基于人眼光学模型，计算分析轴长变化 1mm 及角膜曲率半径变化 1mm 的屈光变化。

4. 基于调节范围和调节幅度的概念，分析 −2.00D、+2.00D 及正视在注视无穷远和 40cm 目标时的视力和调节状态。

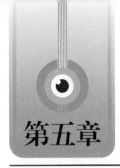

第五章 视光学与材料科学

◎ **本章导读**

　　材料是视光学设备的硬件基础，新材料是先进视光学器件的核心部分。材料科学与技术的进步助推了视觉光学与技术的进步，并在与生物医学工程、电子信息工程等学科的交叉中，将新材料在视觉光学工程领域的应用逐步拓展和提升。深入学习材料科学与工程专业基础知识及学科前沿发展，对掌握和了解视光学领域科技的发展和技术的应用非常重要。本章内容包括材料科学基础、框架眼镜及角膜接触镜（隐形眼镜）材料和先进材料在智能视光器件中的应用。

◎ **知识脉络图**

材料科学基础

1. 材料种类及结构　无机非金属材料、金属材料、有机高分子材料、复合材料
2. 材料的制备及加工　化学合成路径、物理优化方法、机械加工技术
3. 材料的性能及应用　结构与性能的关系、材料性能优化、镜片和镜架的应用实例

⇩ ⇩

传统眼镜材料

1. 光学性能　透光性；折射率
2. 力学性能　柔性；韧性；硬度
3. 框架眼镜材料的物理化学稳定性
4. 角膜接触镜（隐形眼镜）材料的生物医用相容性

智能眼镜材料

1. AR 眼镜　材料科学与电子信息技术交叉
2. 医用眼镜　材料科学与生物医学工程交叉
3. 先进材料的视光学应用
4. 传感元响应系统与功能微纳结构

　　材料是人类赖以生存和发展的物质基础。20 世纪 70 年代起人们把信息、材料和能源誉为当代文明的三大支柱。进入 21 世纪后，以高技术群为代表的新技术革命又把新材料、信息技术和生物技术并列为新技术革命的重要标志。新材料作为社会发展及人们日常生活的物质基础已进入各行业、各领域，并在视觉工程领域的新产品、新技术中得到广泛应用，如镜片基材、膜层材料、光致变色材料、智能眼镜材料，以及功能角膜接触镜材料等。本章将围绕视觉工程应用及视光产业实际，从材料工程基础知识出发，简明介绍相关的材料结

构及特性及其在视光技术领域的应用。

眼镜最初是基于人们矫正视力的需求而设计的光学器件,大致分为光学部分(镜片)和机械部分(镜架)。良好的光学性能,如可见光透过率高、色散率低、折射率高、能阻挡有害光线等是对镜片材料的基本要求。对作为介入性医疗器械(三类)的角膜接触镜而言,在配戴安全性要求的基础上,在材料的选择上还要考虑配戴的舒适性及对眼部疾病的治疗性等,了解材料在眼部生理环境内的物理化学稳定性也非常重要。

作为眼部的防护设备,眼镜材料从安全、便携、美观等方面考虑,应具有良好的化学稳定性,如耐腐蚀性、耐热性、抗氧化性;还应具有良好的力学性能,如高强度、好韧性、易加工等。同时作为工业产品及消费品,眼镜及设备所用材料的加工性与经济性也应该是设计与选择时的重要考量。进入电子信息和人工智能时代,眼镜从内涵到外延,都随着数字技术和可穿戴设备的发展不断丰富和延展。尤其是作为提供"新视觉"体验的智能眼镜,在拓展人们观察维度、丰富人们视觉感受的同时,也对眼镜设备用材料提出了更高要求。迄今,柔性显示、光电传感、记忆存储等先进材料的创新成果正不断在视觉工程技术及行业领域广泛应用。

第一节　视光学领域的材料科学基础

一、材料结构与性能

材料科学与工程是一门研究材料组成、结构、工艺与性能、与使用过程相互关系的基础应用学科。材料表现出的宏观性能由其微观结构所决定。不同种类材料的使用取决于其性能特征,而材料性能又与其固有的结构和制备加工过程有密切关系。

（一）材料的组成与结构

材料结构大致可分为三个层次:电子结构、聚集态结构、相结构。

材料电子结构指基本粒子(原子、离子)的电子层结构及粒子相互作用的化学键类型,也称微观结构。它规定了材料的种类,也决定了材料间固有性能差异。例如,以 Si-C 组成的共价化合物、以 Au 组成的金属单质、以 C-C 共价键为主体的聚甲基丙烯酸甲酯有机高分子聚合物,它们在光、电、磁、热、力等物理性能上呈现出显著不同。

材料的聚集态结构是指组成材料结构基元的堆积方式。根据基元在三维空间的排列方式,大致分为晶态和非晶态。即使是由同种基本粒子组成的材料,也会由于堆积方式的不同,呈现不同的周期性和对称性,拥有显著不同的宏观性能。例如,非晶态聚乙烯是光学透明的,结晶态聚乙烯则半透明,两者力学性能的差异也很明显。类似,虽然都是由碳元素组成,但无定形碳、二维石墨烯和晶态金刚石三种材料的结构差异导致相互间在导电性及其他物理性能之间存在巨大差异。此外,三维有序性晶体结构如果存在缺陷,也会使材料性能发生显著变化,如碱卤晶体中存在点缺陷,由于晶体中形成了色心导致了晶体颜色发生变化。

材料的组织结构或相结构是指材料结构中相的种类、大小、分布和数量。物相的物理化学涵义是指物质在一定条件(温度、压力或特定的外场等)下的聚集状态或结构类型,简称相。比如，在冰水混合体系里水以液态和固态两种聚集状态存在，故这是一个两相体系；而氯化钠溶液中不同的离子及分子以同一种集聚状态存在，故视为单相体系。材料中的每一相都有自己独特的原子、离子排列，对应特定的物理化学性能。如金属、陶瓷和聚合物中存在着晶粒组织，若每个晶粒之间的原子排列方式、取向不同，则每个结构不同的相之间，存在材料物理化学性能的差异。材料的物理化学性能与相结构密切相关，大多数固态多相材料，通过调控相结构可改变材料性能。

材料有多种分类方法。根据基本粒子堆积方式，固体材料分为晶态与非晶态材料；根据化学键类型，材料分为金属材料、无机非金属材料、有机高分子材料及复合材料。

1. 金属键与金属材料　金属键是失去最外层价电子的原子实和自由电子组成的电子云之间的静电库仑力而产生的结合，没有方向性和饱和性。金属能带结构中电子的共享决定了金属材料具有良好的导电、导热物理性质。金属或合金材料的电中性与其组成的各原子相对数目无关，因此不遵守定比或倍比定律，例如 Cu-Sn、Au-Ag，Ti-C 合金等金属化合物成分可变、可调。

金属材料包括由一种元素构成的金属单质，以及两种或两种以上元素构成的金属 - 金属或金属 - 非金属合金。金属及合金晶体结构遵循等径及不等径圆球的密堆积原理，金属微观对称结构中晶面间滑移赋予了材料宏观上良好的延展性与可塑性。

眼镜的框架和视光器件的构件常采用金属材料制备。

2. 离子键与无机非金属材料　离子键是正、负离子依靠静电库仑力而产生的强键合，没有方向性和饱和性。离子晶体结构中每个带电离子所产生的电场，必然会对近邻离子的电子云产生吸引或排斥作用并致使球形电子云发生极化变形。极化具有双重作用：离子受其周围离子的极化影响，同时对其他邻近离子造成极化。前者用极化率(α)来表示，后者用极化力(β)来表示。

离子晶体结构遵守哥希密特（Goldschmidt）结晶化学定律：晶体结构取决于其组成基元（原子、离子或离子团）的数量关系、大小关系及极化性能。

从能量稳定角度来看，距离足够大的 N 个独立的粒子（相互作用可以忽略）相互结合组成晶体时，能量变化如下：

$$E_b = E_N - E_0 \tag{公式 5-1-1}$$

E_b 为 N 个"自由"的结合能，E_N 为 N 个处于"自由"状态的粒子总能量，E_0 是晶体处于稳定状态的总能量。1mol 离子晶体中的正负离子由相互远离的气态结合成离子晶体时所释放出的能量，定义为离子晶体的晶格能 E_L。结合能或晶格能可以由晶格常数、体积弹性模量等通过理论计算求得，也可以通过热力学参量由实验数据计算得到。晶格能是设计合成熔点高、硬度大、膨胀系数小的离子晶体的重要依据。

早期的无机非金属材料主要指金属氧化物及硅酸盐离子晶体，如金红石 TiO_2、蓝宝石 Al_2O_3、$BaTiO_3$ 等。离子晶体固有的电子结构和能带结构决定了其在可见光区域的吸光性和透光性，代表性材料如 ZnO，CaF_2 在远红外区有特征吸收、在可见光区域无吸收；KBr 晶体在可见光及红外区域均无吸收；g-C_3N_4、CdS 则在可见光的紫蓝光区有良好吸收。

很多精密镜头用光学材料及镜片膜材料都是离子晶体或以离子晶体为主体的混合晶体材料。

3．共价键与原子晶体材料　共价键是原子间通过共用电子对或电子云重叠而产生的键合，具有方向性和饱和性。依靠共价键结合的无机晶体材料主要指原子晶体，粒子间结合力较强，熔点高、硬度大。但因能带结构不同，原子晶体材料的导电性能差异性很大，以元素周期表中第Ⅳ族元素为例，C（金刚石）、Si、Ge、Sn（灰锡）等虽然同属金刚石结构，但金刚石是良好的绝缘体，Si 和 Ge 的电阻率随温度升高迅速下降是典型的半导体材料，而 Sn 则具有典型的金属导电性。

实际上，很多晶体材料化学键中都既有离子键成分又有共价键成分，比例可根据组成化学键的元素电负性进行经验性估算，例如 MgO 晶体中 Mg-O 化学键的离子键比例大约为 68%，而 GaAs 晶体是离子键成分仅为 4% 左右的共价晶体。

4．分子间作用力与分子晶体材料　范德华键是分子间通过分子力形成的物理键合。分子力有三种：极性分子中的固有电偶极矩产生的葛生力，极性分子和非极性分子之间感应偶极矩产生的德拜力和非极性分子中的瞬时电偶极矩产生的伦敦力。惰性元素原子低温下通过范德华力结合会形成可见光透明的非极性分子晶体；HCl、H_2S 等在低温下形成的是极性分子晶体。

氢键则是一种特殊形式的物理键，指两个电负性相差很大而原子半径相差较小的原子（O，F，N 等）同时与氢原子结合时所形成的相互作用。氢键具有饱和性和方向性。在磷酸二氢钾（KH_2PO_4）等偏光性晶体材料中，氢键是重要结合力。

5．分子聚集能及有机高分子材料　有机高分子是由有机小分子经聚合反应形成的分子量巨大的化合物，又称聚合物。共价键是有机聚合物分子内的主要结合力，聚合物分子间则主要以物理键相互作用。

内聚能指 1mol 聚合物从液体蒸发或由固体升华为气态所需要的总能量，相当于彼此孤立没有相互作用的 1mol 聚合物分子聚集后释放的总能量：

$$\Delta U = \Delta H_{气化} - RT \qquad\qquad （公式 5-1-2）$$

ΔU：内聚能；$\Delta H_{气化}$：气化热；RT：转化为气体时所做的膨胀功。

内聚能密度是单位体积的内聚能，即 $\Delta U / \tilde{V}$（$\tilde{V}$ 摩尔体积）。由于聚合物分子量巨大，因此，内聚能密度是衡量聚合物稳定性的重要物理量，表 5-1-1 是几种典型高分子化合物的内聚能密度。

表 5-1-1　几种典型高分子化合物的内聚能密度

高分子化合物	$\Delta U / \tilde{V} / J \cdot cm^{-3}$	高分子化合物	$\Delta U / \tilde{V} / J \cdot cm^{-3}$
聚乙烯	259	聚乙酸乙烯酯	368
聚异丁烯	272	聚氯乙烯	380
聚异戊二烯	280	聚对苯二甲酸乙二酯	477
聚苯乙烯	309	聚酰胺 -66	773
聚甲基丙烯酸甲酯	347	聚苯烯腈	991

内聚能及内聚能密度不同的聚合物具有不同的热稳定性和力学强度。橡胶分子间作用力比较小，内聚能密度一般在 300J/cm³ 以下，弹性好、易变形。塑料分子链刚性高，内聚能密度在 300～400J/cm³ 之间；结晶性好的聚合物纤维力学强度更高，内聚能密度一般高于 400J/cm³。

（二）材料的性能与工艺

1. 材料结构与物理性能

（1）透光性与吸光性：材料的吸收波长与化学键结构及固体能带结构有关。根据普朗克公式：

$$\Delta E = hc/\lambda \qquad\qquad （公式 5-1-3）$$

我们可以计算出价电子轨道能级差 ΔE，h 是普朗克常数，这是一个基本物理常数，其值约为 6.63×10^{-34} J·s，c 是光速，λ 是波长。因此，ΔE 若不在相应的 400～800nm 波长范围，材料对可见光无吸收、透光率高。如果电子能量高、能级差大，则价电子跃迁需要吸收短波长光，对紫外光呈强吸收；反之，则对红外光波吸收强。

钠钙硅酸盐玻璃在可见光区域无吸收，透光率好。硅氧网络的化学键强度相对低，离子间作用力小，硅酸盐、锗酸盐和碲酸盐主要在红外光区有吸收，引入重金属氧化物及选择大质量阴离子后可改善其红外光的透光性。

（2）折射与非线性折射：玻璃结构由骨架金属离子配位多面体以共顶方式连接而成，非骨架金属离子随机填充分布在网络空隙处。玻璃材料的折射率与分子体积相关。分子体积指无规网络结构的紧密程度，不仅与组成网络的金属离子半径大小有关，还与网络空隙的被填充比例有关。

没有易极化 Ti^{4+}、Bi^{3+}、Tl^+、Pb^{2+} 等阳离子存在时，阴离子对无机玻璃折射率的贡献超过金属离子。所以氟化物玻璃折射率相对较小，硫化物玻璃具有较高的折射率，氧化物玻璃的折射率位于两者之间。其中，卤化物玻璃的折射率随着 F^-、Cl^-、Br^-、I^- 阴离子的顺序而增加，且加入碱金属、碱土金属及铝的氟化物后，玻璃的网络结构稳定性和折射率可得到提高，而重金属氟化物（ZrF_4，InF_3）的引入更大幅度提高折射率。

折射率高的线性光学玻璃电子结构具有较大极化率，离子围绕原子核平均位置的电子轨道的非线性极化程度也比较高，故易发生较大的非线性畸变。基于玻璃的成分与非线性折射率之间的密切关系，可引入易氧化的阳离子，如 d- 轨道（一种由 d 型电子填充的原子轨道）未填满的过渡金属离子提供玻璃的非线性光学性。硫化物玻璃具有非常高的非线性折射率，氧化物玻璃及氟化物玻璃次之。

半导体能带结构及微晶尺寸决定无机掺杂玻璃的非线性；金属粒子表面共振效应及粒径分布决定金属掺杂玻璃的非线性光学效应。有机分子掺杂低温玻璃的非线性光学性则由有机分子共轭结构及电子离域效应决定。

有机光学树脂的折射率与分子聚集密度及电子云极化相关；考虑到吸收和色散的影响，其折射率还与最大吸收波长和材料工作波长间距离有关。树脂折射率可通过化学控制（如掺杂、共聚）及工艺优化（如物理陈化、结晶化）调整。具体方法包括在高分子结构中引入π共轭的染料分子、采用高温工艺改变聚合物结晶度、减少自由体积等。

F原子的半径比H原子大，氟代聚合物拥有较大的分子体积、疏松的堆积结构；F元素的电负性和C接近，C-F化学键比C-H极性小、可极化度低；同时分子价键轨道能级差增大、最大吸收波长蓝移，与入射可见光波长间距增加，所以氟代聚合物折射率一般较低。

（3）电导率及介电性：无机硅氧玻璃疏松网络结构中碱金属离子能够作大于其原子半径的"长"距离迁移。在金属氧化物含量不大的情况下，离子主要填充在玻璃硅氧网络结构的松散处。此时增加碱金属离子，只是增加了电导载流子数，因此电导率与碱金属离子的浓度成直线关系。但当碱金属离子浓度增加到一定程度后，松散处的"空隙"被填满，继续增加碱金属离子，原来的硅氧网络结构的紧密部分开始被破坏，整个玻璃体结构会进一步疏散，离子迁移能垒降低，电导率成指数上升。

在保持金属离子总浓度不变的情况下，选用半径不同的两种碱金属离子，因两种阳离子在网络松散处各自占据的空间不同，在外电场作用下各自迁移时所留下的空位无法被彼此迁入利用，离子迁移率会降低，如硼钾锂玻璃；根据图5-1-1给出的硼钾锂玻璃电导率与锂、钾含量的关系，若是在体系中引入半径较大的二价金属离子，嵌入网络后形成紧密结构，与玻璃中氧原子形成更牢固结合，堵住一价碱金属离子迁移通道，材料电导率也会降低。

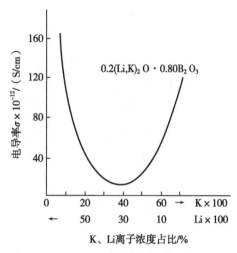

图 5-1-1　硼钾锂玻璃电导率与锂、钾含量的关系

作为无机非金属材料的重要组成部分，半导体玻璃因其特有的电导性及良好的光学性能，在电子信息技术领域应用日益广泛。半导体玻璃主要包括非金属氧化物玻璃、硫属氧化物玻璃和元素非晶态半导体。例如硫化镉、硒化镉光敏电阻是可见光范围内使用最广的光电导器件材料。

（4）光电导性与光电导聚合物：光照时物质产生的电子、空穴等载流子在外电场作用下形成可移动光电流。此种状态下材料相对于热平衡状态时导电率增大的现象称为光电导。

光电导薄膜的稳定入射光强为I_0，光吸收系数为α，薄膜厚度为L时，光激发产生的载流子生成的量子效率为φ，载流子的平均寿命τ，载流子所带电荷量q，载流子迁移率为μ，则稳态电流密度J_L为：

$$J_L = I_0 \alpha \varphi q \tau \mu E \qquad \text{（公式 5-1-4）}$$

由式5-1-4可知，材料的光电导性除与材料组成、结构相关外也与入射光强和电磁场强度有关。

具有光电效应的无机非金属材料是各种光探测器件的关键材料，比如铅的硫化物、硒化物、碲化物均可作为红外光电导探测器，而砷化钾、磷化钾可制作高速光导开关。

共轭结构的有机聚合物也具有良好的光电效应，这类分子结构中主要存在线型共轭、平面型共轭、侧链或主链中含有多环芳烃、侧链或主链中含有杂环基团、高分子电荷转移络合物等五种共轭型结构单元（图 5-1-2）：①线型 π 共轭聚合物；②平面型 π 共轭聚合物；③侧链或主链中含有多环芳烃的聚合物；④侧链或主链中含有杂环基团的聚合物；⑤高分子电荷转移络合物。在图 5-1-2 中，[1] 和 [2] 属于①类聚合物；[3]~[7] 属于②类聚合物；[8] 属于④类聚合物。

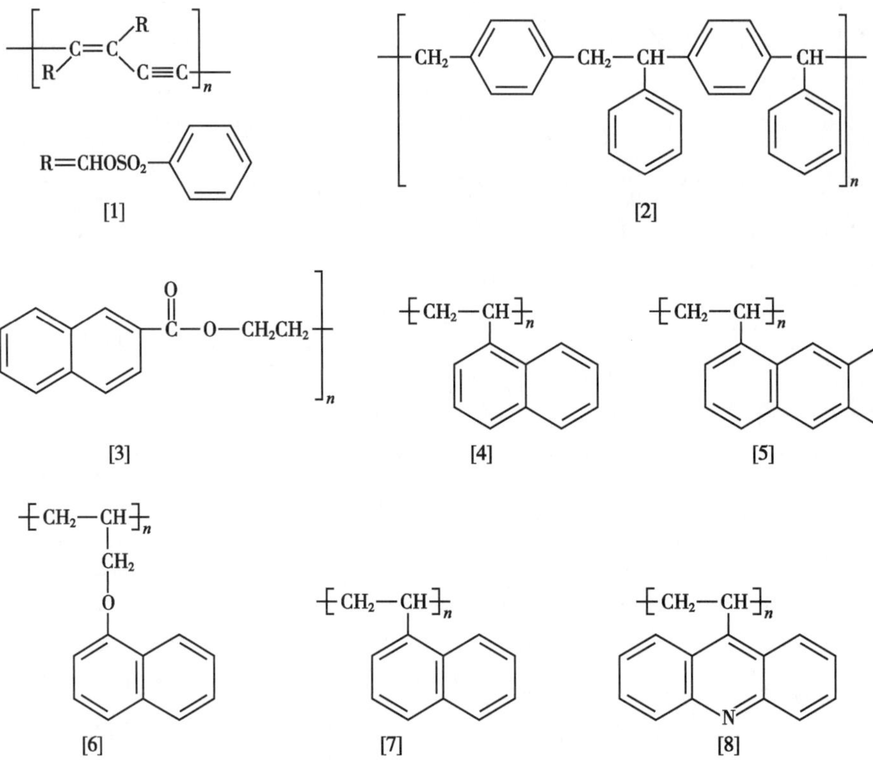

图 5-1-2　具有光导性的聚合物共轭结构

（5）应力应变与聚合物力学性能：聚合物被简单拉伸、剪切和均匀（流体静压力）压缩后发生形变产生的内力又称为应力。理想的线性弹性材料是在外力作用下发生瞬时形变并保持恒定，当外力消除后能瞬时回复形态。在应变很小的实际情况下，弹性聚合物的应力 - 应变成线性关系。

聚合物的力学性能与高分子结构相关。承受外力时分子链构象（或交联点间的分子链）会重排，聚合物发生形变。例如，高分子在拉伸伸长过程中，分子链从无规线团卷曲趋向于沿拉伸方向平行排列形成择优取向。从能量角度理解（内）应力，本质是由于聚合物分子链构象改变及择优取向后体系的熵减小了，根据热力学原理，系统有回复到熵增大的趋势，即自发趋向回到初始形态。

聚合物的弹性及韧性要求聚合物拥有能保证分子链在形变和恢复过程中进行重排的自由体积。但晶化会阻碍分子在体系内部的活动，玻璃态转变也会强化体系分子的聚集度，因此发生晶化和玻璃态转变时材料韧性都会降低。

聚合物的力学性能还与其固有的相结构和织态结构有关。即使同一种非晶态聚合物，在玻璃化温度以下会呈现力学塑性，而在玻璃化温度以上则表现为高弹性。塑料硬度高，使其发生形变需要的作用力大，杨氏模量范围为 $10^9 \sim 10^{10} N/m^2$；橡胶柔韧性好，在外力作用下易变形，模量范围为 $10^6 \sim 10^7 N/m^2$。

聚合物材料对外加应力的响应行为，取决于它的化学（一级）结构（分子种类、分子量、分子量分别、结晶或非晶、交联、缠结密度等），二级结构（结晶度、形态、晶粒尺寸、取向等）、材料的物态（玻璃转化温度及其他高阶转变温度）和环境条件（加载类型、加载速度等）。

图 5-1-3 中曲线 A 的右边为脆性聚合物，曲线 B 的左边聚合物韧性较好，两条曲线之间的聚合物在有损伤后由韧性转为脆性。其中，PMMA 表示聚甲基丙烯酸甲酯，PS 表示聚苯乙烯，SAN 表示苯乙烯/丙烯腈无规共聚物，N 表示尼龙-66，POM 表示聚氧化甲烯，PC 表示聚碳酸酯，PVC 表示聚氯乙烯，PTP 表示聚对苯二甲酸乙二酯，CA 表示醋酸纤维素，PP 表示聚丙烯，LDPE 表示低密度聚乙烯，PB 表示聚 1-丁烯，PTFE 表示聚四氟乙烯。

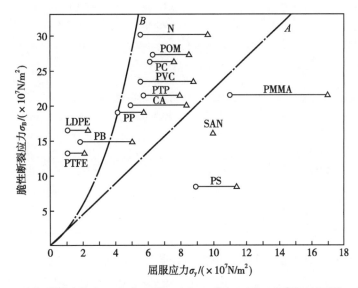

图 5-1-3　各种聚合物在 -180℃下的 σ_B 对 -20℃(△)和 +20℃(○)下的 σ_y 作图

2. 材料加工技术　材料的工艺性能是指材料在不同的制造工艺条件下所表现出的可承受加工的能力。化学性能及物理性能确定的材料会因工艺路径及加工过程不同，制得的产品也会表现出不同物性。

（1）光学材料加工：传统光学材料主要包括光学玻璃和光学晶体。

光学晶体主要是通过晶体生长技术制备。无机晶体的生长技术包括溴化钾（KBr）、硒化钆（GdSe）和碲锌镉（CdZnTe）等晶体采用的熔体法，氮化钆（GdN）、磷酸二氢钾（KDP）、β-相偏硼酸钡（BBO）和蛋白质晶体采用的溶液法及以气相为母相或传输介质的气相法。对无法以液相为介质生长的晶体材料，可采用等离子体、分子束等非凝聚态介质气相生长方法制备，如表 5-1-2 中磷酸二氢铵（ADP）、KDP、BBO 等典型的非线性光学晶体，在紫外到近红外较宽波长范围是透明的，因拥有非常大光损伤阈值，被应用在短脉冲辐射领域。

光学材料的性能影响光学仪器中光学系统的像质。传统光学仪器及工业产品加工主要利用光学的透过、反射、折射等特性与机械相结合,现代光学工程所涉范围已从可见光发展到不可见光、荧光、激光。光电转换、辐射线电子波与光的转换等方面的研究与应用范围已拓展到光电信息产业(表 5-1-2)。因此,现代光学除了对材料光透过率、吸收率有要求,对材料折射率和色散系数,以及均匀性和双折射性等方面也有更严格的光学质量标准。

表 5-1-2　部分光学非线性晶体的性能及应用

晶体	点群	透明波长范围 / μm	二阶光学非线性系数 $X_m^{(2)}$/pmV	线性吸收系数 (波长)/cm^{-1}	光损伤阈值 (波长)/× 10^{12}W·m^{-2}	应用情况
硒化镉 CdSe	6mm	0.75~25	18(X_{31}) 36(X_{33})	5×10^{-4}(10.6μm) 0.01(3.9μm)	0.6(10.6μm) 0.5(2.36μm)	红外光学参量振荡
硒化镓 GaSe	$\bar{6}$m2	0.62~20	54(X_{22})	0.081(10.6μm) <0.1(2μm)	0.3(10.6μm) >0.05(2.36μm)	红外混频和光学参量振荡
α-碘酸锂 (α-LiIO$_3$)	C6	0.28~6	4.4(X_{31}) 4.5(X_{33})	0.1(1.06μm) 0.3(0.53μm)	190(1.06μm) 50(0.53μm)	可见和中红外激光频率转换
磷酸二氢钾 (KDP) KH$_2$PO$_4$	$\bar{4}$2m	0.178~1.45	0.39(X_{36})	0.05(1.06μm) 0.01(0.5μm) 0.3(0.35μm)	30~70(1.06μm) 170(0.53μm)	紫外至近红外大能量激光频率转换
磷酸二氢铵 (ADP) NH$_4$H$_2$PO$_4$	$\bar{4}$2m	0.18~1.53	0.47(X_{36})	0.208(1.06μm) 5×10^{-4}(0.53μm) 0.07(0.35μm)	5(1.06μm) >7.5(0.53μm) >100(0.266μm)	用于紫外和可见激光频率转换
β-相偏硼酸钡 (BBO) β-BaB$_2$O$_4$	3m	0.189~3.5	±2.3(X_{22}) ∓0.16(X_{31})	0.5(2.55μm) 0.01(0.53μm)	100(1.06μm) 70(0.53μm) >1.2(0.266μm)	用于紫外、可见和近红外激光频率转换,波长范围宽,但效率中等

(2)聚合物材料制备:聚合物制备包括高分子化学合成及聚合物加工两个层面。

高分子化学合成,通过聚合反应从小分子单体合成具有一定化学组成、链结构及凝聚态结构的高分子化合物。按起始小分子单体结构和反应类型,聚合反应主要分为官能团间的缩聚、双键的加聚和环状单体的开环聚合三大类,此外还包括消去聚合、异构化聚合等。按聚合机制分类,聚合反应分为逐步聚合和连锁聚合两大类。多数缩聚反应和加成反应都属于逐步聚合;多数烯类单体的加聚反应属于连锁聚合,连锁聚合反应需要的活性中心可以是自由基、阴离子或阳离子,因此又分为自由基聚合,阴离子聚合和阳离子聚合。

高分子材料加工,主要是通过配方设计、混炼加工及挤出造粒(或压延成片)与添加剂等配料形成具有高次聚集态结构或织态结构的高分子材料,再将高分子材料成型为制品和型材。高次聚集态结构或织态结构保证了部件制品达到特定工程应用要求的综合性能。聚合物加工工程技术主要包括:

1)混合与混炼:通过机械力场将多种聚合物材料和各种添加剂(如填充剂、补强剂、增塑剂、防老剂、胶黏剂、着色剂和防静电剂等)混合,采用混炼工艺对原料进行物理化学改性。

互穿网络聚合物制备技术是一种用化学方法制备物理共混物的方法,其中第一步制备一种交联聚合物网络(聚合物1),第二步将其在含有活化剂和交联剂的第二种聚合物(聚合物2)单体中溶胀,然后聚合。两步反应所产生的交联聚合物网络是互相贯穿的,故称两种聚合物网络互穿共混(图5-1-4)。

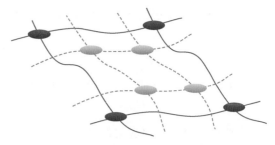

图 5-1-4　互穿网络聚合物结构示意图

2) 挤出成型:聚合物中的热塑性塑料和弹性体可在熔融状态或固态下挤出。挤出成型的基本过程为物料在压力下被推动经过预设在模具上的开口"孔"被挤出,再通过各种方式的处理获得所需的形状并使之固定。成型过程有 7 个基本环节:聚合物熔融(挤出机)→成型(口模)→定型(定型装置)→冷却(水或风冷装置)→牵引(牵引机)→切割(切割机)→堆放(堆放装置),装置如图5-1-5所示。

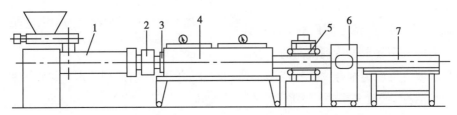

1:挤出机,2:口模,3:定型装置,4:冷却水槽,5:牵引机,6:切割机,7:堆放装置

图 5-1-5　挤出硬管生产线

经典挤出成型工艺所用物料为固态聚合物颗粒或粉末。后期发展的挤出反应则把高分子化合物的合成和改性反应与聚合物加工成型联合起来,实现高分子结构的多样化、功能化,挤出过程所涉的反应见表5-1-3。

表 5-1-3　通过反应挤出过程所完成的化学反应的类型

类型	描述
本体聚合	由单体、低相对分子质量预聚体、单体混合物、单体与预聚体的混合物制备高相对分子质量的聚合物
接枝反应	由聚合物和单体反应,生成接枝聚合物或接枝共聚物
链间共聚物的形成	两种或多种聚合物通过离子键或共价键反应生成无规、接枝或嵌段共聚物
偶联/交联反应	聚合物与多官能度的偶联剂或支化剂反应,使大分子链增长、支化,从而提高了相对分子质量;或聚合物与缩合剂反应,使分子链延长,从而获得较高的相对分子质量;或聚合物与交联剂反应,通过交联而提高聚合物的熔融黏度
可控降解	使高相对分子质量聚合物发生相对分子质量可控降解(可控流变学),生成单体的可控降解
官能化/官能团改性	将官能基团引入聚合物主链、端基、侧链,或对原有的官能团进行改性

3) 注塑成型:注塑成型是将固态聚合物粒料或粉料加热塑化成为熔融状态,在高压下高速注入模具;熔体经冷却(对于热塑性塑料)、加热交联(对于热固性塑料)或热压硫化(对

于橡胶）固化后，制品在膜腔内完成后开模取出。

　　高分子从固态粒、粉料向液态溶体，再向固态制品转变的过程中，由于热的作用（物料温度的变化）、力的作用（熔体的流动以及剪切应力与拉伸应力的作用等），聚合物的取向、内应力、结晶性和非晶性都得到优化（图 5-1-6）。

　　注塑工艺制备的聚合物取向结构会对材料的密度和物理性能产生影响，如力学性能在取向方向上有明显增加，而在垂直取向上会降低。以注塑成型后的聚碳酸酯（PC）为例，其纵向拉伸强度高于横向拉伸强度，而苯乙烯 - 丁二烯 - 丙烯腈制件的纵向拉伸强度及断裂伸长率甚至可达到横向的 2 倍。

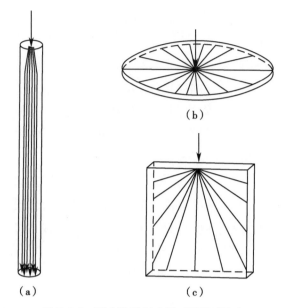

图 5-1-6　聚合物注射成型时的流动取向
（a）单轴取向；（b）浇口；（c）双轴取向。

　　高分子聚合反应与聚合物注塑成型工艺相结合的反应注射成型技术直接将两种或两种以上高化学活性、低分子量的液态原料，在一定温度及高压下混合立即注入模具，在密封膜腔进行聚氨酯等材料的制备（图 5-1-7）。

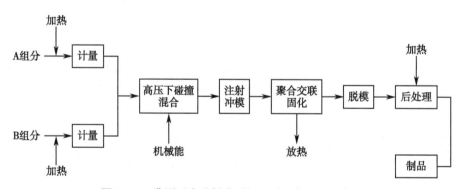

图 5-1-7　典型反应注射成型（RIM）工艺过程示意图

　　注射成型技术机械化程度、自动化程度、生产效率高，产物形状复杂、尺寸精确度高。CR-39 镜片的加工采用了该工艺。

　　4）压延成型：利用压延机滚筒之间的挤压作用，结合温度控制使物料发生塑性流动变形，形成厚度小于 0.25mm 的薄膜和大于 0.25mm 的聚氯乙烯（PVC）、聚乙烯（PE）、聚氨酯（PU）、聚苯乙烯（PS）片材。

　　其他聚合物加工成型的方法还包括中空成型、热成型、泡沫成型、涂敷成型和浇注成型等。在基底材料表面形成 25～650nm 厚度聚合物多层结构的加工方法广义上都可归为涂层工艺。主要路径有两种：一是将聚合物溶胶均匀涂覆在基材表面后进行热处理；二是在设备及部件表面喷涂耐腐蚀、自润滑、耐磨损的聚合物层。

二、材料优化原理及方法

基于眼镜镜片及膜层的光学性能优化、镜架材质的超柔可折叠力学性能提升视角，本节简要介绍材料的表面功能化技术、材料的复合结构设计原则。

（一）固体材料的表面

材料结构包括物质内部结构及表（界）面结构。材料界面不同于材料体相。

界面是从内部体相过渡到外部环境的过渡区域，是独立的中间相，厚度从一个到多个原子层不等。对于晶态材料，表面过渡区域晶体的三维周期对称性点阵结构会出现扰动或变异。

1. 材料表面结构类型 理论意义上的理想表面指结构完整的二维点阵平面：认为体内原子的位置与结构是无限周期性的，但表面原子的位置与结构在平面维度上与体内完全一样，则在平面法线方向上结构是半无限的。理想表面的设定局限性在于没有考虑晶体内部周期性势场在晶体表面中断的影响，也不考虑表面原子的热运动、热扩散、热缺陷以及外界对（理想）表面的物理 - 化学作用等。

大多实际需要处理的材料表面并不是理想表面，而只是化学纯属性的清洁表面。理论上清洁材料表面指没有受到吸附、催化或杂质扩散等物理化学效应影响的材料表面，表面只是与体相（固体内部）电子结构及聚集结构不同，并可在环境诱导下发生吸附、催化、扩散，从而导致表面成分变化。

清洁表面结构有三种类型：弛豫表面的表面层之间以及表面和体内原子层之间的垂直间距 d_s 和体内原子层间距 d_0 相比存在膨胀和压缩的现象，表面层厚度为几个原子层；重构表面的表面原子层在表面水平方向上的周期性不同于体内，但在垂直方向上的层间间距 d_0 与体内相同；由规则或不规则台阶所构成的表面为台阶化表面，微观上这种表面不再是严格意义上的平面（图 5-1-8）。

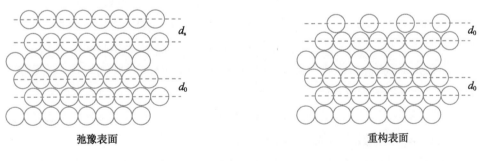

弛豫表面　　　　　　　　　　　　重构表面

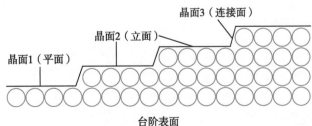

台阶表面

图 5-1-8　台阶表面、弛豫表面、重构表面类型清洁表面结构示意图

尽管材料表面的化学组成与体内相同，但清洁表面会因偏析和吸附而发生变化并导致与体相成分不同。在气 - 固界面上气相原子或分子的聚集则为吸附，发生在溶液或溶质在相界、晶界或缺陷上的聚集称为偏析。

自体内扩散到表面或自周围空间黏附的杂质"吸附"在清洁表面就构成了吸附表面。镜片、镜头表面非真空环境下的物理 - 化学吸附过程在视光器件设计优化时需要考虑。

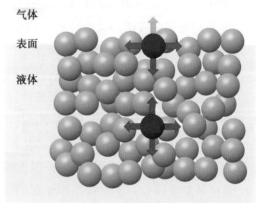

图 5-1-9 液体表面张力产生示意图

2. 表面张力和表面能 材料组成及结构决定材料固有的表面张力，如图 5-1-9 所示：气液表面的分子会受到指向体系内部的力；不平衡作用力使体系（液体）内分子向表面迁移，就需要克服内部分子间引力做功，系统自由焓增加，故物质表面有自动收缩以降低系统能量的趋势，就是表面张力产生的原因。

材料表面所发生的结构及性能的变化遵循物理化学规律。表面张力可理解为系统增加单位面积须做的可逆功，单位为 J/m^2。表面功在温度、压力和组成恒定时，指使表面积可逆增加 dA 所需要对体系做的功。所以 σ 也可以理解为表面自由能，简称表面能。

在建立新表面时，处于表面的原子丢失邻近原子，原有化学键被切断，为此环境必须对系统做功；同样，在一定温度和压力下，为保持平衡条件，系统也必须对环境做功，如增加表面能。

对单组分材料系统而言，表面总自由能的改变为：

$$dG = -SdT + Vdp + \gamma dA \qquad \text{（公式 5-1-5）}$$

其中 G 为表面自由能，S 为熵，T 为温度，V 为体积，p 为压力，γ 为表面张力，A 为表面积。表面能是判断气、液态物质在固体材料表面"吸附"行为的重要物理量。

3. 润湿现象与杨氏方程 液体在固体表面上铺展的现象称为润湿。玻璃、石英等表面可被水润湿为亲水材料；碳纤维、聚四氟乙烯等不能被水润湿为疏水材料。

表面能低于 0.1N/m 的物质为低能表面材料，包括有机化合物、高聚物。表面能为 $1 \sim 10N/m$ 的物质为高能表面材料，如金属、金属氧化物、无机盐等。表面能高的材料比表面能低的材料更容易被液体所润湿。虽然低表面能的固体不易被液体润湿，但降低液体的表面张力（如加入表面活性剂）可以提供材料表面被润湿的可能性。

当液体的表面张力达到 σ_c 时，表面可以被完全润湿，则 σ_c 称为该固体临界表面张力。当固 - 液 - 气三相接触达到平衡时，从三相接触的公共点沿液 / 气界面做切线，切线与固 - 液界面的夹角为润湿角 θ（图 5-1-10）。

如图 5-1-10，固体的表面能：$\sigma_{s\text{-}g} = \sigma_{s\text{-}l} + \sigma_{l\text{-}g}\cos\theta$

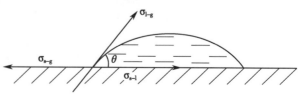

图 5-1-10 润湿角示意图

则 $\cos\theta = (\sigma_{s\text{-}g} - \sigma_{s\text{-}l})/\sigma_{l\text{-}g}$ （公式 5-1-6）

该式即为杨氏（Yong）方程，由此可知：

在 $\sigma_{s\text{-}g} - \sigma_{s\text{-}l} \leqslant \sigma_{l\text{-}g}$ 条件下：

当 $\sigma_{s\text{-}g} > \sigma_{s\text{-}l}$ 时，$\cos\theta > 0$，$\theta < 90°$，$\sigma_{s\text{-}g}$ 与 $\sigma_{s\text{-}l}$ 此时两者相差越大，润湿性越好；

当 $\sigma_{s\text{-}g} < \sigma_{s\text{-}l}$ 时，$\cos\theta < 0$，$\theta > 90°$，$\sigma_{s\text{-}g}$ 与 $\sigma_{s\text{-}l}$ 此时两者相差越大，润湿性越差。

所以，润湿角的大小可作为固体表面润湿的定性判据：$\theta < 90°$，润湿；$\theta > 90°$，不润湿；$\theta = 0°$，完全润湿；$\theta = 180°$，完全不润湿。

材料表面润湿性影响对其进行表面改性的设计可行性及实施有效性，对镜片表面功能化及镜架表面处理工艺有着实际意义。

（二）固体表面工程

表面工程指对表面预处理后，通过表面改性、涂覆或多种技术协同，改变固体表面的形态、化学成分、组织结构和应力状况，以获得材料工程应用所需要的耐磨、抗疲劳、耐蚀、耐（隔）热、耐辐射等性能的系统工程。

1. 主要技术类型及技术方法　材料表面工程包括物理、化学、电学、光学、材料学、机械学等技术路径（表 5-1-4）。

表 5-1-4　表面工程技术类型

技术类型	技术路径	结构特征
表面改性	化学、电化学方法	电子结构、化学结构的改变
表面处理	物理、机械方法	相结构或显微结构的优化
表面涂覆	表面沉积技术	涂（覆）层结构的制备
复合表面	多种技术协同工艺	显微结构、相结构、涂（覆）层多级结构的形成
纳米表面工程	纳米制备技术	微纳尺度结构的构筑

（1）表面改性：表面改性技术通过改变基质表面的化学成分，调控表面结构和性能，主要包括基于扩散原理的化学热处理、在基底表层进行离子注入，以及化学、电化学和着色转化膜技术等。

（2）表面处理：不改变基底的材料化学成分，只改变材料表面的组织结构。主要包括激光、电子束表面淬火热处理技术及传统的喷丸、冷轧、挤压等表面处理塑型技术。

（3）表面涂层：表面涂覆技术决定着涂层的物理化学性能及涂层和基底结合的稳定性，主要包括电镀、化学镀、电刷镀、热浸镀、涂装、搪瓷涂敷、热喷涂、电火花喷敷、气相沉积、塑料粉末涂敷等方法。涂层和基底材料化学成分、组织结构完全不同。

（4）复合表面工程：在基质材料表面制备两种或多种组成相表（界）面，并通过协同效应，改善表面功能、质量、经济等的综合性能的制造策略。

（5）纳米表面工程：将纳米技术与传统表面技术交叉、综合，在表面制备纳米颗粒的复合涂层或具有纳米结构的表层，通过纳米材料对基质表面材料进行杂化、复合，赋予表面新的服役性能的制备技术。

2. 表面沉积　表面沉积方法根据反应介质类型可划分为固相反应、液相反应和气相反应；基于表面的特定结构及形态，表面工程技术主要指液相沉积法与气相沉积法。

（1）液相沉积技术：液相沉积技术的沉积过程是在液相介质中进行的，它在金属材料表面工程处理中有着广泛的应用。化学镀方法是在溶液中以还原剂将金属离子还原并沉积在金属件表面。方法的优点是不需要外场，多用于处理形状复杂零件表面。电镀是对金属表面改性，主要目的是提高抗氧化、耐腐蚀、表面硬度，也包括对导电、磁性等功能性优化。复合电镀液组分可调，高硬度和致密度合金镀层耐腐蚀、耐摩擦、耐高温性能更好。

复合电镀法将电镀液与固体颗粒混合，例如，选择 TiO_2、SiO_2 或铝粉等固体颗粒，通过复合电镀法制备 Zn 基复合镀层以被沉积金属为连续相、以固体颗粒为分散相，表面耐腐蚀性比未处理前提高 2~5 倍。

新发展的电沉积或化学沉积技术将纳米尺度的固体颗粒随金属离子的还原同步分散在金属镀层中（图 5-1-11），在传统电镀、化学镀使用设备和工艺优势的基础上，进一步提高了表面的耐热、耐磨和防腐性能。

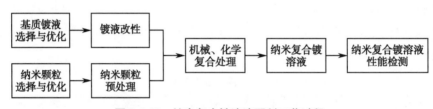

图 5-1-11　纳米复合镀溶液配制工艺过程

（2）气相沉积技术：气相沉积技术主要利用离子体、激光、电子束、高密度太阳能等高能光源，通过辐射过程改变材料表面结构。工艺主要有激光相变硬化、激光熔覆、激光合金化、激光非晶化、激光冲击硬化等。

金属眼镜镜架、视光器材的金属部件都需要经过表面优化处理。

3. 功能膜层　膜层以组成划分为有机涂层（有机氟化物、有机硅化合物等）和无机涂层（金属及金属氧化物、玻璃陶瓷等）；基底又分为无机、金属、聚合物表面。下面简要介绍几种功能性膜层材料及结构。

（1）防蓝光膜：利用 Knoevenagel 缩合反应制备的丙二酸二甲酯基元和不同芳族取代基的共轭化合物，因 π-π 键跃迁和分子内电荷转移而在紫外到蓝光波长区域具有强吸收。调控取代基给电子能力涂覆在基底表面，对 400~480nm 范围蓝光形成良好的隔绝能力。将石墨相 C_3N_4 通过气相沉积、化学镀、涂敷等方式沉积在树脂镜片表面，基于二甲基丙二酸酯合成并研究了五种新的有机共轭分子（TM1-TM5），可以有效阻隔蓝光（图 5-1-12）透过。

（2）抗辐射膜：利用复合镀技术在无机玻璃材质表面沉积 PVA/$BaTiO_3$ 复合膜对高能射线（81~1 408keV）具有良好屏蔽效应。采用热喷涂或溶胶 - 凝胶镀膜方法构建的 HDPE/B_4C、碳纤维 / 环氧树脂、三元乙丙橡胶 /B_2O_3 等抗反射膜，能有效屏蔽高能射线。

（3）电磁屏蔽膜：以电镀、化学镀、涂敷等方式在基材表面构筑二维层状结构的金属碳 / 氮化物（MXenes）、碳基材料、复合泡沫等电磁屏蔽薄膜（图 5-1-13），可提高基材对于电磁波的吸收或反射作用，减少电磁波对电子设备、人体及环境的危害。

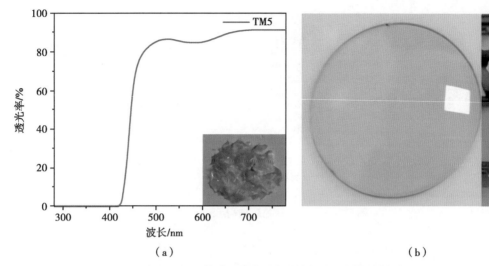

（a）   （b）

图 5-1-12　薄膜光学透过率图谱（a）和镜片实物图（b）

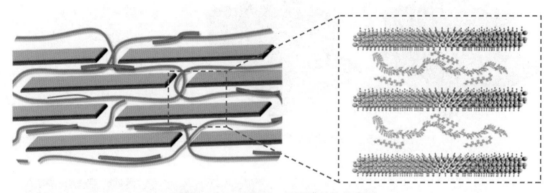

图 5-1-13　MXenes 层流膜结构示意图

（4）电致变色膜：将无机变色氧化物镀在氧化铟锡（ITO）电极表面构建多层结构的透明导电膜（图 5-1-14），通过注入电子调控光学性能，如氧化态透明的 WO₃ 与 MoO₃ 阴极材料电致还原后变色，反应过程如下：

$$WO_3（透明）+xM^+ = M_xWO_3（显色）\qquad（公式 5-1-7）$$

$$MoO_3（透明）+xM^+ = M_xMoO_3（显色）\qquad（公式 5-1-8）$$

式 5-1-7 中 M 为 H、Li、Na 等元素。在 x 较小时薄膜呈现深蓝色，当 x 值升高时，则呈现红色或金属青铜色。

而 NiO 阳极材料的还原态透明，电致变色后氧化态呈灰色。变化过程如下：

$$NiO_x + \alpha e^- + \alpha M^+ \rightarrow M_\alpha NiO_x \qquad（公式 5-1-9）$$

$$M_\alpha NiO_x（脱色）\leftrightarrow \gamma M^+ + \gamma e^- + M_\beta NiO_x（着色）(\alpha = \beta + \gamma)\qquad（公式 5-1-10）$$

（5）加硬膜：多孔氧化铝／环氧硅氧烷形成的微纳尺度无机-有机杂化复合膜，在可见光范围内透光性很好，硅氧烷杂化分子网络结构和氧化铝三维纳米多孔网络构成了双重增强体，硬度提高到 1.3GPa（接近金属材料），同时氧化铝纳米多孔网络结构能有效抑制材料裂纹扩展，抗冲击性能也得到提高（图 5-1-15）。

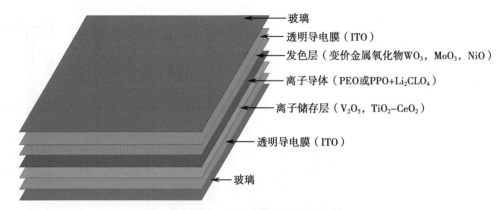

图 5-1-14　电致变色膜结构示意图

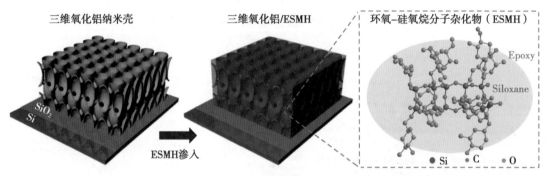

图 5-1-15　3D Al₂O₃/ 环氧硅氧烷分子杂化结构示意图

（6）减反膜：TiO_2 的透明区域波长范围很宽（0.35～12μm），将其与低折射率的组分 TiO_2/SiO_2、$SiO_2 - TiO_2/SiO_2 - TiO_2$、$CaF_2$ 等复合，复合薄膜在保持对可见光的高透过率的基础上，弥补 SiO_2 低折射率造成的可见光折射损失，是提高透光性的常用减反射膜材（图 5-1-16）。

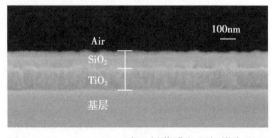

图 5-1-16　TiO_2/SiO_2 减反射薄膜断面扫描电子显微镜图

（7）光致变色膜：通过涂覆工艺将 WO_3/ 石墨烯溶胶涂敷在镜片表面，WO_3 微晶受光激发产生局域态电子并诱发元素价态变化，光生电子被注入导带随后捕获在 W^{6+} 位置生成 W^{5+} 颜色中心。膜层变色快、响应性好（图 5-1-17）。

（8）热致变色膜：VO_2 温度低于半导体临界转变温度（T_c）时为单斜结构，为近红外光透明；高于 T_c 为金红石相，吸收阻挡近红外光。VO_2、$BiVO_4$、VO_2/TiO_2、VO_2/SiO_2 等热致变色材料在温度高于 T_c 后颜色会发生明显变化，温度降低后恢复透明，变色过程可逆。

$TiO_2/SiO_2/VO_2$ 复合薄膜兼具 VO_2 红外光调制作用和高折射率 TiO_2 的增透作用（图 5-1-18），且拥有 TiO_2 的光致超亲水性及表面自清洁能力。

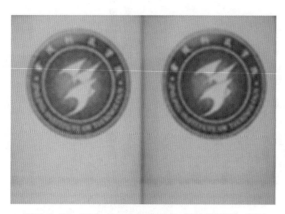

图 5-1-17　WO₃/ 石墨烯薄膜变色前后照片对比

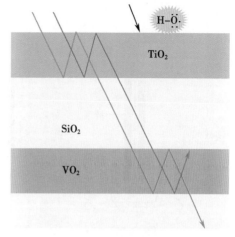

图 5-1-18　TiO₂/SiO₂/VO₂ 薄膜结构示意图

（三）复合材料体系的构建

复合材料大致分为结构复合材料和功能复合材料。结构复合材料因优异的力学性能主要作为工程和设备的结构部件；功能复合材料，除具有良好的力学性能外，还兼具光电磁热等优异的物理化学性能，因此被作为传感、智控、防护器件的关键材料而广泛应用。根据应用领域对性能的要求，复合材料结构可灵活设计。

1. 复合材料结构　复合材料由分散相、基体相以及（两者间的）界面相组成。以结构复合材料——纤维增强复合材料为例，基体相呈连续分布，起黏结作用；纤维相分布在基体中，提高材料的强度（图 5-1-19）。氧化物玻璃、碳纤维、矿物纤维等无机非金属纤维，铁、铜、合金等金属纤维，以及芳纶、

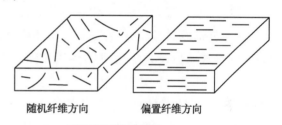

随机纤维方向　　　偏置纤维方向

不连续纤维复合材料

图 5-1-19　纤维增强复合材料结构示意图

聚对亚苯基苯并二噁唑（PBO）纤维等聚合物纤维都可作为复合材料的纤维增强相。其中碳纤维经黏胶、聚丙烯腈、沥青等有机材料高温碳化而成，含碳量在 95% 以上。碳纤维复合材料以碳纤维作为分散相与树脂、金属、陶瓷基体复合。

复合材料的耐磨性取决于增强体在基体中的分布是否均匀及界面结合是否良好。由于碳纤维比强度高、耐蚀及耐疲劳性强、密度小，被加入金属基体中起传递载荷的作用；碳纤维含量越高，复合材料硬度越高、磨损率越低。

纤维增强金属基复合材料常用成型工艺是熔融金属浸透法。将金属基材熔融后与增强纤维复合。碳纤维增强镁、铝等低熔点金属基复合材料主要采用毛细管上升法制备（图 5-1-20）。

功能复合材料在具有良好力学性能的基础上，以功能组分作为分散相，被赋予了更多光电磁热等物理性能。分散相主要形态是低维纳米晶粒及核壳型微胶囊（图 5-1-21）。

2. 功能复合材料结构及特征

（1）微胶囊型自修复：将修复剂封装在微胶囊中（图 5-1-22）的自修复技术，设计原理是

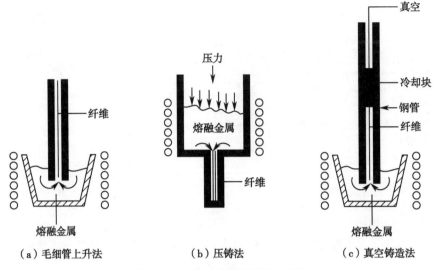

（a）毛细管上升法　　　　　（b）压铸法　　　　　（c）真空铸造法

图 5-1-20　熔融金属渗透法示意图

当复合材料受力、受热导致微胶囊产生微裂纹，释放内封修复剂并充满裂纹，随后被基体中存在的催化剂（或固化剂）引发聚合反应修复裂纹。

（2）形状记忆聚合物（SMP）：有些聚合物受到光、热等外部刺激时，形状会随着外部环境以特定规律和方式发生较大变化，且能够完成记忆起始态—固定变形态—恢复起始态循环后可逆复原。以形状记忆聚合物（SMP）为分散相旋涂在 ε- 聚己内酯（PCL）表面，涂层薄膜发生破裂或损伤，PCL 纤维就会融化并借助 SMP 流向破损部位进行愈合。

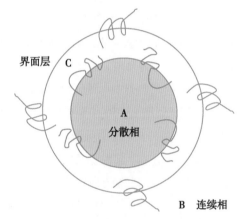

图 5-1-21　功能复合材料结构示意图

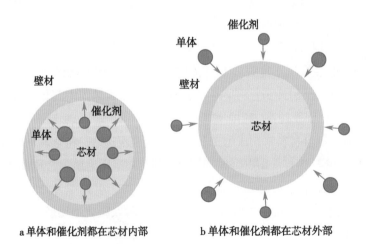

图 5-1-22　原位聚合反应制备微胶囊的原理图

（3）机敏复合材料：以 TiNi 形状记忆合金为增功能相的金属基复合材料是一种机敏复合材料。以 TiNi 合金作为增强体，镁合金为基体制备的 TiNi 丝增强 AZ31 型镁合金复合材料，具有自诊断、自适应、自修补等功能。

功能复合材料在眼镜超柔镜架、智能眼镜装备中已经开始应用，自修复聚合物、响应性水凝胶等功能性复合材料体系在智能可穿戴眼镜、智能诊疗角膜接触镜等设备中的应用也在逐步深入拓展。

第二节　框架眼镜材料

早期眼镜镜片只是基片，后随着人们对配戴舒适安全的更多要求以及材料制备工艺发展，镜片在提高光学性的同时，力学性能及其他防护性能也得以强化。

一、镜片基片

基片最早选用透光性能良好的天然水晶及人工合成玻璃等无机材料，后随着合成高分子工业的发展，有机树脂因更优异的光学、力学性能和工艺多样等优势，成为眼镜镜片的主要材料（图 5-2-1）。

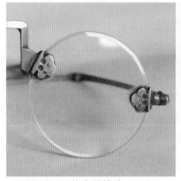 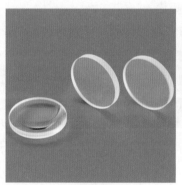 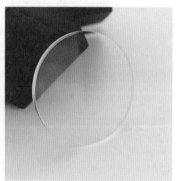

天然水晶镜片　　　　　　　无机玻璃镜片　　　　　　　有机树脂镜片

图 5-2-1　镜片基材

（一）无机材料

1. 石英晶体　固体材料按照微观粒子的聚集方式，大致可分为晶态和玻璃态（非晶态）。石英晶体俗称水晶，是晶态材料，组成及结构决定了其在可见光区域的透明性。

水晶化学式为 SiO_2，硅氧原子间以共价键结合，每个硅原子与四个氧原子相连，Si 处在正四面体中心，O 原子位于四面体顶点，每个氧原子与两个硅原子相连。石英晶体结构是以硅氧四面体为基本结构单元所形成的三维有序网状结构（图 5-2-2）。

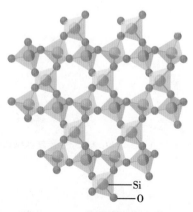

——Si
——O

图 5-2-2　石英晶体结构示意图

硅氧键（Si-O）的键能很高（460kJ/mol），价电子在紫外光波长相应能量区域发生跃迁，固体能带结构对应能量带隙在红外波长范围，故 400～800nm 波长可见光可透过，水晶呈可见光透明性。

因硅、氧原子电负性差异较大，Si-O 键具有部分离子键特性（40% 左右），硅氧键决定水晶有高的化学键解离能、优异的高温稳定性。但化学组成也决定了其固有的不耐碱性：

$$SiO_2 + 2OH^-（浓）= SiO_3^{2-} + H_2O \qquad （公式 5-2-1）$$

天然石英作为无机晶体材料，脆性高、不易加工，存在影响光传播及透明度的结构缺陷，这些局限性使水晶无法成为规模化生产和社会普及的眼镜主要用材。

2. 无机玻璃　无机玻璃一般指组成为氧化物及硅酸盐的非晶态物质，是镜片（镜头）的常用光学材料。

（1）玻璃（态）微观结构：非晶态也称玻璃态。与晶体不同，玻璃态固体材料中原子、离子、分子等基本粒子的堆积方式是远程无序的，微观结构的无序性及统计热力学的均匀性与液体相似，故而也被定义为从熔体冷却后在室温下仍保持熔体结构的固体物质状态，类比为"过冷的液体"。作为固态物质，玻璃虽然不具有远程有序结构，但加工后能保持固定外形，不像液体那样在自重作用下会流动变形。原子的堆积在近程内存在一定的有序性——基本结构单元间的连接在短距离尺度上呈现一定的规律性。

（2）早期眼镜的无机玻璃基片

1）石英玻璃：石英玻璃与石英晶体的化学组成相同，两者都可以近似地看作由硅氧四面体［SiO_4］以顶角相连组成的无机"大分子"，硅氧比值为 1∶2，化学式为 SiO_2，在硅氧四面体内部的 Si—O 和 O—O 的距离相同，化学键在可见光区域无吸收。

但与晶态石英晶体微观结构不同，石英玻璃中二氧化硅结构基元主要以长程无序方式堆积，其有限的短程有序结构尺寸非常小（0.7～0.8nm），且［SiO_4］之间的旋转角宽度也是完全无序分布的。X 射线衍射分析结果显示：［SiO_4］以顶角相连（图 5-2-3），存在键角为 120°～180°，Si—O—Si 的四面体连续分布，形成一种向三维空间发展的架状结构。

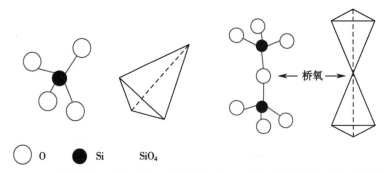

O　　● Si　　SiO_4

图 5-2-3　硅酸盐玻璃中的硅氧四面体结构（左），硅氧四面体的共顶点连接（右）

基于对石英玻璃的合成工艺的研究及掌握，为了克服石英作为眼镜基片不耐碱、脆性高、折射率不够高、紫外线吸收低等固有局限性，材料学领域以石英玻璃为基础，开启了对无机玻璃镜片的系统开发，实现了眼镜第一代基片的工业化生产及社会普及。

2）钠钙硅玻璃：在熔融石英玻璃中加入碱金属氧化物（如 Na_2O）以提高石英材料的折射率。

碱金属氧化物的引入使得硅氧网络结构中原有的 $[SiO_2]_n$ "大分子"发生解聚——硅氧比值中氧组分比值增大（图 5-2-4），硅氧网络结构不能保证每个氧都可被两个硅原子共用（这种氧称为桥氧），开始出现只与一个硅原子键合的氧（称为非桥氧）。

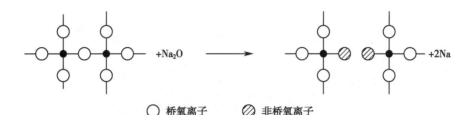

○ 桥氧离子　◿ 非桥氧离子

图 5-2-4　氧化钠与硅氧四面体间作用示意图

硅氧网络（图 5-2-5a，5-2-5b）发生断裂后，引入的碱金属离子就位于硅氧骨架网络中非桥氧附近的"网穴"间隙中（图 5-2-5c）。

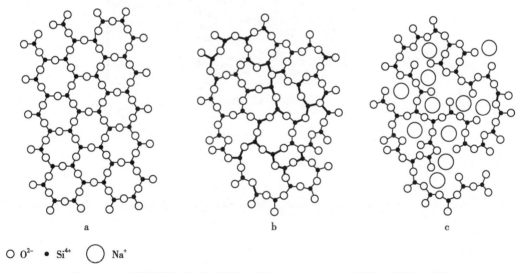

○ O^{2-}　• Si^{4+}　◯ Na^+

图 5-2-5　石英晶体（a）、熔融石英玻璃（b）、SiO_2-Na_2O 玻璃（c）结构示意图

进一步在钠硅二元玻璃中加入 CaO，由于 Ca^{2+}（0.099nm）与 Na^+（0.095nm）半径相近但电荷却高一倍，Ca^{2+} 离子场强比 Na^+ 大得多，当它处于网穴间隙能显著强化玻璃骨架网络结构并限制 Na^+ 的活动。这种结构的改变优化了玻璃材料的脆性，钠钙硅玻璃光学白片促进了无机玻璃镜片的发展。后续又逐步在钠钙硅玻璃化学组分的基础上引入高纯度硅、硼、钠、钾、锌、铅、镁、钙、钡等其他氧化物，镜片折射率不断提高，折光率为 1.60、1.70、1.80 的轻薄无机镜片进入市场。

过渡金属和稀土离子特有的电子能级结构决定其对光线中特定波段的电磁波具有选择性吸收,如 Ce 和 Fe 元素的氧化物价电子可吸收紫外线波长范围的光。通过在普通光学玻璃配方中添加铁、钴、铬、锶、镍、锰及铈稀土等金属氧化物,制作的基片具有阻隔有害光线进入眼睛的防护性能。

3)其他氧化物玻璃:基于材料学原理并实验验证,在周期表(图 5-2-6)标出的区域范围,区域内及靠近边界附近元素都能独立或与其他一价、二价元素形成氧化物玻璃骨架网络结构,如 As_2O_3、BeO、Al_2O_3、Ga_2O_3 及 TeO_2 等玻璃材料,且都具有良好的光电性能。

IIA$_2$	IIIA$_{13}$	IVA$_{14}$	VA$_{15}$	VIA$_{16}$	VIIB$_{17}$
4 Be pí 铍 $2s^2$ 9.012 Beryllium	5 B péng 硼 $2s^22p^1$ 10.81 Boron	6 C tàn 碳 $2s^22p^2$ 12.01 Carbon	7 N dàn 氮 $2s^22p^3$ 14.01 Nitrogen	8 O yǎng 氧 $2s^22p^4$ 16.00 Oxygen	9 F fú 氟 $2s^22p^5$ 19.00 Fluorine
13 Al lǚ 铝 $3s^23p^1$ 26.98 Aluminium	14 Si guī 硅 $3s^23p^2$ 28.09 Silicon	15 P lín 磷 $3s^23p^3$ 30.97 Phosphorus	16 S liú 硫 $3s^23p^4$ 32.06 Sulfur	17 Cl lǜ 氯 $3s^23p^5$ 35.45 Chlorine	
31 Ga jiā 镓 $4s^24p^1$ 69.72 Gallium	32 Ge zhě 锗 $4s^24p^2$ 72.63 Germanium	33 As shēn 砷 $4s^24p^3$ 74.92 Arsenic	34 Se xī 硒 $4s^24p^4$ 78.96 Selenium	35 Br xiù 溴 $4s^24p^5$ 79.90 Bromine	
49 In yīn 铟 $5s^25p^1$ 114.8 Indium	50 Sn xī 锡 $5s^25p^2$ 118.7 Tin	51 Sb tī 锑 $5s^25p^3$ 121.8 Antimony	52 Te dì 碲 $5s^25p^4$ 127.6 Tellurium	53 I diǎn 碘 $5s^25p^5$ 126.9 Iodine	
81 Tl tā 铊 $6s^26p^1$ 204.4 Thallium	82 Pb qiān 铅 $6s^26p^2$ 207.2 Lead	83 Bi bì 铋 $6s^26p^3$ 209.0 Bismuth	84 Po pō 钋 $6s^26p^4$ [209] Polonium	85 At ài 砹 $6s^26p^5$ [210] Astatine	

图 5-2-6 周期表中形成玻璃的氧化物的元素

因工艺复杂、力学脆性的局限性,无机材料在眼镜行业的发展中逐步被质地轻、耐冲击、易染色、制造工艺更简单的光学树脂取代。

（二）有机树脂

有机树脂是有机小分子单体通过聚合反应形成的有机高分子。分子链主要化学组成为 C/O/N/H,链结构主要为共价键的形式,分子量一般大于 10^3。

1. 聚合物结构　相比较无机材料而言,有机高分子的分子结构及聚集态结构更复杂(图 5-2-7)。聚合物结构一般分为几个层次:高分子链结构、高分子聚集结构,以及合成或加工工艺造成的织态结构和微区结构。

高分子链结构指分子链的形态,又分为近程结构和远程结构。近程结构属于化学结构,又称一级结构,是指组成高分子的结构单元的化学组成、键接方式、几何形态、空间构型等。构型是指分子中原子在空间的几何排列;构造是指聚合物分子的形状,如线型、支化、交联网络等(图 5-2-8)。微观结构决定宏观性能,例如,线型的或支链型结构的树脂分子是热塑性,可通过熔融玻璃态软化后二次成型;若聚合物交联度很高,形成体型网状链结构的聚合物是热固性材料,难溶、难熔。

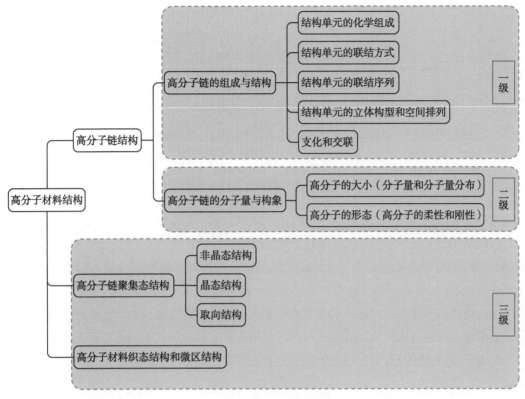

图 5-2-7　聚合物结构导图

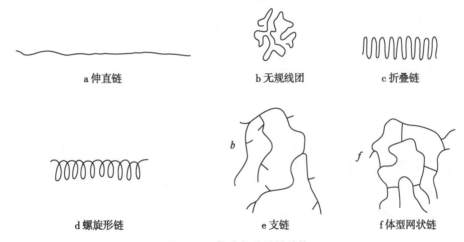

图 5-2-8　聚合物分子链结构

　　远程结构又称二级结构，包括单个高分子的大小和形态、链的柔顺性及分子所处环境中采取的构象。聚集态结构是指高分子材料中分子间的堆积结构，如晶态结构、非晶态结构、取向态结构、液晶态结构及织态结构（图 5-2-9）。

　　织态结构是聚合物特有的结构特征之一。高分子在一个方向的长度一般大于其他两个方向长度好多倍，这样大的分子集聚后构成的组织单元，既可能呈现为晶态有序，也可呈现为无定形态，还可能存在一个分子贯穿数个晶态和无定态微区的情况。这种由多个分子片

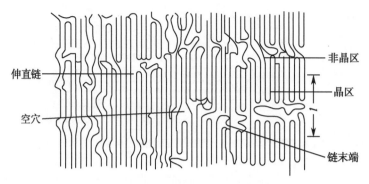

图 5-2-9　聚合物聚集态结构示意图

段组成的集合单元体结构,称为织态结构。

微区结构指高分子材料中,因大分子间的物理和化学作用,以及大分子与聚合物填料间的相互作用而形成的聚集状态。无论是半结晶聚合物还是无定形聚合物,无论是均聚体系还是共聚体系,材料内部都存在若干分子链以一定规律聚在一起所形成的紧密程度各异、形状尺寸不同的若干微区。微区结构是在材料的制备、加工成型过程中形成的,微区结构中大分子链聚集的近程有序性和尺寸形状分布在材料的贮存和使用过程中可能会发生变化。

2.聚合物的性能与结构　　随着精密光学仪器的轻量化、微型化要求,透明有机光学树脂应用日益广泛。

(1)聚合物透光性:光线入射固体介质后会因吸收、散射和反射三种作用而导致透光性损失。透过光强与入射光强之间,服从 Lambert-Beet 定律:

$$I = I_0 e^{-\alpha x} \qquad\qquad (公式 5-2-2)$$

其中 I_0 为光在材料表面的强度,I 为光在材料 x 深度的强度,x 为吸收深度,α 为材料的吸收系数,代表材料的光吸收能力,α 越大的材料的吸光越强。

聚合物分子结构是决定材料吸光能力的重要因素。光吸收主要取决于大分子链上的官能基团和化学键。聚合物链结构中的 σ 键在可见光范围内,受入射光的影响较小,而双键中的 π 键更容易吸收可见光而发生能量转移。分子链由饱和单键结构组成的聚合物一般在可见光范围内没有特征的吸收,吸收系数 α 很小,材料透光性好。

树脂的折射率与聚合物密度、单体单元的平均极化度有关。单位体积所含分子数与聚合物密度有关,α 与聚合物的分子结构有关。根据 Lorenz 理论:

$$\frac{n^2-1}{n^2-2} = \frac{4}{3}\pi\rho \qquad\qquad (公式 5-2-3)$$

公式 5-2-3 中,ρ 为单位体积的分子极化度。其中 $\rho = N\alpha$,N 为单位体积中聚合物所含的分子数目,α 为分子平均极化度。表 5-2-1 列出了一些聚合物的密度、折射率和平均极化度的数据。

在分子结构中引入折射率较大的基团可以提高聚合物折射率,但提高极化率的同时也使光色散增大(成像变差)。按照折射率更高而相对色散更小的光学材料要求,含脂环、硫基等基团的新型聚合物光学材料被开发利用。

表 5-2-1　部分光学塑料及其物理性能

光学塑料	PMMA	CHM-PMMA	OZ-1000	PS	PC	CR-39
密度 /(g/cm³)	1.19	—	1.16	1.06	1.20	1.32
折射率(n_D)	1.492	1.496	1.500	1.592	1.584	1.50
透光率 /%	92	91	92	90	90	91
热变形温度 /℃	90～100	91	103	94	130	140
饱和吸湿率 /%	2.0	1.2	1.0	0.2	0.4	1.0
冲击强度 /(kgf•cm/cm²)	2～3	1～2	1～2	2～3	80～100	2～3
洛氏硬度	M80～M100	—	M90～M100	M70～M90	M70	M100
成型收缩率 /%	0.2～0.6	—	0.2～0.6	0.1～0.5	0.5～0.8	14
成型品的双折射 /nm	<20	—	<20	>100	20～100	—

注：PMMA：聚甲基丙烯酸甲酯；CHM-PMMA：羟基甲基丙烯酸铜 - 聚甲基丙烯酸甲酯；OZ-1000：聚三环癸甲基丙烯酸脂；PS：聚苯乙烯；PC：聚碳酸酯；CR-39：烯丙基二甘醇碳酸酯。

聚合物的聚集态结构也会对材料的透光性产生重要影响。如果聚合物为非晶态结构，分子链呈长程无规则分布，其统计意义上密度为均匀的，在可见光范围内材料内部对光不发生强反射，透光性就好。但对于结晶态聚合物和同时存在晶区与非晶区的聚合物而言，由于两相中分子链排列的规律性不同，则具有不同密度和折射率，这种不均匀性会对光造成散射，且光线通过两相界面时也会发生散射降低材料透明性。当然，如果将晶区和非晶区的密度调整到相互接近，或者将晶区尺寸控制在小于可见光波长的范围，聚合物织态结构和相结构不会对可见光的散射造成影响，材料透光率保持良好。

相比较入射到介质内部后发生散射的光，光在介质表面被反射的现象不太影响材料的透光性。光入射表面的反射强度与材料固有折射率有关：

$$I_r = I_0 \frac{(n-1)^2}{(n+1)^2}$$ 　　　　　　（公式 5-2-4）

以聚碳酸酯（折射率为 1.586）为例，当光从垂直角度入射表面时，反射光强(I_r)大约为入射光强(I_0)的 5%，对透光性能影响不大。

（2）力学性：聚合物的高弹性、黏弹性、屈服断裂与强度及流变性都与其结构有关。

与有机小分子类似，有机高分子主链单键（C-C、C-O、Si-O、C-N 等）有内旋转自由度，每个单键与相邻单键之间存在三个可能的构象。由于分子量巨大，将所有高分子链单键以不同的构象联结后就会发现，可能呈现的构象数目极大，这是高分子链与有机小分子表现不同的独有柔性特点。由高分子主链构象决定的分子链柔性，赋予了聚合物与金属、无机非金属、分子晶体等其他类型材料不同的高弹性。

此外，单键内旋会使高分子主链构象发生改变：在外力作用下，卷曲的高分子链被拉直为新的构象，构象熵减小；外力消除，高分子链恢复卷曲的初始构象，构象熵增大。构象改变的同时也会伴随键长、键角及体系能量的变化，热力学原理规定了聚合物的高弹性。

不同种类的高聚物宏观黏弹性存在差异的微观结构原因，是不同分子主链所带侧链、侧基不同，导致柔性链在外力作用下或温度变化时会表现出不同的单元运动变化。同一种聚合物也可能表现出三种不同的力学状态:玻璃态、橡胶态和流动态。这是因为材料的物理状态及力学性质跟温度有关。力学性能随温度而改变,称热-形变关系(图5-2-10)。

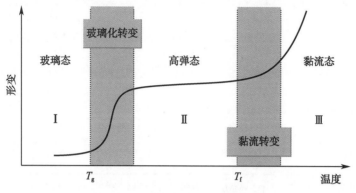

图5-2-10 高聚物温度-形变曲线

每种聚合物固有的结构对应着特定的 T_g 和 T_f。图中纵坐标为形变,横坐标为温度,T_g 为玻璃化温度,T_f 为黏流温度。在温度较低情况下(小于 T_g),高聚物处于玻璃态,质硬无弹性;在温度较高时(大于 T_g),转变为高弹态,质软有弹性。热塑性光学塑料一般会在高于其黏流温度 T_f 时加工,此时聚合物黏度小、流动性好,易于注塑成型。

高分子的力学性能也与高分子的分子量、分子间作用力及堆积方式有关。分子排列规整有利于分子间紧密聚集,分子量大的分子间作用力强,这些因素直接导致弹性、断裂、断裂伸长率、抗冲击强度等使依赖分子链运动的聚合物力学性能降低,同时也会使聚合物的密度、折射率、强度、刚度、硬度、熔点、耐热性及抗溶剂、耐化学性、抗液体和气体透过性等有所提高。例如,聚酰胺分子结构比较规整易于结晶,分子链上的强极性基团强化了分子间作用力(如氢键),材料耐磨性及抗冲击性能良好。

3. 镜片常用树脂材料

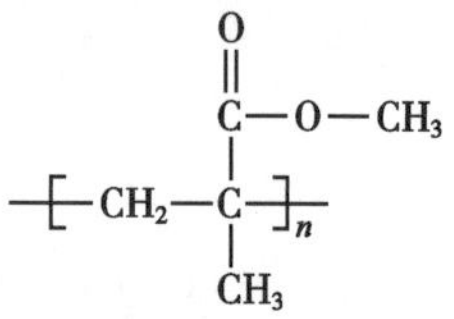

(1)聚甲基丙烯酸甲酯(PMMA)(图5-2-11):PMMA脂肪链分子骨架及酯基侧链的化学结构决定了可见光透光性好(透过率达92%以上),也能够透过低于2.8μm的红外线,但对高于远红外线和低于350nm的紫外线有强吸收。易水解的酯类基团导致PMMA吸水性强,在有机溶剂中的膨胀性、溶解性高,抵御化学物质侵蚀的能力比较差。PMMA折射率和阿贝数与冕牌无机玻璃相当,作为热塑性塑料可采用模压、吹塑和真空浇铸成型等常规方法制备,制作成本更低、密度更小,并易于通过化学及物理方法优化改性。

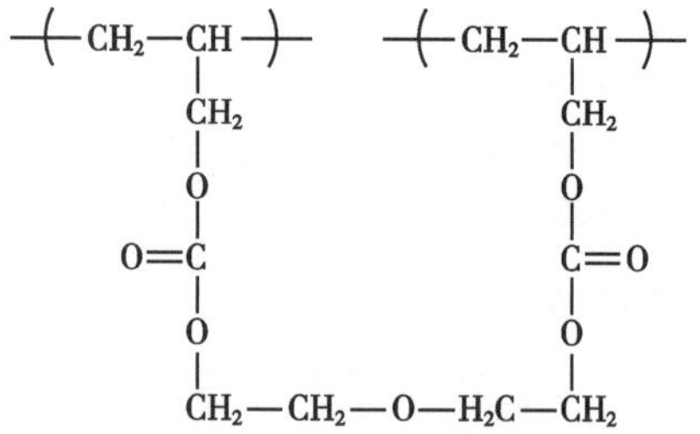

图5-2-11 聚甲基丙烯酸甲酯(PMMA)结构式

(2)烯丙基二甘醇碳酸酯(CR-39)(图5-2-12):CR-39是热固性树脂,线性高分子链柔顺性高、聚集结构自由体积大,故有较高的抗冲击、抗磨损及抗刮伤性;官能团结构及高交联度决定了其化学稳定性及电、磁、热等惰性,抗溶剂及抗化学品侵

图5-2-12 聚丙烯基二甘醇碳酸酯(CR-39)结构式

蚀的能力比 PMMA 强。但是 CR-39 镜片采用的浇铸成型工艺固化时间长，单体聚合过程收缩率大（约 14%），不适于精密透镜的成型制造。

（3）聚碳酸酯（PC）（图 5-2-13）：溶液法和熔体酯交换法都可以制备聚碳酸酯。溶液法（图 5-2-14）是用双酚 A 钠盐的水溶液与光气的有机溶液（常用二氯甲烷为溶剂）进行界面缩聚，引入少量单官能团酚作封端，控

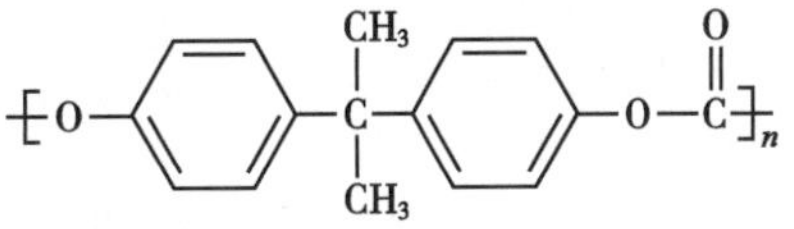

图 5-2-13　聚碳酸酯（PC）结构式

制不可逆界面缩聚产物的分子量。熔体酯交换法是以双酚 A 和碳酸二苯酯为原料分两步进行熔融缩聚（图 5-2-15），因反应过程需控制体系的黏度不能过高，故得到的 PC 分子量不高。

常用改性方法有与其他双酚或对苯二甲酸二甲酯共聚提高 PC 的玻璃态转化温度；与三酚共聚可形成支化结构提高 PC 的强度；与长链脂肪族二羧酸共聚改善 PC 的韧性等。

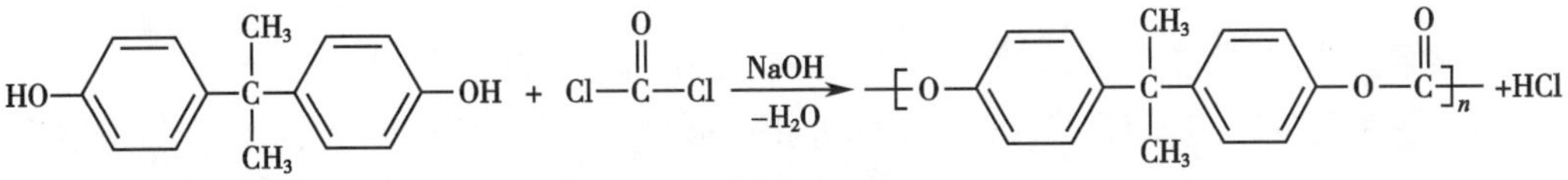

图 5-2-14　溶液法制备聚碳酸酯

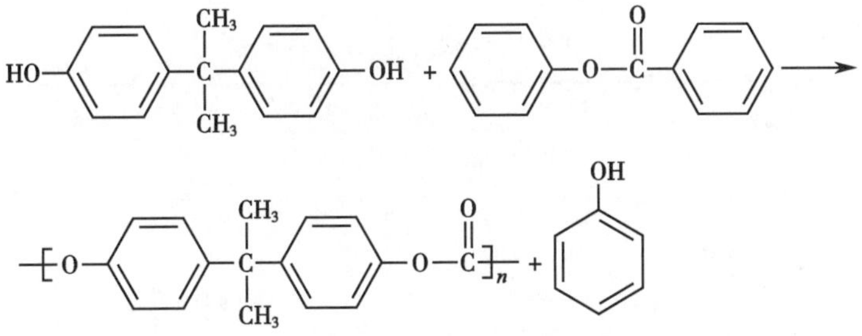

图 5-2-15　熔体酯交换法制备聚碳酸酯

PC 主链上存在着苯基共轭基团，分子最低空轨道能级高，离域电子跃迁能级差大，比 PMMA 屏蔽紫外线能力强（≈100%，镜片无须加抗紫外线镀层），折射率更高（1.586，镜片更薄更轻）。且分子结构稳定、刚性较强，力学稳定性好，PC 镜片抗冲击能力可达到 CR-39 的 10 倍，是安全镜片、运动镜片和儿童镜片、无框眼镜镜片的通用材料，更被用于制作潜水护目镜及宇航员头盔护目镜。但作为热塑性材料，PC 机械加工比较困难。

（4）聚氨酯（PU）：聚氨酯全称聚氨基甲酸酯，指化学结构式含有（-NH-COO-）特征基团的杂链聚合物，它是氨基甲酸（NH_2COOH）的脂类化合物或碳酸的酯 - 酰胺衍生物。PU 一般通过两步法合成。

第一步反应将活泼的酰氯（光气）与二元醇或二元胺反应，分别形成二氯代甲酸酯或二异氰酸酯（图 5-2-16）。

$$COCl_2 + H_2NRNH_2 \longrightarrow ClCOOROOCCl + HCl$$

$$COCl_2 + H_2NRNH_2 \longrightarrow O=C=N-R-N=C=O + HCl$$

图 5-2-16　将光气与二元醇或二元胺反应，分别形成二氯代甲酸酯或二异氰酸酯

第二步将第一步得到的中间体再分别与二元醇或二元胺进行反应，该步又有两种聚合路径。

路径一是通过低温界面聚合（图 5-2-17）。

$$ClCOOROOCCl+H_2NR'NH_2 \longrightarrow +COOROOCHNR'NH \xrightarrow{}_{n} +HCl$$

图 5-2-17 路径一

二氯代甲酸酯与二元胺聚合后得到两种单元交替的聚氨酯结构，但得到的产物熔点偏低。

路径二是采用逐步聚合，将醇羟基的氢加到异氰酸基的氮原子（图 5-2-18）。

$$OCN-R-NCO+HOROH \longrightarrow +COOROOCHNR'NH \xrightarrow{}_{n}$$

图 5-2-18 路径二

二异氰酸酯和二元醇的加成反应得到的聚氨酯熔点高、韧性大，且无副产物。

因高分子柔性链段两种结构单元连接方式可调、多官能团侧基间交联度可控，密度小、透光率高、抗冲击性和耐磨性好的聚氨酯可不断被优化，表 5-2-2 为不同的高分子制备的含硫聚氨酯材料折射率。

表 5-2-2 含硫聚氨酯及其折射率

异氰酸酯	硫醇化合物	折射率
异佛尔酮二异氰酸酯	2, 3-双（2-巯基乙硫基）-1-丙硫醇	1.66
间苯二甲基异氰酸酯	2, 3-二巯基乙基硫代丙硫醇	1.66
氢化苯二亚甲基二异氰酸酯	二巯基甲烷	1.76
异佛尔酮二异氰酸酯	多元取代硫醚-（2, 3环硫丙基）硫醚	1.73
含三嗪结构的异硫氰酸酯	均苯三硫酚	1.80

在聚氨酯高分子结构中引入硫原子，分子的可极化度会更高，材料的折射率可随硫原子含量进一步增大；调控原料聚醚组分及热固制备工艺，能够进一步提高非晶态聚氨酯交联度。

折射率为 1.53 的 Trivex 聚氨酯镜片是聚脲-聚氨基甲酸酯聚合物，其酯基结构单元和 PC 近似，具有相近的耐冲击性能，但表现出更耐刮磨。通过含硫聚醚多元醇的分子设计与研发，MR 系列树脂折射率最高可达 1.70，阿贝数为 32，具有良好的机械加工性、抗冲击性和抗紫外线性能，并且耐黄变性能优良。透明度好、色散系数影响小的含硫聚氨酯，基于合成原料为液态、可利用传统树脂镜片生产线，正逐步成为新一代轻质耐冲击高端镜片材料。

二、膜层材料

最早基于减少基片与灰尘或砂砾（氧化硅）的摩擦在镜片表面的划痕，在基片表面镀上加硬膜。后来防眩光、防蓝光，以及变色镜、防护镜、夜视镜等功能性应用要求，膜层作为优化镜片的光学性能及力学性能的技术方法，被更加全面地考虑。

眼镜镜片的功能膜主要包含 3～5μm 耐磨损镀层、约为 0.3μm 的多层减反射镀层和 0.005～0.01μm 的顶膜抗污膜镀层。

镀膜步骤大致为：首先在镜片的片基上镀上耐磨损膜，然后用离子轰击技术进行镀减反射膜前的预清洗，清洗后再真空镀制高纯度、高硬度金属氧化物减反射层，最后再镀上防水抗污膜。若多层减反射膜和顶膜防水抗污膜都采用真空镀制工艺，后两步可合二为一。

1. 耐磨损膜（加硬膜）　有机树脂与无机玻璃相比硬性度较低，更易产生划痕，现在加硬膜主要用于有机树脂镜片表面。

利用无机材料的高硬性，如将石英真空镀膜在有机镜片表面形成耐磨层。但由于无机膜层材料与有机基片材料的热胀系数不匹配，脆性膜层易从柔性基底表面脱落。所以，选择合适的膜层须考虑材料硬度／形变的双重特性，为强化膜层与膜层之间界面稳定性，耐磨损层的硬度及应力应介于减反射膜和镜片基片之间。减反射膜层大多是硬且脆的无机金属氧化物（厚度<1μm），工艺上，耐磨损膜必须在反射膜之前完成基片表面的镀膜。

2. 减反射膜　折射率越高的基片反射光越高。基于镜片配戴的舒适性和安全性，氟化镁（MgF_2）很早就作为减反射膜材料用于优化高折射率的无机玻璃基片。但氟化镁的热镀膜工艺需要在>200℃的环境下完成，有机镜片超过100℃时就发生分解，所以减反射效果良好的氧化钛、氧化锆等金属氧化物就替代氟化镁用在树脂镜片上，膜层的化学成分和厚度可通过真空蒸镀工艺参数进行严密控制。

3. 抗污膜（顶膜）　具有微孔结构的减反射膜层容易被污渍浸润，所以沉积耐磨损膜、减反射膜的镜片表面需要继续蒸镀致密的氟化物抗污膜，将多孔结构覆盖起来减少污染液滴与镜片表面的接触面积。

三、变色材料

光致变色镜片在紫外线辐射（影响）下颜色变深，辐射消失后恢复无色状态。基本原理是光激活了变色组分（分子），发生了结构的可逆变化。

（一）光致变色

光致变色现象本质上是物质中的电子吸收光子能量在其能级间跃迁，引起染料因子（分子）结构发生改变的一种化学反应，伴随着物质颜色（吸收光谱）变化。

无机变色材料主要有过渡金属氧化物、金属卤化物、稀土配合物等；有机光致变色材料包含缩苯胺类、腙类、均二苯乙烯类、脎类、硫代硫酸盐、硫代靛蓝染料、螺吡喃类、蒽酮和吡啶类等。

（二）无机变色材料

针对无机光致变色材料的研究较早，技术也较为成熟。无机光致变色材料的变色反应主要依靠光照过程中电子迁移实现。

1. 卤化银光致变色材料　卤化银光致变色是典型的光解反应。在紫外及深紫色光源辐照下，原本透明的卤化银镜片会呈深色。原因在于紫外光照导致卤化银分解产生银原子及卤素；当光源及射线消失时，银原子及卤素又结合成卤化银。

$$2AgBr \xleftrightarrow{\text{光}} 2Ag + Br_2 \qquad\qquad （公式 5-2-5）$$

该分解反应与复合反应过程是完全可逆的,化学循环有效性可达 30 000 次。

2. 过渡金属氧化物光致变色材料　TiO_2、MoO_3 和 WO_3 等多种过渡金属氧化物在特定光照的条件下可发生光致变色,变色机制比较复杂,下面以 WO_3 为例讨论。

(1)F 色心理论:薄膜制备过程中残留氧空位,这些带正电的缺陷捕获光激发电子后会形成 F 色心。当离子嵌入非晶态 WO_3 中,部分 W^{6+} 被还原为 W^{5+}。

$$WO_3 + hv \rightarrow WO_3^* + e^- + h^+ \qquad (公式 5\text{-}2\text{-}6)$$

非晶态 WO_3 局域态电子的存在与光致变色薄膜的特征吸收间的关系可用 Smakula 方程表示:

$$N_f = 0.89 \times 10^{17} \frac{n}{(n^2+2)^2} \cdot \mu \cdot v \qquad (公式 5\text{-}2\text{-}7)$$

其中 N 是色心浓度,f 是振荡强度因子,n 是折射率,μ 是吸收系数(单位 cm^{-1}),v 是吸收带的半峰宽。

(2)双电荷注入模型:基于光调制的线性模型和共价电荷转移理论(IVCT)的双电荷注入模型认为,形成的 W^{5+}(类价带)位置向相邻的 W^{6+}(导带)位置的价电子电荷转移或 d-d 跃迁导致了薄膜颜色变化。

$$WO_3 + hv \rightarrow WO_3^* + e^- + h^+ \qquad (公式 5\text{-}2\text{-}6)$$

$$h^+ + H_2O \rightarrow H^+ + O \qquad (公式 5\text{-}2\text{-}8)$$

$$WO_3 + xH^+ + xe^- \rightarrow H_x W_{1-x}^{VI} W_x^V O_3 \qquad (公式 5\text{-}2\text{-}9)$$

$$h^+ + e^- \rightarrow 热量 \qquad (公式 5\text{-}2\text{-}10)$$

光照在 WO_3 中产生电子和空穴(公式 5-2-6),生成的光生电子注入导带并随后被捕获在 W^{6+} 位置,产生 W^{5+} 颜色中心;同时空穴与吸附水的反应产生质子(公式 5-2-8),质子随后扩散到 WO_3 晶格中形成钨氢青铜($H_x W_{1-x}^{VI} W_x^V O_3$)(公式 5-2-9),呈现金红色。$WO_3^*$ 表示 WO_3 处于激发态。

(3)小极化子模型:与 IVCT 模型类似,小极化子理论认为 W^{6+} 位点相对于其他位点降低了捕获电子的位点能量。注入的电子被困在能量最低的位置上,并极化了周围的晶格,形成小的极化子。入射光子被小极化子吸收,小极化子通过在相邻的两个非等效 W 位点之间跃迁(公式 5-2-11),使薄膜颜色发生变化。

$$W_A^{VI} + W_B^V \xrightarrow{hv} W_A^V + W_B^{VI} \qquad (公式 5\text{-}2\text{-}11)$$

(4)自由电子模型(Drude 模型):光致变色过程中注入晶态 WO_3 导带中的电子具有自由电子的特征,即不再被束缚于某个固定格点的位置,而是呈离域分布。Svensson 和 Granqvist 等人采用 Drude 模型计算晶态 WO_3 变色前后红外波段的光反射谱后发现:由于离子的嵌入而在晶格中产生的大量自由电子散射,提高了 WO_3 在近红外波段的光吸收,使 WO_3 在红外隐身、光热治疗等领域具有潜在的应用前景。

3. 基于多金属氧酸盐的光致变色材料　多金属氧酸盐(POM)是由金属氧化物连接而成的纳米尺度簇合物。常见结构如图 5-2-19、图 5-2-20 所示。

$[Mo_8O_{26}(MoO_4)_2]^{8-}$　　$[Mo_7O_{24}]^{6-}$　　$([Mo_6O_{20}]^{4-})\infty$　　$[Mo_8O_{26}(OH)_2]^{6-}$

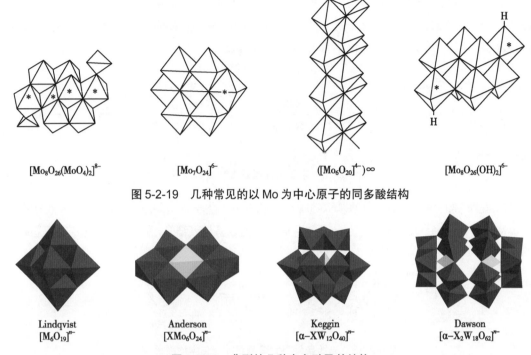

图 5-2-19　几种常见的以 Mo 为中心原子的同多酸结构

Lindqvist $[M_6O_{19}]^{n-}$　　Anderson $[XMo_6O_{24}]^{n-}$　　Keggin $[\alpha\text{-}XW_{12}O_{40}]^{n-}$　　Dawson $[\alpha\text{-}X_2W_{18}O_{62}]^{n-}$

图 5-2-20　典型的几种杂多酸及其结构

化学环境会影响 POM 的光致变色。例如，在乙醇等低级醇存在条件下，光致变色反应通过光诱导使得醇氧化并实现自身还原；但在氨基等基团存在的环境里，其光致变色反应如图 5-2-21 所示。

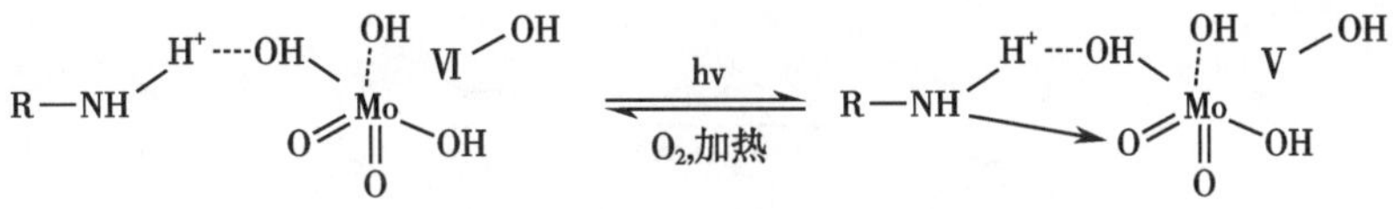

图 5-2-21　POM 光致变色反应

紫外光激发 POM 晶格中端氧 O-M 的配体 - 金属电荷迁移，跃迁（LMCT）生成了电子和空穴，电子注入金属原子中，同时，外部的活性氨基提供一个质子迁移到桥氧上而被 POM 捕获形成电荷转移络合物（CT）。褪色的逆反应过程是在 O_2 存在或热作用条件下，POM 中金属原子得到的电子，电子跃迁回到之前的 O 原子中，CT 络合物分解，POM 恢复成初始状态。

POM 可逆的光致变色反应没有对多酸分子及外部基团产生不可逆的破坏作用，有很好的可逆性与可重复性。POM 具有稳定的表面电荷、刚性的稳定骨架结构及良好的水溶性，在光致变色、电致变色、催化等领域应用良好。

（三）有机光致变色化合物

有机化合物的光致变色与分子结构变化相关。主要变色机制有双键的断裂和组合（键的均裂、键的异裂），异构体生成（质子转移互变异构、顺反异构），酸致变色，周环反应和氧化还原反应等。

1. 化学键的异裂分解　硝基吲哚啉螺吡喃分子吸收紫外光后，C-O 键断裂分子开环后发生分子内旋转,形成 π 电子共轭平面结构,产物的吸收光谱相对于反应物发生红移而呈现蓝色,反应如图 5-2-22 所示。螺苯并吡喃小分子的变色速率一般会受温度、气氛等影响,复合在树脂镜片中变色染料的稳定性和响应性可提高。

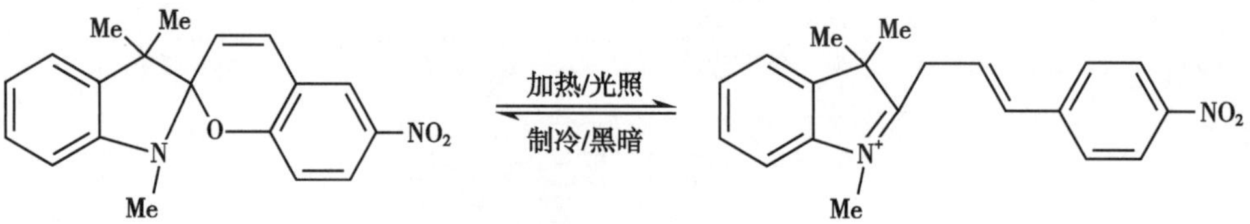

图 5-2-22 硝基吲哚啉螺吡喃裂解反应

2. 化学键的均裂分解　六苯基双咪唑在光照下发生化学键均裂反应(图 5-2-23),生成有色三苯基咪唑自由基。反应是可逆的,但自由基产物很容易与氧结合,所以变色的稳定性不高。

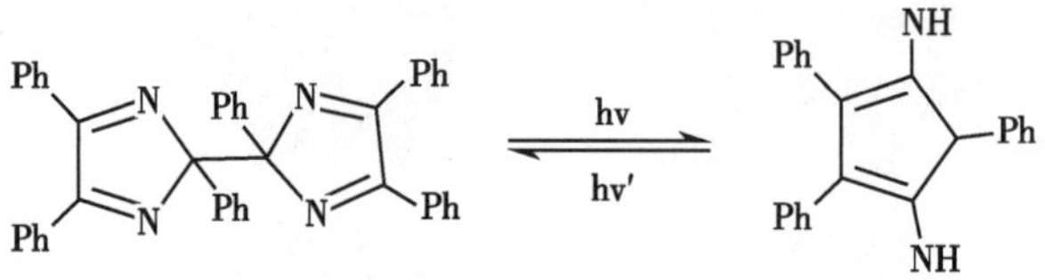

图 5-2-23 光照条件下六苯基双咪唑化学均裂反应

3. 顺反异构　偶氮苯类、对二苯乙烯类、苄叉苯胺类等光致变色效应是基于有机分子顺反异构化反应。偶氮苯类化合物中的 -N＝N- 双键的顺式 - 反式异构化反应(图 5-2-24),吸收紫外光后反式构型转变为能量较高的顺式异构体,吸收峰蓝移,颜色变深红。

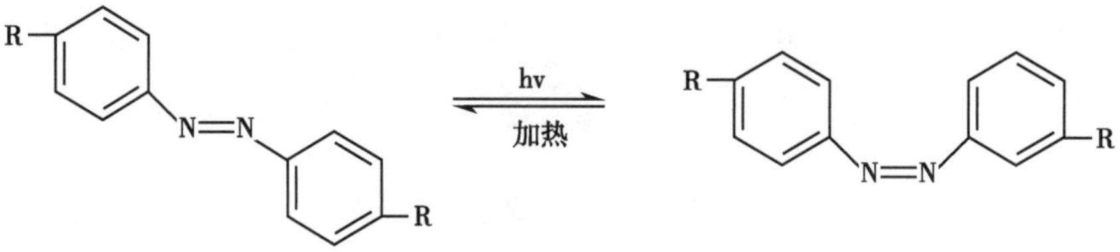

图 5-2-24 偶氮苯类化合物的顺式 - 反式异构化反应

4. 周环反应　与螺吡喃光致开环历程(见图 5-2-22)相反,二芳基乙烯光致变色是光致周环化反应历程(图 5-2-25)。紫外光照射下,位于乙烯桥两侧的取代基经过旋转成环,产生闭环体结构(产物,有色)。闭环体在可见光照射时变回无色初始开环体结构。俘精酸酐及其衍生物都属于这一类光致变色染料。

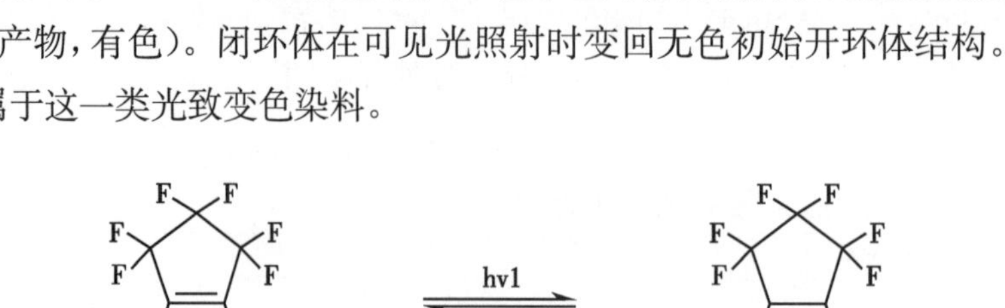

图 5-2-25 二芳基乙烯光致周环化反应

5. 价键互变异构　因具有 C＝N 双键，水杨醛缩苯胺类化合物又被称为光致变色席夫碱。水杨醛缩苯的光致变色反应是电子互变异构历程：在紫外光照射下，电子由氧转移到氮上，分子继而从烯醇式转变成酮式，发生颜色变化（图 5-2-26）。

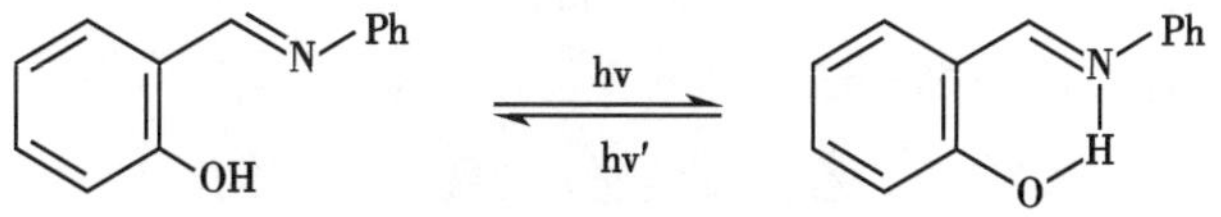

图 5-2-26　水杨醛缩苯的光致电子互变异构反应

该类化合物的优点在于生色—褪色循环稳定性高（约 10 000 次），且响应速度快（皮秒量级）。但也存在热稳定不好的缺点，需要在镜片加工过程中关注并通过复合体系予以优化。

（四）光致变色镜片

将变色因子引入镜片制备变色镜对人眼起到防护作用。

第一代变色镜片的典型代表是在无机光学玻璃里加入卤化银等变色因子。到 20 世纪末期，无机镜片被树脂镜片取代，有机染料也逐步取代无机化合物成为变色镜片的主要组分。

根据合成路线，镜片内变色因子引入路径大致有两种：第一种是通过化学或物理的方法修饰在镜片表面，第二种则采用同步或分步的方法复合在镜片基体中。工艺也分为掺入式、膜层式和渗入式（表 5-2-3）。

表 5-2-3　不同工艺制备的变色镜片特点

对比项目	掺入式变色	膜层式变色	渗入式变色
变色部位	基片	顶膜	基片、加硬层
工艺难度	☆	☆☆	☆☆☆
颜色均匀性	不均匀	均匀	均匀
变色速度	稍慢	快	快
变色程度	浅	深	深
恢复速度	慢	快	快
变色持久性	短	短，受膜层的限制	长

从满足配戴舒适度角度看，变色因子颜色变深的速度及其透光率还原的速率是变色镜片性能的重要参量。在室外光照条件下，变色镜片从大约 90% 的初始透光率逐渐减小；在室内常温下，镜片透光率 10 秒内应恢复到 60%～70%，并在 15～20 分钟内基本恢复。变色反应的可逆性及变色程度同时受变色因子的化学结构及变色镜片的材料结构决定，且与镜片中变色因子的材料化学反应动力学过程相关。同时，入射光能量和环境温度也会对镜片的变色效果有重要影响。

镜片变色速率主要取决于镜片的光密度，材料要在数秒至数分钟时间内从变色前的最大透光率降至变色后的最小透光率。恢复速率则取决于变色因子化学组成和结构，化学制备及复合工艺对变色因子在镜片中的均匀分散性及结构稳定性同样重要。

温度会影响变色因子的变色反应，由紫外波长光线（而非可见光）诱导的光致变色镜片变深／还原（或称色度）变化，随环境温度改变而表现不同，所以在变色镜片设计及生产中，应对光致变色因子的热稳定性以及变色反应对温度的依赖性予以考虑。

在变色—恢复的循环过程中，镜片的可见光透光率也会发生变化。变色镜片通常在紫外线存在的条件下比在可见光下的透光率低，而在红光及红外线下有较高的可见光透光率。热源或长波长光的存在有助于提高镜片可见光透过率从变色后还原到初始时的速率。

近年来，变色镜片的材料及工艺发展迅速，出现了很多创新性研究。将聚氨酯组合物注塑成型或浇铸在树脂基片中间层，变色镜片的高温变色稳定性及寿命得到延长；采用变色和双光技术结合，能确保双光镜片基底的面形光度不受影响；通过在基片内包埋变色染料颗粒、在基片表面构筑凸面偏光层和凹面炫彩层，可调控镜片随光照强度和时间的变化。

总之，光致变色材料因其特殊的物理和化学性能，不仅可以应用于光致变色镜片，也可应用于光学信息存储、防伪、装饰和防护、荧光开关等不同领域。例如，利用光致变色材料的可逆颜色变化特性，将变色前后的两种稳定状态分别对应于二进制中的 0 和 1，由此制备可擦写的信息存储元件。相信未来此类材料在智能眼镜光学信息存储及传感控制系统中的应用会逐步增多。

四、镜架材料

眼镜架的主体结构由镜身、镜圈、镜腿、普通鼻梁、柳钉和铰链等组成。良好的力学性能和易加工性金属材料很早就用于制作镜架，组成优化、结构可调的多样合金还是镜架配件的主要用材。

（一）金属眼镜架材料

金属材料的良好延展性、高韧性由金属键的能带结构及高对称性几何结构所决定。

1. 金属的晶体结构　单质金属可视为等径圆球的密堆积。根据密堆积原理，金属原子首先在二维平面上形成周期性密排面，密排面再沿第三维方向周期性堆垛形成金属晶体的三维有序空间结构（图 5-2-27～图 5-2-29。）

元素周期表中 80 多种金属元素组成的金属晶体主要结构有三种类型。

（1）体心立方晶胞：体心立方晶胞中金属原子占据立方体 8 个顶角和体心位置，如图 5-2-27 所示。α- 铁、铬（Cr）、钼（Mo）、钨（W）、钒（V）等具有体心立方晶胞，原子呈 A_2 型密堆积。

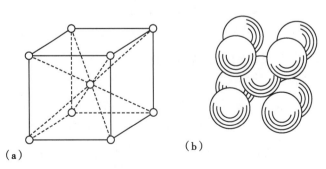

（a） （b）

图 5-2-27　（a）体心立方晶胞及（b）体心立方密堆积（A_2 型）示意图

（2）面心立方晶胞：面心立方晶胞外形也是立方体，但原子占据的位置是立方体的 8 个顶角和 6 个面的中心，如图 5-2-28（a）所示。拥有面心立方晶胞的金属有钛（Ti）、γ- 铁、铝（Al）、铜（Cu）、镍（Ni）、铅（Pb）等，面心立方属于 A_1 型最密堆积方式，由（111）密排面上的金属原子沿［111］方向堆积而成，如图 5-2-28（b）所示。

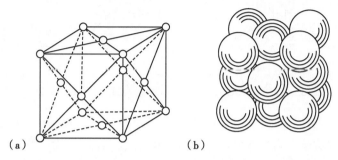

图 5-2-28　（a）面心立方晶胞及（b）立方最密堆积（A_1 型）示意图

（3）六方晶胞：六方晶胞如图 5-2-29（a）所示，是一个正六方柱体。除了在六方体的 12个顶角和上下两个正六方形底面的中心各有 1 个原子，在晶胞内部还有 3 个金属原子。属于六方晶系的金属有镁（Mg）、锌（Zn）、铍（Be）、镉（Cd）等，对应着六方最密堆积方式，由（0001）密排面上的金属原子沿［001］方向堆积而成，如图 5-2-29（b）所示。

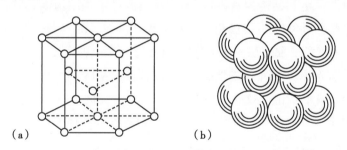

图 5-2-29　（a）六方晶胞及（b）六方最密堆积（A_3 型）示意图

金属晶体中金属原子沿对称性允许的密排面（晶面间）滑移的宏观体现就是金属的优异塑性及可锻铸性。

金属晶体原子的密排面在外力作用下发生滑移的难易取决于晶体中滑移系统（由一个滑移面和一个滑移方向构成一个滑移系统，通常在密排面的密排方向上发生滑移，因为这样滑移阻力小且能很快进入平衡位置）的多少。滑移系统越多，金属越容易塑性变形。反之，滑移系统越少，金属材料的脆性就越大。

Cu、Ag、Au、Fe 原子的核外电子结构具有完整的 d 电子层，d 电子层间的互斥作用使 s电子云无法进一步靠近重叠，于是原子的堆积方式只能选择相互接触但距离较大的 A_1 型最密堆积（面心立方结构）。

立方面心点阵在 14 种空间结构类型里滑移系统最多（表 5-2-4）。铜、银、金等金属材料可制作镜架及部件，延展性非常好的最根本原因在于其晶体结构（A_1 型最密堆积）拥有 12个滑移系统。

表 5-2-4 三种典型金属晶格的滑移系

晶格	体心立方晶格		面心立方晶格		密排六方晶格	
滑移面	{110}×6	{110}	{111}×4	{111}	六方底面×1	六方底面
滑移方向	⟨111⟩×2	⟨111⟩	⟨110⟩×3		底面对角线×3	底面对角线
滑移系	6×2＝12		4×3＝12		1×3＝3	

此外,金属晶体中金属键价电子的离域性,对材料力学塑性及韧性也有影响。典型的金属结构由于金属键结合力没有方向性和饱和性、配位数高、结构简单等原因,使滑移方向、键角方向、滑移周期容易趋于一致,密置面间容易发生相对滑移。而共价晶体,如金刚石,虽然也是立方晶体结构,但共价键的饱和性和方向性使得晶面间滑移比较困难、塑性差。

2.金属钛的结构及性能 金属镜架的断面形状复杂,只有塑性足够好的材料才可满足高档精加工要求。耐腐蚀、韧性高、表面易处理的加工钛材料从 20 世纪 80 年代初开始就用于制作镜架,随后的铝、钒、钼、锆等钛合金镜架的强度、弹性、焊接性更好。

金属钛的低温稳定态结构为密排六方晶胞,高温稳定态结构则为体心立方点阵,两种同素异形态转化温度为 882.5℃。极化率大的非球形 Ti 原子的六方晶胞结构中轴比(c/a)值小于等径圆球六方堆积的轴比(1.633),故在氧、氮微量杂质的存在时,六方晶格会沿 c 轴方向伸长(a 值不变),导致 α-Ti 单晶的线膨胀系数表现为各向异性。

很多钛合金具有形状记忆效应和超弹性,符合眼镜架材料不易断裂及外力消失快速复原的要求。金属晶体结构在受力时发生了特殊的热弹性马氏体塑性形变,应变松弛或加热后又恢复到变形前状态。

与早期生物医学应用的铜基形状记忆合金(SMA)相比,高弹性极限、低弹性模量的钛合金更耐腐蚀、弹性应变更大、疲劳寿命更长。代表性的 Ti-(40%～65%)Ta 系合金得到广泛关注,合金马氏体转变温度随着 Ta 含量的增加而逐渐降低,在 Ta 含量为 55% 时应变回复率达到最高(76%)。

(二)有机眼镜架材料

1.天然材料 天然材质特点是自然环保、对皮肤刺激小、有保健作用。

(1)玳瑁:玳瑁壳镜架优点是重量轻、光泽优美、易加工抛光、受热时可塑、加热加压时可接合、经久耐用、具有保存的价值。缺点是易断裂、受潮易变色,断裂后只能选择合成材料进行黏合修理。1986 年,我国将玳瑁列为国家二级保护野生动物,禁止商业交易,贩卖玳瑁及其制品均属违法。

(2)木质:早期木质镜架已逐渐被金属、塑料替代,近年随绿色生活理念又有所回归。木质的优点是天然质感的外观和配戴使用的触感;缺点是受力易折,且打磨、上蜡、上漆等手工制作工艺复杂。

（3）水牛角、毛象牙：水牛角镜架轻质坚韧、亲肤防静电。用毛象牙制作的镜架雕刻精致，兼具实用与美感。但因材料本身的稀缺不可能规模化采用。

2. 合成塑料　塑料镜架一般是热塑性的尼龙或其复合材质，加热时变软便于成品形状的微调。热固性塑料加热也不会变软一般只用来制作鼻托等小部件。一般以材料种类命名塑料镜架。

（1）醋酸纤维素酯：醋酸纤维素酯镜架轻便、牢固、不易变形，可以做成很细的镜架，侧边需要金属丝加固。

（2）丙酸纤维素酯/（醋酸 - 丙酸）纤维素酯：两组分共聚物更柔韧、更轻质。但由于共聚两种组分在加热时的膨胀系数不同，镜架加工只能采用铸模工艺。

（3）环氧树脂：热固性环氧树脂镜架一般直接在模具内真空注塑成型。受强太阳光照或遇热会变得很软而变形，前框必须贯通金属丝加固。

（4）聚氨酯（尼龙）：聚氨酯镜架力学强度很高，很难用加热法调节形状，通过共聚改善后的聚氨酯镜架在80℃左右形状调节。一般制作太阳镜、运动镜、安全镜框。

（5）聚碳酸酯：聚碳酸酯镜架质地非常坚硬、非常难调节，一般只用于制作护目镜的防护罩，或直接浇铸成整件的护目眼镜。

（三）复合材料

复合材料镜架一般由两种或两种以上塑料的微纤、高强纤维组成。镜架的强度与复合编制工艺中聚合物微纤的编织结构及取向结构有关。一般用复合材料制作高强度镜架前框，边框则会以其他材质制作。

（四）混合镜架

混合镜架主要是指采用了完全不同的两类材质的主体框架。广义上，所有的镜架都使用了混合用料——前框塑料被镶上金属边、塑料镜腿有金属丝加固、整个金属材料的镜框被套上塑料镜脚等。还有一些镜架采用了金属前框，但鼻托等小部件是塑料材质；有些塑料镜架用的则是金属铰链，尤其是有些镜架用塑料制作上半部分、用金属制作下半部分，还有一些在金属外框内嵌有塑料镶边。

第三节　接触镜材料

一、接触镜用聚合物

1887 年，德国眼科学家 Adolf Eugen Fick 为保护患者手术后"裸露"的眼部，开发应用了一款眼科医疗辅助设备，首次使用角膜接触镜（contact lens）一词。后来为与框架眼镜区别，通常称其为隐形眼镜。伴随着新材料的研发及视光工程的发展，在眼科学及视光学领域，接触镜已广泛用于矫正圆锥角膜、角膜混浊、斜视、散光的治疗，并在无晶状体眼、高度近视、远视眼的矫正方面发挥作用。

作为眼部生理环境中使用的治疗及矫治器械，隐形眼镜是美国食品药品管理局（FDA）

规定的第三类医疗器械产品。从隐形眼镜的生产及临床使用历史来看，每次新材料的引入，都为隐形眼镜制造产业带来一次升级，并助推了相关眼视光医学技术的提升。隐形眼镜的功能及应用决定了其材料类型及制作技术的重要性。若材料本身存在固有局限性，制作的隐形眼镜就会给临床技术及产品用户造成不良后果。例如，早期聚甲基丙烯酸甲酯（PMMA）树脂制作的隐形眼镜，虽然材料的光学性能良好，但由于材质的不透氧性导致了配戴者角膜缺氧、水肿，甚至发生了致盲情况。

设计、合成光学性能、医用性能良好的隐形眼镜材料一直是材料学领域的重要研究方向之一。20 世纪中期开始，捷克斯洛伐克国立高分子化学研究所开发了吸水、膨润、极富弹性的甲基丙烯酸羟乙酯（HEMA），聚甲基丙烯酸羟乙酯（PHEMA）首批软性隐形眼镜被商业规模化生产。随后，兼具树脂的良好光学特征及软镜的良好透氧性的醋酸丁基纤维素（CAB）半硬性隐形眼镜也很快问世。

进入 20 世纪末，功能性隐形眼镜进入蓬勃发展时期。材料学与现代光学不断融入视光学技术，更多的功能高分子材料被研发出来，隐形眼镜制造工艺得到优化，成本降低催生了"抛弃式"隐形眼镜配戴新概念，形成了隐形眼镜定期更换标准；更多产品顺应了配戴者个性化、功能化的市场需求，染色隐形眼镜、软性散光隐形眼镜及双光隐形眼镜的规模化生产得到拓展。

基于隐形眼镜兼具医用安全性及良好光学性的应用需要，水凝胶这种特定聚合物类型因其组成、结构及性能与眼部生理系统及环境的适配性，成为制备隐形眼镜的主要材料。

（一）水凝胶结构与性能

特定结构水凝胶聚合物的高分子主（侧）链上官能团可通过范德华力、氢键、静电、耦合等方式与溶剂小分子形成化学、物理的相互作用，即小分子可进入它们的高分子网络。当大量的"水"分子被封闭在亲水性高分子的网络结构内（图 5-3-1）。原本呈液态的水失去了流动性，而固态的高分子网络结构在吸收大量水后溶胀为"软体"——虽然有一定的形状但无法保持固定的形态，这类体系被称为（高分子）水凝胶。

高分子水凝胶是由水分子与高分子网

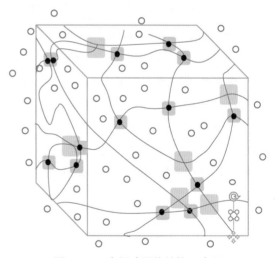

图 5-3-1　水凝胶网络结构示意图

络共同组成的三维网络结构。水分子吸附进入高分子网络或者逸出高分子网络的过程，受体系内分子间的相互作用"合力"控制，即由渗透压决定。

凝胶吸水后水分子会渗透到高分子网络内部，使高分子三维网络舒展，导致凝胶体积膨胀形成水凝胶，结果就是高分子网络上交联点之间的分子链（段）构象熵值降低；根据熵增原理，高分子链会自发趋向恢复初始构象，于是水凝胶又会表现出弹性收缩过程。水凝胶的溶胀过程实际上是两种相反趋势的平衡过程。

根据热力学原理，Flory 用弹性凝胶理论给出了水凝胶溶胀能力的数学表达式：

$$Q^{5/3} = \frac{\left(\frac{1}{2} \cdot \frac{i}{V_u} \cdot S^{1/2}\right)^2 + \frac{\frac{1}{2} - \chi}{V_1}}{V_e / V_0}$$ （公式 5-3-1）

Q：吸水倍数；S：溶液环境中的离子强度；χ：分子相互作用参数；V_1：高分子比容体积；$(1/2-\chi)/V_1$：高分子网络对水的亲和力；V_e：交联单体单元的体积；V_0：单体单元的总体积，V_e/V_0：交联密度；V_u：单体单元的摩尔体积；i：电荷密度；i/V_u：水凝胶上的电荷密度。

（二）水凝胶设计与优化

由公式 5-3-1 可以看出，水凝胶的吸水倍数与高分子的交联度、分子对水的亲和力、环境的离子强度以及凝胶聚合物所带电荷密度相关。因此，利用材料的合成方法及制备工艺，可以对高分子链结构的亲水性、两亲性，高分子网络结构的交联度、电荷密度进行调控，这就是对水凝胶含水量、力学性能进行材料优化的策略依据。

Norioka 等用亲水聚合物 PAAm 和两性离子聚合物 PMPC 作为水凝胶的主链，在高浓度单体和低交联剂含量的条件下，构建出具有很多 PMPC 链缠绕的网络结构。研究发现，聚合过程中单体含量的增加会大大提高制得水凝胶的韧性，而在这种通过物理交联所形成的网络中，能量耗散很容易通过聚合物链蠕变实现，从而突破了机械性能低的局限性，得到了坚韧可拉伸的水凝胶。

利用类共价氢键作用通过简单合成方法可实现海藻酸水凝胶网络的修复，水凝胶体系的力学性能（包括强度、伸长性和断裂韧性）在较宽的温度范围内都显著提高，为制备合成具有极强耐受性、高度可伸缩性和韧性的水凝胶提供了一种通用策略。

中国科学院北京纳米能源与系统研究所研究员团队通过利用 Li^+ 的高水合能对低温下的水凝胶高分子链扩散能力和动态相互作用进行调节，制备出在超低温环境可稳定自愈的多功能离子水凝胶（SSIH），为低温下水凝胶基自愈材料因水分和聚合物链段冻结而失效问题提供了可行的解决方案。

基于独特的物理作用和共价杂化交联机制，用海藻酸钠（SA）和丙烯酰胺（AM）制备可拉伸和透明的水凝胶（SPH），再通过简单的溶剂置换方法将其转化为 SA-PAM 有机水凝胶，是一种有些杂化交联策略，制备得到的高透明度水凝胶具有优异的可拉伸性、抗冻性能、高稳性和高离子电导率。

（三）水凝胶聚合物及共聚物

1. 聚甲基丙烯酸羟乙酯（PHEMA）　甲基丙烯酸羟乙酯（HEMA）单体含碳碳双键和羟基两种官能团，是一种含高活性官能团的单体。

HEMA 单体通过自由基聚合中性或偏酸性条件下进行反应后得到 PHEMA，它吸水性强、化学稳定性好。凝胶态质硬半透明，吸水后的水凝胶在 380～760nm 可见光范围内透过率达 97% 以上，在紫外光区随波长的减小透光率迅速减小，在小于 240nm 的波长时透光率接近于 0，具有防紫外性能（图 5-3-2）。通过将 HEMA 与其他单体共聚、调控高分子链结构及聚集态结构，可优化水凝胶的吸水性、力学稳定性。

将光响应小分子接枝到 PHEMA 高分子链上，可实现水凝胶的光电响应性。如通过偶氮苯取代基调节偶氮苯作为分子开光的响应性波长，得到可见光响应的偶氮苯分子，通过接枝反应得到水溶性的光响应性多糖分子开关，最后与 HEMA 单体形成的共聚水凝胶具有可控光响应特性和耐光照疲劳特性，且保持了良好的光学及生物相容性能。

通过多种单体共聚，如聚甲基丙烯酸羟乙酯（PHEMA）与甲基丙烯酸甲酯（MMA）

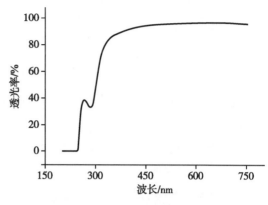

图 5-3-2　PHEMA 水凝胶的透光率

通过化学交联形成共聚物，可以开发兼有 PHEMA（链段）优异的亲水性、柔软性与 PMMA（链段）良好的光学性、热稳定性的共聚物。聚甲基丙烯酸羟乙酯 - 甲基丙烯酸甲酯是良好的人工晶状体材料。而聚甲基丙烯酸羟乙酯 -N- 乙烯基吡咯烷酮共聚物等，因生理排异小而被广泛用作隐形眼镜材料（表 5-3-1）。

表 5-3-1　PHEMA 系列隐形眼镜及材料

聚合物类型	商品名称	含水率 /%
聚甲基丙烯酸羟乙酯	Hydron Geltakt Soflens Hydron Lenses	38
聚甲基丙烯酸羟乙酯 -N- 乙烯基吡咯烷酮	Hydro Curve Naturvul	50
聚甲基丙烯酸羟乙酯 - 甲基丙烯酸戊酯 - 乙酸乙烯酯	Menicon Soft	29
聚甲基丙烯酸羟乙酯 -N- 乙烯基吡咯烷酮 - 甲基丙烯酸	Permalens	68～75
聚 N- 乙烯基吡咯烷酮 - 甲基丙烯酸羟乙酯的接枝共聚物	Softcon Accusoft	55
聚 N- 乙烯基吡咯烷酮 - 甲基丙烯酸甘油酯	Aquaflex	50～71
聚 N- 乙烯基吡咯烷酮 - 甲基丙烯酸甲酯	Sauflon	66～85

2. 聚氨酯（PU）　如前所述，聚氨酯由两种原料制备而成。其中二氰酸酯（如，甲苯二氰酸酯 TDI、六亚甲基二异氰酸酯 MDI、萘二异氰酸酯 NDI 等）起硬段作用，多元醇（乙二醇、甘油等）起软段作用，分子链间存在很强的氢键及范德华作用。

PU 水凝胶的特殊组成与结构要求高分子网络具有一定的交联度做支撑，采用的几种交联反应路径如下。

路径一：分子链中的异氰酸酯特征基团与另一分子的异氰酸酯端基进行交联（图 5-3-3）。

路径二：由多元醇反应物带到分子链侧基的羟基与异氰酸酯特征基团发

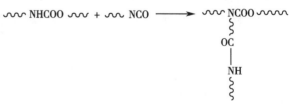

图 5-3-3　异氰酸酯的交联反应

生交联（图 5-3-4）。

路径三：扩链后产生的脲基团与端基进行交联（图 5-3-5）。

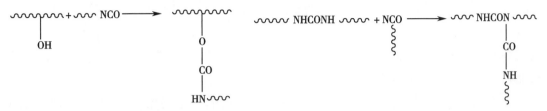

图 5-3-4　多元醇与异氰酸酯的交联反应　　　　图 5-3-5　合成聚氨酯的交联反应

一般聚合物交联密度越大，三维网络的空间就越小，溶胀时吸收的水分也越少，但在 PU 水凝胶的三维网络结构中，化学键、氢键或范德华力联结而成交联键之间所形成的"空间"可以容纳大量的水分子进入，溶胀后的 PU 分子网络结构很稳定。

3. 硅氧烷甲基丙烯酸酯（siloxanyl methacrylate copolymers，SMA）　有机硅聚合物是一种以 Si-O-Si 主链为骨架的高分子材料。因 Si-O 键的键能较高、-Si-O-Si- 链的构象独特而具有较高的伸长率和良好的弹性，聚硅氧烷水凝胶透氧率和生物相容性都很好。利用聚硅氧烷良好的性能和光聚合快速固化的特点，还可将其和其他软硬单体接枝、共聚、互穿等，提高体系的耐热性、化学稳定性、耐候性及可加工性能。

例如，将硅氧烷"软"性单体与甲基丙烯酸甲酯"硬"性单体共聚后，得到的嵌段共聚物（结构见图 5-3-6）以聚甲基丙烯酸甲酯为主干结构，具有良好的强度和光学性；有硅氧烷官能团分布在枝链结构上，水凝胶透氧性也得到提高。

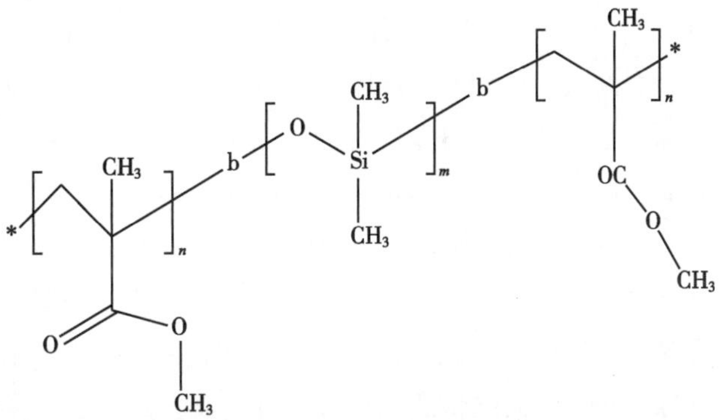

图 5-3-6　聚二甲基硅氧烷 - 聚甲基丙烯酸甲酯嵌段共聚物结构式

若进一步将具有光响应性的偶氮苯类液晶高分子与硅氧烷结合，还可通过原子转移自由基聚合，得到对非偏振光辐照有取向响应的二聚二甲基硅氧烷 - 嵌段 - 聚（11-（4-（4′- 氰基偶氮苯）苯氧基）十一烷基丙烯酸酯）嵌段共聚物（PDMS-b-PAz）智能水凝胶，聚二甲基硅氧烷 - 嵌段 - 聚（11-（4-（4′- 氰基偶氮苯）苯氧基）十一烷基丙烯酸酯）嵌段共聚物（PDMS-b-PAz）结构式如图 5-3-7 所示。

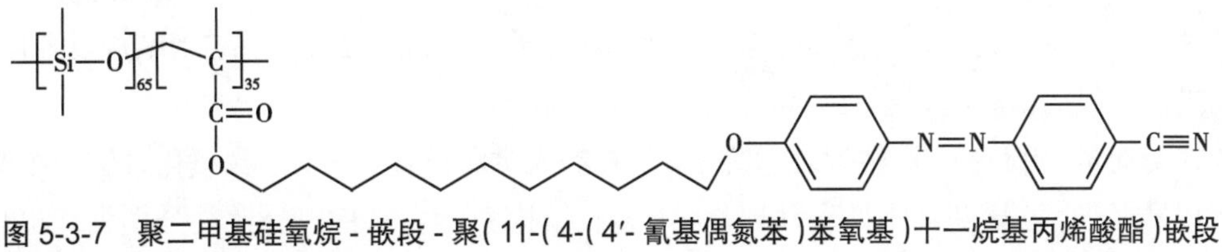

图 5-3-7　聚二甲基硅氧烷 - 嵌段 - 聚（11-（4-（4′- 氰基偶氮苯）苯氧基）十一烷基丙烯酸酯）嵌段共聚物（PDMS-b-PAz）结构式

有机硅单体结构同时具有有机化合物亲和与无机化合物亲和基团，容易通过化学接枝及嵌段共聚的方法，将其羟基、环氧基、氨基等活性基团引入聚氨酯分子主、侧链。所形成的水凝胶共聚物结构中，低表面能的有机硅链段会自发地向水凝胶表面迁移并富集，这种特殊的结构有助于提高聚氨酯水凝胶的耐氧化性、抗污染、自清洁性。硅氧-甲基丙烯酸酯也可以与有机氟单体共聚，氟化结构单元的作用是进一步提高水凝胶的透氧性，同时，赋予隐形眼镜良好的湿润性和抗吸附性。

4. 氟硅丙烯酸酯（fluorosilicone acrylates，FSA） 氟（F）是元素周期表中电负性最大的元素，亲电能力强。因为分子偶极相互抵消，全氟化合物极性很低，分子间作用力很小，故被称为像气体的液体。分子间作用力很小的固有结构特征使得全氟化合物与 O_2、CO_2、N_2 等非极性小分子相似相溶，所以全氟化合物的溶氧性很好，在低极性有机化合物中溶氧度最高，并因生物安全性好而具有潜在的应用价值。

氟原子范德华半径很小，氟元素电负性高，C-F 键共用电子对偏向氟端，因为氟代聚合物主链中相邻氟取代基彼此间的排斥强，F 取代基构象为沿碳-碳链作螺旋分布，将碳-碳链严密包裹，在含氟聚合物主链周围以螺旋状外形形成负电荷"层"。带负电的高分子链相互排斥，相互之间（空隙）距离就比较大，这种结构有利于非极性小分子"进入"高分子链间隙。

当 F 替代 H 与 C=C 双键连接后，会使与其所连的 C=C 键的键能大大减弱、键的活性大大增加，因此，氟代不饱单体更容易被自由基引发聚合，且形成的含氟高分子拥有巨大（几百万）分子量，材料表面能很低，一般呈疏水性。

表面疏水性的氟多聚体（fluoropolymers）在生理环境中是化学惰性的。实验发现这类材料表面无论在体内还是体外都会诱发蛋白吸附及凝血，经等离子体处理后的含氟聚合物表面与血清蛋白之间的作用非常强。基于对蛋白分子不可逆的强吸附作用，且不同生理环境中的氟多聚体界面与各类蛋白分子（血清、血浆、血液）的不同作用，氟多聚体常被用作蛋白分子印迹（转移）膜。例如，将一定数量的白蛋白预先吸附在氟多聚体表面，吸附后的表面不会再进一步吸附血清细胞。利用白蛋白主动修饰表面以防止其他生物成分再与该表面产生作用的方法，被称为"生物钝化"策略。该方法可以提高氟多聚体表面有针对性的抗生物污染能力。

因为全氟化合物、含氟低聚物固有的高透氧性、黏性溶解度可调控性，人们将全氟丙烯酸酯、全氟聚醚和全氟聚醚硅酮等低聚物用于视网膜脱离修复等眼科手术（过程）中玻璃体的高透氧水凝胶替代物。但关于产品的安全性、毒性、有效性及市场化应用，仍需要进一步研究。此外，通过离子技术含氟聚合物被沉积在人工晶状体（IOL）的后表面。透明抗污染膜镀层可阻止（生理活性）细胞进一步吸附与沉积在 IOL 表面，提高了人工晶状体临床应用性能。

虽然氟多聚体自身的抗黏附性没有环氧树脂、聚氨酯类材料好，但它最大的优势是能与其他组分共聚或复合，共同构成含有共价偶联分子的有机-无机多层纳米结构复合体系，从而提高材料的防黏附、抗污染效能。

在高通量、低价格、更精确理念之下，为提高视觉敏感度，开发了含氟化合物与甲基丙烯酸甲酯及 N-乙烯基吡咯烷酮共聚物，水凝胶结构中所含三种组分链段分别表现出高透氧、高强度、湿润性和抗沉淀性，共聚物聚集态结构也呈现出多组分性能的协同优化效应。

特别是氟单体以氟醚（PFE）的形式链段存在时，共聚物水凝胶的透氧性随着氟组分含量的增大得到大幅度提高，而 N- 乙烯基吡咯烷酮链段更提高了氟多聚体共聚水凝胶的含水量及柔软性。制作的安全、舒适长戴型硬性角膜塑形镜（RGP）产品得到了配戴者的广泛认可。

结合纳米技术，更多具有良好人体生物相容性和临床应用有效安全性的新材料不断研发，组成多样、结构可调的纳米复合水凝胶的医用安全性也得到逐步提高。例如，通过分子设计及纳米合成技术，制备脂溶性有机框架化合物金属有机骨架材料（MOF）纳米材料，构筑的功能性复合纳米载体将所携带的亲水性核黄素分子透过疏水角膜上皮高浓度地输送到角膜基质层。该方法创新性地将角膜组织的特性和载体的特性相结合，为亲水药物的眼表递送提供了新思路。

二、功能角膜接触镜

因为直接与角膜接触，制备隐形眼镜一般选用较为成熟的生物医用载体或组织工程支架材料。虽然都具有良好的生物安全性和透光性能，但材料并不一定具有治疗眼部疾病的功能。进入 21 世纪后，随着水凝胶材料分子设计、合成优化、制备改性等研究的不断推进，特别是在药物负载与缓释控制研究领域的突破，功能角膜接触镜在矫正视力的同时，也能够实现疾病诊疗和靶向给药等作用。

最早 Sedlacek 等人通过物理吸附，将吸附药物的角膜接触镜用于眼部疾病的治疗。但真正助推隐形眼镜作为药物载体并实现临床应用的工作，是通过化学接枝及嵌段共聚等材料化学方法在水凝胶分子链和 / 或网络结构中引入化学识别位点、空腔结构和构筑两亲性表（界）面、相分离通道，使吸附药物分子与水凝胶结构的结合强度、减缓水凝胶释放药物分子的扩散速度等方面都得到提高。

Alvarez-Lorenzo 等以丙烯酸 AA 为功能单体与 HEMA 单体共聚，制备的共聚物水凝胶比 PHEMA 水凝胶对诺氟沙星药物负载量提高了近 300 倍，原因在于 HTCC/Ag/GO/Vor 功能隐形眼镜利用了石墨烯易于黏附苯环类药物的优势，将难溶于水的伏立康唑（Vor）药物负载在羧基化石墨烯上，实现了对药物的高效负载和长效释放。功能隐形眼镜中改性后的壳聚糖季铵盐（HTCC）带有天然抗菌性正电荷，与银纳米粒子（silver nanoparticles，Ag-NPs）协同抗菌效果更好；同时，HTCC 通过和 Vor 苯环产生 π-π 堆垛（叠加）作用与氧化石墨烯（GO）一起强化载体和药物分子的结合作用，既提高了载药量，也优化了缓释性能。另外，GO 的二维结构还有助于提高 HTCC/Ag/GO 复合水凝胶力学性能。动物（老鼠）实验结果表明，HTCC/Ag/GO 功能隐形眼镜对真菌性角膜炎的治疗效果良好，如图 5-3-8 所示。

通过简单的一步回流 - 沉淀聚合反应制备粒径可控的聚（磺基甜菜碱 - 甲基丙烯酸，PSBMA）两亲性离子纳米凝胶。眼科药物左旋氧氟沙星（LEV）被同步包裹在制得的纳米胶囊内，再分散在甲基丙烯酸羟乙酯（HEMA）和 N-乙基-2-吡咯烷酮（NVP）的预聚体中，在模具中采用注塑工艺制备含不同载药量的功能隐形眼镜（图 5-3-9）。

研究发现，质量分数为 8% 的纳米胶囊（包裹药物）制得的隐形眼镜，细胞相容性良好，其 LEV 药物缓释时间超过 10 天，临床可替代传统左旋氧氟沙星眼用药水及眼膏，既延长了药物释放时间也提高了药物给药效率。

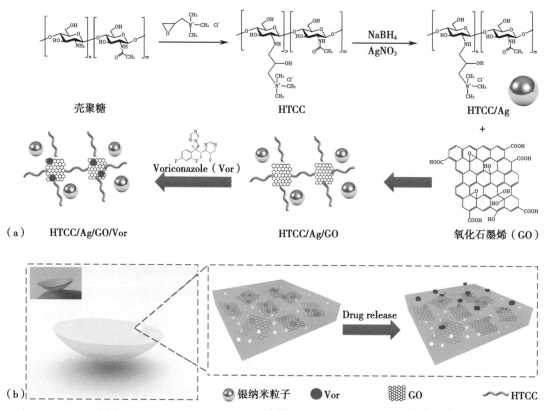

图 5-3-8　HTCC/Ag/GO/Vor 功能隐形眼镜的制备(a)及药物负载和释放示意图(b)

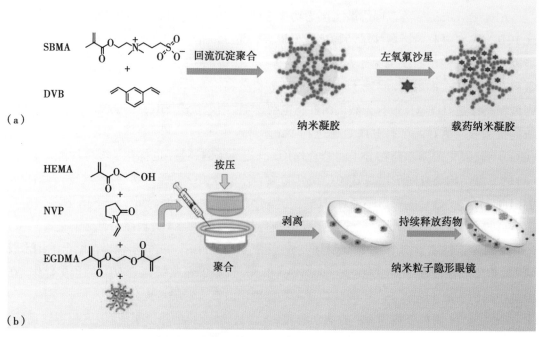

图 5-3-9　回流 - 沉淀聚合法合成 PSBMA 载药纳米溶胶
（a）制备内嵌载药溶胶的隐形眼镜　（b）路径示意图

通过自由基共聚反应，将可交联共聚的天然多糖分子，如环糊精、壳聚糖等引入 PHEMA 水凝胶，此类天然抗菌、离子性、空腔型官能团和结构的引入，改善了水凝胶的生物相溶性和抗蛋白质吸附的能力，同时也提高了水凝胶的透氧性能。通过调控水凝胶聚合物分子链中含环糊精等"空腔"的功能单体的用量，隐形眼镜的药物装载量与释放速率都得到较好控制。

化学改性和组成优化的路径很多。通过层层自主装技术，将透明质酸和多糖分子修饰到水凝胶表面，提高了隐形眼镜的亲水性、抗蛋白质吸附等性能。另外，通过疏炔点击化学反应把环糊精引入水凝胶分子链，实验发现使隐形眼镜的药物装载能力明显提高。

三、接触镜的材料学检测方法

目前我国用于临床的接触镜产品，基于水凝胶含水量及材料力学性能，大致分为软镜与硬镜两类。软性接触镜主要有高含水量的 PHEMA 水凝胶、有机硅水凝胶及其共聚物材料制备，硬性接触镜材料主要是半硬性透气和高透气的氟硅水凝胶共聚物。

接触镜的萃取、透氧系数、折射率和含水量应符合国际及国家标准，如 ISO 18369-4：2017 *Ophthalmic optics - Contact lenses - Part 4：Physicochemical properties of contact lens materials*；ANSI Z80.20-2016 *Ophthalmics - Contact Lenses - Standard Terminology, Tolerances, Measurements And Physicochemical Properties* 中的 8.11 方法。

材料性能直接影响镜片质量。本节仅从材料学的检测方法及仪器原理，对其检测技术作简单介绍。

（一）透明度和折射率等光学性能检测

光是电磁波，当通过介质时会与介质表面及体相发生反射、折射、散射或吸收等相互作用，因此，物质对光不可能存在绝对透明。

1. 物理定义　隐形眼镜的透明度是指配戴者在可见光环境里视觉感受上的清晰度，它与水凝胶材料的化学组成、网络结构、溶胀作用，以及使用环境中的其他物理化学因素相关。

2. 性能测试　隐形眼镜材料在可见光及紫外光范围的透过率可通过紫外 - 可见分光光度法用紫外吸收光谱仪测定。

紫外 - 可见吸收光谱属于电子光谱。根据基本粒子间形成化学键的原子轨道组合方式不同，分子轨道类型有 σ 轨道、π 轨道及非成键轨道。处于基态时，成键电子按照分布的分子轨道类型不同，分为单键 σ 电子、双键等不饱和键 π 电子及未成键 n 电子。分子吸收能量后，成键（价）电子从基态成键分子轨道激发到反键空轨道。电子跃迁能级高低顺序为：$\sigma < \pi < n < \pi^* < \sigma^*$。

聚合物分子结构中价电子跃迁的能极差所对应波长一般在紫外光范围，只有少部分可达可见光区域。以含 $C = C$、$C = N$ 等不饱和基团的有机化合物为例，光照下都会发生 $\pi \rightarrow \pi^*$ 跃迁，该类跃迁所需要的能量相对 $\sigma \rightarrow \sigma^*$ 较少，吸收峰在近紫外光区，吸收强度也大。再进一步，倘若在聚合物分子中引入共轭结构，则 π 电子自由活动的离域范围会更大，成键和反键轨道间的能级差就会更小，电子跃迁所需要的能量就会降低。当共轭体系达到足够大的时候，跃迁所需要能量对应的波长就有可能到达可见光区域。

紫外 - 可见吸收光谱是带状光谱（如，与核磁共振等线状谱不同），这是因为分子轨道能级及固体材料能带结构较为复杂，价电子跃迁过程中会伴随振动、转动能级的跃迁等。在做隐形眼镜材料透过率的测试时，一般用紫外可见区无吸收的石英材料为基底。

3. 测试示例　透明度对隐形眼镜而言，指的是用特定波长可见光通过样本的透过百分率，隐形眼镜透明度一般为92%～98%。如博士伦 nesofilcon A，对可见光的透过率接近98%，透明度良好；但对316～380nm 范围紫外光，透过率仅为50%，更短波长280～315nm范围的紫外光透过率则低于5%，防紫外线性能良好。

（二）韧性和硬度等力学测试

作为一款医用光学器件，隐形眼镜兼顾适应眼部生理环境配戴舒服及视力矫正功能稳定的双重要求，在配戴过程中既要柔韧舒适，也要能保持镜片的光学设计及形态结构稳定，才能保证精准、有效的视力矫正。因此，尽管柔软韧性好的镜片会使配戴者初始感觉良好，但也需要考虑隐形眼镜是紧贴角膜配戴的，需要具有保持光学设计的一定刚度。如果材料太柔软，它可能会随着配戴时间的延长，与角膜过于"契合"而发生变形，致使镜片屈光度数偏离原设计。另外，隐形眼镜在使用过程中（如清洗、揉搓、取戴等）需要经受一定的外力作用，因此水凝胶材料要具有一定的强度。

对于隐形眼镜而言，韧度形容水凝胶材料的柔韧性，硬度表示水凝胶材料的强度。两者都与水凝胶高交联度的网络结构和高含水量的化学结构特征相关。

1. 物理定义　聚合物力学性能由结构决定，线型高分子在受力时易发生链的滑移形成永久变形。根据聚合物高弹性理论，具有高弹性的材料一般是交联分子。理论研究表明，交联聚合物的弹性与高分子的化学组分关联性很小，但与分子链的长度、柔性、构型、构象有关。

材料在被牵拉断裂之前所能承受的最大极限拉力值称为抗张强度。断裂伸长百分比则表示样品在断裂之前能被拉伸的程度。

相对于无机材料，聚合物本质而言是韧性材料。"极限"时的抗张强度一般不是指它的极性强度，而是它的屈服强度，指聚合物在比较大的外在作用下发生了塑性变形，整体形状发生明显改变，失去了原有形态下的使用价值。

高聚物的屈服行通过应力 - 应变的实验曲线来进行研究。

应力 - 应变的实验曲线是一种使用极为广泛的力学实验。在较宽的温度和实验速率范围内测得的抗拉强度和断裂伸长率等数据，是高聚物材料强弱、软硬韧脆的判断数据。形变类型有多种形式如拉伸、压缩、剪切等，测试应力 - 应变的实验曲线一般都是采取横竖应变的形式。

以拉伸实验为例，试样沿纵轴方向以均匀的速度拉伸，直到试样断裂为止，实验过程要随时测量加于试样上的载荷 P 和相应标线间长度的改变 $\Delta l = l - l_0$，如果试样的起始截面积为 A_0，标具原长为 l_0，按工程应力、应变的定义，可分别计算：

$$\sigma = P/A_0 \qquad\qquad （公式 5-3-2）$$

$$\varepsilon = \frac{l - l_0}{l_0} = \frac{\Delta l}{l_0} \qquad\qquad （公式 5-3-3）$$

以应力 σ 为纵坐标，坐标应变 ε 为横坐标，即为应力 - 应变曲线（图5-3-10）。

材料在弹性形变过程中，应力与应变之间的比例关系就是弹性模量，也被称为杨氏模量（Young's modulus），表示在材料承受压力时保持形态不变的能力（通常为常数）。弹性模量的大小反映了材料的硬度。弹性模量越大，材料越不容易发生形变；弹性模量低，则材料对压力抵抗能力就小。

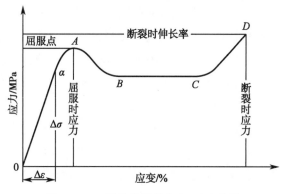

图 5-3-10　拉伸法测试应力 - 应变曲线

2．性能测试　一般以弹性模量来表征水凝胶的力学性能。弹性模量的测量方法有拉伸法、压缩法和压痕法等。

拉伸法是利用电子万能试验机，在规定的实验温度、速度和湿度的条件下对样品施加沿纵轴方向的静态拉伸负荷。测定样品被拉伸之后到被拉断的测试过程中形变的应力 - 应变曲线，进而计算得出拉伸强度、拉伸断裂应力、拉伸屈服应力以及拉伸弹性模量等。

3．测试示例　按照国标 GB/T1040-1992 塑料拉伸性能试验标准方法制样（试样长度 2cm，厚度 0.5mm）。在拉伸速率为 500mm/min、测量温度 20℃、测量湿度 71% 条件下，用万能试验机测量得到硅水凝胶的应力 - 应变曲线（图 5-3-11）。拉伸强度为 0.56MPa，断裂伸长率为 94%。

因水凝胶在拉伸、压缩过程中本身固有的含水量会发生变化并对测量结果造成影响，因此不会破坏样品的自身含水量的压痕法更为准确。压痕法能够探测到样品的极微小形变，但操作复杂且仪器昂贵。

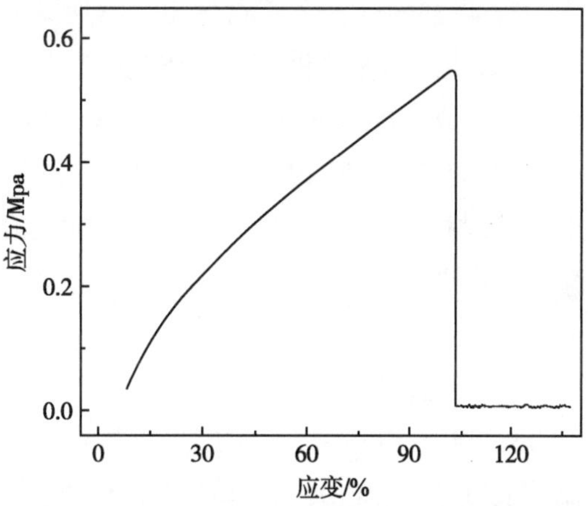

图 5-3-11　一种硅水凝胶材料的应力 - 应变曲线

（三）湿润性等表面性能测试

隐形眼镜材料表面对水的浸润性越好，配戴后表面所形成的泪膜越均匀稳定，镜片的抗沉淀物吸附能力越强，配戴舒适度、视觉品质就越理想。

1．物理定义　润湿是一种流体从固体表面置换另一种流体的过程。最常见的润湿现象是一种液体从固体表面置换空气，如水在接触镜表面置换空气而展开。润湿现象包括沾湿、浸湿和铺展三种类型。润湿过程（或方式）不同，润湿的难易程度和润湿的条件也不同。

沾湿实质是液体在固体表面的黏附过程，结果是一个固 - 气和一个液 - 气界面消失，产生一个固 - 液界面；浸湿是固体表面气体全部被液体置换过程，导致固体表面被液体所包围，结果是固 - 气界面消失，产生了固 - 液界面；铺展是液滴在固体表面自动展开形成了液膜，结果是失去了固 - 气界面，形成了一个固 - 液界面和一个液 - 气界面。

理论上，只要知道固体的表面自由能和固 - 液界面自由能，根据热力学原理就可以判断某特定液体在特定表面的润湿过程是否能够自发进行,即判断固体材料表面对特定液体的润湿性。但表面自由能参数目前尚无合适的测定方法,实际上定量地判断固体材料表面对特定液体的润湿性很困难,只能在定性判断基础上加以调控。

由图 5-1-10 可知,可以通过增加固 - 气表面张力或者降低液 - 气表面张力,以提高液体在固体表面的润湿性。单增加固 - 气表面张力比较难,材料学选择的方法是降低液 - 气表面张力和固 - 液表面张力。例如,水在聚四氟乙烯表面不展开,若在水中加入两亲性表面活性剂,因表面活性剂在水表面和水 - 聚合物界面上吸附即可同时降低液 - 气表面张力和固 - 液表面张力,则水在聚四氟乙烯表面的润湿性就得到提高。

理论上很难通过润湿的热力学条件定量地判断一种液体是否能润湿某一固体。但一般采用实验测定接触角的方法,用 Young 方程进行定性判断(见公式 5-1-5)。

2. 仪器及原理 表面润湿角由光学接触角测量仪测定,设备主要包括数码相机和图像分析软件系统等部件。操作步骤简单,只要将已知表面张力值或表面张力值分量的液体(如,水、泪液等)滴于固体表面,采用探针测试该液滴在固体表面形成的液滴轮廓,并通过界面化学的分析算法 Young-Laplace 方程及其分量值进行分析,即可得到相应的液体在固体材料表面的接触角值。

3. 测试示例 隐形眼镜的湿润性可通过将水、生理盐水或泪液滴在待测水凝胶表面后所形成的接触角(也称润湿角)来测定。

图 5-3-12 为 PHEMA 共聚物水凝胶(隐形眼镜)材料在标准测量温度 20℃时的接触角测试结果。量角法测得左右 θ 角平均值为 68.1°(小于 90°),表面可以被水润湿。

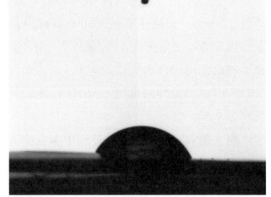

图 5-3-12 水在一种 PHEMA 水凝胶表面的接触角测试

（四）基本物理性能测试

1. 相对密度 相对密度是材料在一定温度下的空气介质中,材料与相对体积的水之间的质量比率(水的相对密度为 1.0)。在进行高度数正透镜或复合透镜的光学设计时,对材料的选择需要考虑材料质量与体积的相关性,相对密度参数在该类隐形眼镜成品中就变得重要。

2. 吸水性 吸水性为接触镜材料吸收水分和肿胀的能力,该特性取决于亲水功能基团和疏水功能基团的比率。在相同厚度(体积)的隐形眼镜中,控制这些基团的含量与比例非常关键,以实现镜片同时具有合适的含水量和高透氧性能。

材料物理化学其他参量采用的常规分析化学及仪器检测方法,本书不再详细介绍。

第四节 视觉光学领域新材料

人眼是感受光线及色彩的生理器官,具有完备感知及光学成像系统。其作为生理光学系统的智能响应及自调节功能是人形成视觉体验并具有良好视觉感受的基础。早期因临床对视力矫正的要求，框架眼镜和隐形眼镜相继被开发和应用；后随着眼部疾病的诊治需求，眼镜在矫正视力的同时，通过与微电子技术及信息技术结合构建可穿戴的智能诊治便捷平台；近来又随着大数据、传感技术、5G 等高度集成技术的发展，大量企业陆续推出智能眼镜，不仅矫治了人眼的生理缺陷或视力缺失衰退，更是给人们提供了一个新的视觉体验平台，极大地拓展了眼镜的功能。

一、智能眼镜显示系统关键材料

（一）成像系统微纳阵列

智能眼镜装载的虚拟显示器采用的不是传统显示器图像观看方式（向外），而是近距离向内的图像观看方式。因此，设备的光学系统需要与人眼生理光学系统形成立体式、一体化的契合，即虚拟显示器要求达到视网膜级别的视野的宽度、成像的清晰度。其中涉及的关键材料与工艺包括发光二极管及其芯片组装、透镜和扫描镜光学材料及注塑工艺、柔性电路和／或电线构成的电子控件，以及微型电源的效能及工作模式等。

美国普林斯顿大学 McAlpine 研究团队使用量子点作为打印"墨水"在隐形眼镜上打印了立方体形状的发光二极管（LED）灯。系统包含五种材料：光致发光半导体无机纳米粒子、橡胶阵列、有机聚合物电荷传输层、固体和液态金属导线和紫外线（UV）黏合透明基底层。量子点发光二极管（QD-LED）微电子元件是一个五层半导体微纳结构系统，由自主开发的 3D 打印机无缝交织打印：作为机械电路的金属管路的正极底层为 Ag-NPs；接着是两层聚合物聚 3，4- 乙烯二氧噻吩／聚苯乙烯磺酸盐（PEDOT：PSS）与聚［双（4- 苯基）（4- 丁基苯基）胺］（poly-TPD）电流将透过该层传导至下一层；第四层为硒化镉／硫化锌（CdSe/ZnS）核壳量子点；阴极顶层则为共晶镓铟（eutectic gallium indium，EGaIn）。以硒化镉无机物质纳米晶体为发光核心，与之前采用的有机发光材料相比，显示的光线更明亮、色彩更纯净、稳定性更高、能耗与成本更低。

韩国蔚山国家科学技术研究院化学工程师联手三星电子研究院，开发一种可穿戴的智能隐形眼镜的芯片，该"微纳米科技光学元件"是石墨烯和银质纳米线组成的有序结构，特别是石墨烯和隐形眼镜之间 Nano-Ag 导线层可以将复合材料系统的电阻从 $50\Omega/m^2$ 降低到 $30\Omega/m^2$。该款柔软弹性、导电透明微纳结构与软性水凝胶体结合表现出良好的导电效率，并因灵敏度的提高而具有市场化前景。

英国牛津大学科学家借助相变材料开发出一种柔性超高分辨率显示器。其材料系统为独特的三明治结构，上下两层的氧化铟锡（ITO）电极层将 7nm 厚度的 $Ge_2Sb_2Te_5$（GST）相变材料夹在中间。器件的精细微型化得益于材料加工技术的引入。通过高能粒子轰击靶标层溅射技术，材料以原子形态沉积在另一层材料的表界面，形成沉积膜，厚度精密可控。这种超薄超柔软的薄膜能够很容易复合到其他介质表面，故而未来有望在智能眼镜特别是人造视网膜上获得应用。该"三明治"结构可在受外部极微小电流刺激时转换信号显示图像，"纳米像素"为 300nm×300nm，分辨率远远超过 326 像素／英寸的视网膜屏幕，其优势还体现于超低能耗、可折叠、静态显示。而且通过构建"三明治"结构的堆栈模式，能够提高图像的对比度；并可通过改变电极层尺寸精细调节图像色彩。

（二）传感器供电系统关键材料

传感器一般由感知信息的敏感元件和信号转换器两部分构成组成，涉及的一个关键所在是其供电问题。现存的大多数传感器其实都是外部供电，而常规的商用电化学储能器件如锂电、超级电容器等，难以满足智能眼镜高能量密度（赝电容材料）和循环能力（碳材料）的微型化、稳定性要求。例如，HoloLens 眼镜的电池使用时间约为 3 小时。因此超级电容器电极材料成为研究的重点。可裁剪和贴片式非对称超级电容器，采用离子液体为电解液、商用活性炭为负极，二维石墨烯 / 二氧化锰复合物为正极，通过印刷、电镀、热压等规模化、产业兼容的工艺技术，达到了能量密度 47.9Wh/kg，功率密度 20.8kW/kg，循环 8 万次后容量保有率仍为初始值 96%。其中高效的自由电子及离子的传输网络、多种价态锰氧化物材料中丰富的电子及离子缺陷、多价态氧化锰和石墨烯的协同作用等极大地优化了材料的电容特性：质量比电容为 202F/g（载量为 $2mg/cm^2$）；面积比电容达 2.5F/g（载量为 $19mg/cm^2$）；在循环 115 000 圈后容量保有率为最初值的 106%（图 5-4-1）。

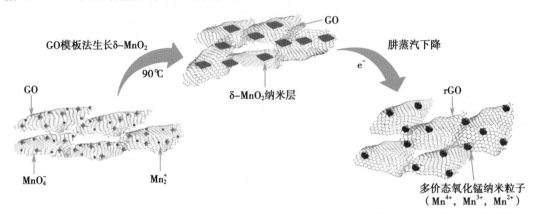

图 5-4-1 还原氧化石墨烯 / 多价态氧化锰复合物和商用活性炭电极材料的多价态氧化锰和石墨烯的协同作用示意图

在微型器件传感器供电方面的另一个探索路径是通过红外、蓝牙等外部信号向智能眼镜供电，但电能和稳定仍需要进一步提升。同时还有其他的研究重点方向，如自发电传感器的开发、利用汗液中的葡萄糖等物质来发电、摩擦生电等的生物电技术等，但仍存在产生电能小、不够稳定等现象，长效性供电暂未实现。例如 Yao 等人将传感微系统包埋在聚对苯二甲酸乙二酯（PET）透明聚合物基体中，采用注塑成型工艺制作检测泪液中葡萄糖含量的隐形眼镜。功能眼镜结构系统包括聚对苯二甲酸乙二酯（PET）电化学传感元、基体表面覆盖光刻胶、光刻制作微电路板、镀膜工艺制作的金属微电路，将含氧化酶的单体热聚合 - 注塑成型后从基底上剥离，以得到的功能隐形眼镜成品做传感元进行外接电路测试。注意该功能隐形眼镜表面用 GOD/TiO_2/Nafion 进行了功能化处理。

最近的另一项研究进展，是用三层金属（10nm Ti，10nm Pd 和 100nm Pt）通过逐次沉积过程在两亲性聚合物表面构成传感微结构。其中，工作电极及参比电极做成同心环的形状，并由低电阻纳米线连接置入隐形眼镜。设计的特点是将葡萄糖氧化酶包覆在二氧化钛

溶剂 - 凝胶膜内,提高了检测的灵敏度,传感元的检测响应时间为 20 秒、最大灵敏度达到 $240\mu A/(cm^2(mmol/L))$,检测限 <1mmol/L。同时,利用全氟磺酸树脂涂层优化传感元的无机 - 有机界面间排斥性。该款功能隐形眼镜的局限在于,虽然氧化还原反应提供了运行能量,但传感元仍需要外接电路读取信息,对实际使用中配戴者的视线有影响。

二、功能眼镜诊疗系统先进材料

随着科学技术的发展,隐形眼镜作为一类介入型医用器械,通过材料设计合成和纳米制造技术,不仅可以矫正视力,还被赋予了更多的智能应用,如疾病实时监测或精准治疗。

(一)光响应材料

加拿大西安大略大学的研究人员开发了可智能探测泪液中葡萄糖含量的智能纳米结构系统。这个高灵敏度智能系统(FRET)是将介孔 SiO_2 纳米粒子 - 荧光素异硫氰酸酯 - 葡聚糖 - 刀豆球蛋 A- 四甲基罗丹明异硫氰酸酯固化在隐形眼镜的水凝胶材质(聚二甲基硅氧烷)表面。用共聚焦激光扫描显微镜探测纳米系统的荧光能量共振转移信号的变化,结果表明它能够在 2 分钟内灵敏地检测出环境中葡萄糖浓度低于 0.10mmol/L 的微小变化,至多只需要 $20\mu L$ 的泪液。装配该纳米结构的隐形眼镜,可以为糖尿病配戴者进行血糖的智能监测。

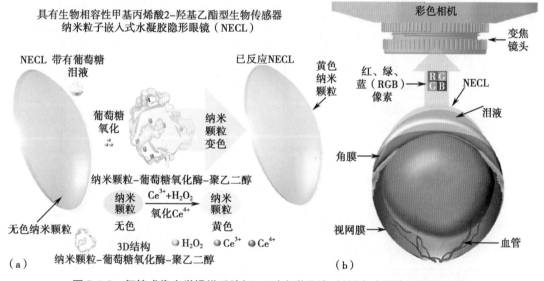

图 5-4-2　便捷成像光学操纵系统(OMS)光学设计、材料合成及检测部件示意图

韩国的研究团队开发了便捷成像光学操纵系统(camera-based optical monitoring system, OMS),不需要电响应材料及构件,仅通过包埋在隐形眼镜中的纳米粒子随血糖浓度不同所发生的颜色相应变化,再附以图形算法,即可进行测试准确性自动优化,并在呼吸、轻度晃动及眨眼等可能引起模糊图形的情况下仍具有准确性。结果显示,OMS 对老鼠动物实验及人眼泪液样品中的葡萄糖浓度具有稳定的关联响应,其定量分析的准确性结果已经被三种经典的检测技术分别证实。图 5-4-2 展示了该方法的方便及可操作性,该革新系统将极大便利血糖检测。

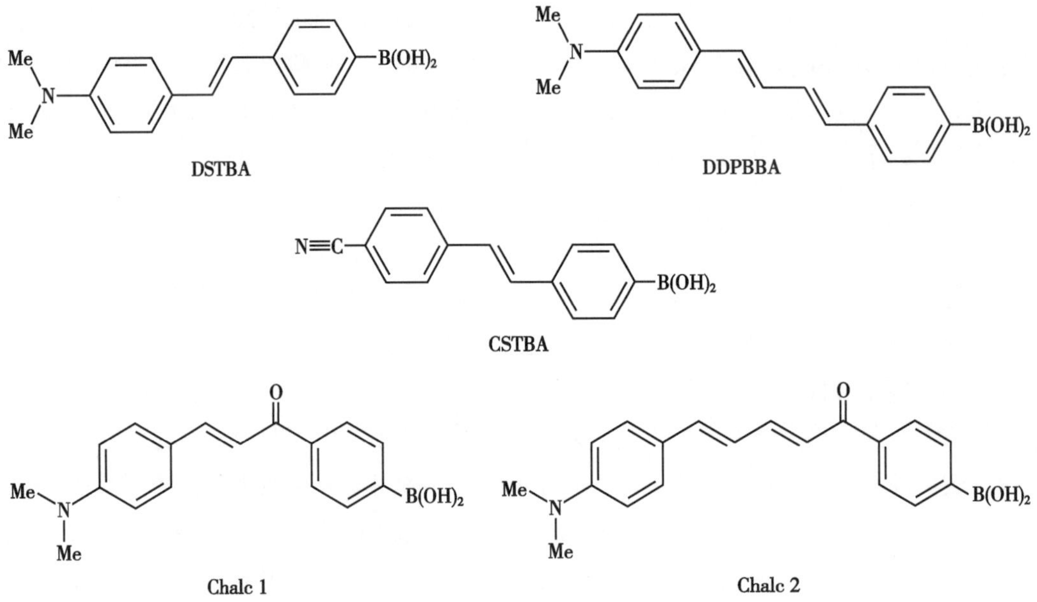

图 5-4-3　含有机硼酸结构单元的二苯乙烯衍生物荧光分子结构

图 5-4-3 示两个含有机硼酸结构单元的二苯乙烯衍生物荧光标记分子。4- 二甲基氨基苯硼酸 -4- 硼酸（DSTBA）结构中同时具有二甲氨基给电子体基团和有机硼酸吸电子体基团；4- 氰基苯乙烯 -4- 硼酸（CSTBA）则含有氰基团吸电子体和有机硼酸基团，多烯衍生物 DDPBBA，1-（对硼苯基）-4-（对二甲氨基苯基）丁 -1，2- 癸碱，在每个苯基的对位结合二甲氨基和硼酸基团，Chalc1 为 3-[4′（二甲基氨基）苯基]-1-（4′ 硼氧苯基）- 丙 -2- 烯 -1- 酮，Chalc2 为 5-[4′-（二甲氨基）苯基]-1-（4′- 硼苯基）- 戊 -2，4- 二烯 -1- 酮。

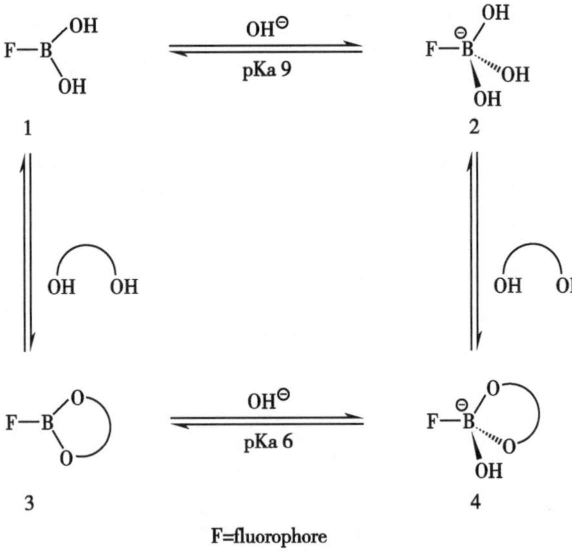

图 5-4-4　荧光分子硼酸基团及糖分子间的平衡反应

研究表明，两个荧光标记分子在蔗糖溶液中，其有机硼酸官能团作为吸电子基团，伴随着阴离子的形成过程发生了激发态电荷转移（CT），如图 5-4-4 所示。

将带有硼酸基团的荧光分子（BAFs）通过注塑成型工艺装载到水凝胶体系中，制成对单糖敏感的功能隐形眼镜。实验发现，隐形眼镜中的 BAFs 荧光强度会随着蔗糖浓度的升高呈现降低趋势，该结果可用于浓度在（0～120）×10^{-3}mol/L 范围的定量检测。

（二）压力敏感材料

智能材料与信息技术联用是青光眼诊疗的一个前瞻性探索方向。瑞士企业开发的可以用于检测眼球压力的医用隐形眼镜 Triggerfish，可对人体眼压实时 24 小时智能监测。

与传统压力换能器的眼压检测原理不同，通过将智能压敏材料嵌入日抛型硅胶隐形眼镜，智能感应眼球壁压力对压敏材料的影响，再将压力变化曲线与眼部生理环境中的激素、尿酸等成分的浓度关联，将输出信号数据经传感器中的通信系统接收并转发至体外记录装置上，即可通过检测泪液中的化合物完成对眼部相关生理指标的监测。

硅基水凝胶材料是视觉系统常用的人工合成材料之一，压敏硅橡胶继承了硅胶良好的物理性能，同时具备压阻效应和优异的生物安全性，是视光工程领域柔性传感器的智能材料基础，具有良好的应用前景。以具有生物相容性和水分子低渗透性的聚对二甲苯（帕利灵）为例，它是近来被广泛研究的用于制作压力敏感元极薄膜或沉积涂层的热塑性高分子材料，但一直存在与探测体系的连接性及在测试系统中的力学响应稳定性等方面的挑战，尤其是制作眼部生理环境中使用的传感元，对材料生物相容性和器件微型化、稳定性的要求更高。

有研究设计选用聚对二甲苯作为传感元微尺度的防水层，具体是以硅烷偶联剂 A-174（3-meth acryl oxy propyl tri meth oxysilane，3-甲基丙烯酰氧基三甲氧基硅烷，MPS）作为纳米尺度的连接层构筑了一个微-纳双级结构（图 5-4-5），其中硅烷偶联剂分子通过络合作用和氢键作用，大大提高了无机-有机间界面性能，并有效强化了传感元（本体材料）与致密（表层）聚对二甲苯间的黏附强度。这种微-纳复合层的结构优点还体现在，可弥补涂层和传感元件材料间的结构缺陷、提高材料疲劳韧性、降低材料缺口敏感性，从而达到提高系统对（压）力变化灵敏性的检测目的。

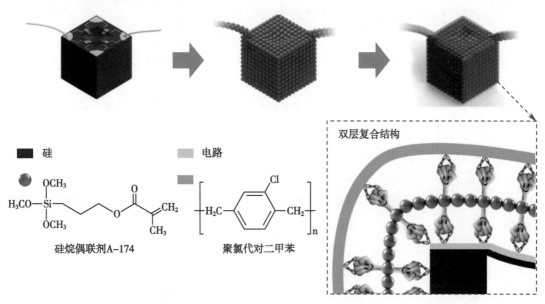

图 5-4-5　微-纳双级结构传感元结构示意图

压敏传感元表面被两步法沉积形成的硅烷偶联剂层和聚对二甲苯层协同优化。在硅烷偶联剂 A-174 分子和微机电系统（MEMS）传感元表面间发生的化学反应路径如图 5-4-6 所示。表面吸附空气中水分子并与之反应后形成羟基修饰官能基团，在与第一步沉积的硅烷偶联剂 A-174 结合后，进一步通过自由基加成反应将聚对二甲苯单体和 A-174 分子中的甲基丙烯酰氧基官能团共聚，最后在元件表面形成亚微米厚度的复合沉积层。微-纳双级结构中纳米薄

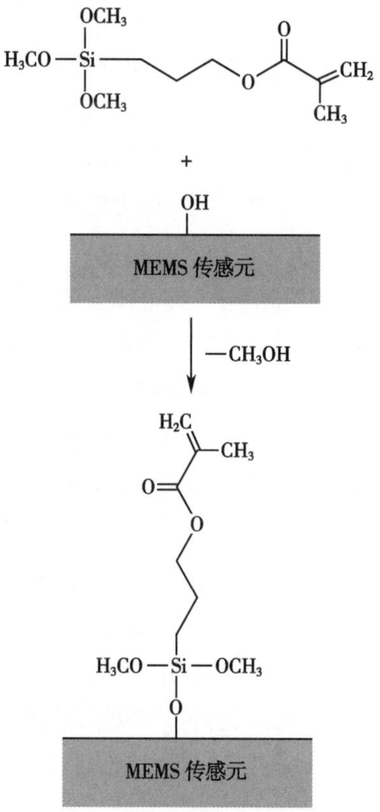

层中的硅烷偶联剂 A-174 结合在 MEMS 传感元的表面，形成的强化学键提高了聚对二甲苯与传感元基底表面的黏附等力学性能。

人的眼压范围是 9～21mmHg（对应 1.200～2.800kPa），眼压测试要求误差限制在 1～2mmHg（对应 0.133～0.267kPa）。临床上，眼压高于 22mmHg 时即可判断存在青光眼的可能。研究结果显示，该款被包埋在微 - 纳复合壳层传感元（intraocular pressure sensor）可以在 12 小时内准确监测眼压的实时变化。该透明性、微型化的压电传感系统有望实现眼压的长效即时检测。

三、改善视觉光学系统仿生材料

（一）色盲矫治功能隐形眼镜

在人眼感受并理解周围环境的过程中，色彩起着重要的作用，并对人体自身的情绪有影响。拥有三原色视觉细胞是具有正常生理视觉感受能力的前提。

人眼生理系统拥有三种视网膜感光受体：短圆锥体（S）、中圆锥体（M）和长圆锥体（L）分别适应三原色。根据所接收的光线，椎体被激活后能够将各种波长的光线进行组合形成不同的光信号。每种椎体（细胞）基于固有的感光因子（分子）响应特定波长范围的光，对色彩皆具

图 5-4-6　在硅烷偶联剂 A-174 分子与 MEMS 传感元表面间发生的化学反应路径示意图

有高度的选择性和敏感性。其中 S 椎体对应蓝光，M 椎体对应绿光，L 椎体对应红光。

色盲或者色彩视觉缺陷（CVD）是常见的眼科疾病，患者不能确定或无法区分不同颜色（光线）间的差别。根据视觉缺失情况，一般将 CVD 患者分为三色视、二色视和单色视觉。CVD 患者需要依靠辅助设备去克服日常生活中的视觉障碍。

EnChroma 公司开发了可辅助矫正色盲的眼镜，Google 智能眼镜也具有帮助 CVD 克服色盲问题的功能。这类可穿戴设备的原理是通过动态滤波器结合图像算法的处理，帮助 CVD 患者"恢复"对色彩的感受。但框架型智能眼镜一般体积较大，价格昂贵，在色彩矫正的精确度及满足患者更接近生理视觉感受等方面还有很多挑战。作为眼部浸入式配戴的智能隐形眼镜，可能在色盲矫正方面表现出更高效率、更稳定、更精确及易穿戴。

近来开发的一款光色滤波隐形眼镜（color-filtering contact lens），是将金纳米粒子均匀分散在甲基丙烯酸羟乙酯 - 交联水凝胶共聚体（PHEMA-co-EGDMA）中。与市场上商用 CVD 矫治可穿戴设备相比，Au 纳米粒子优异的光学性能可调制矫治 CVD 患者的红 - 绿感光，且具有超级保湿和润湿性。另一项研究是将 Ag 纳米球形粒子（SNP）分散在（PHEMA-co-EGDMA）隐形眼镜中，Ag 纳米粒子具有 390～490nm 可见光吸收性能，可以帮助 CVD 色盲患者调控蓝 - 黄，并具有良好的医用安全性。Badawy 等人利用滴落 - 浸泡法将有机染料（罗

丹明等）分子引入商用隐形眼镜，快速制作的功能隐形眼镜能够调制 545～575nm 波长范围的光，并对角膜上皮细胞无毒性（72 小时后细胞存活率为 99%）。

（二）构建裸眼红外光感知和红外图像视觉

作为电磁波，广义上，光的波谱范围很广，而能够被眼睛感受的可见光（380～760nm）只占很小部分。例如，对于 >760nm 的红外光，因为光子能量较低，眼睛视网膜里感光细胞中的感光蛋白分子不能感受到。如果要感知红外光子，只有降低感光因子的吸收能量阈值，但过低的能量阈值又会导致分子内热能诱发的自发激发，从而影响感光蛋白光感探测的信噪比。因此，动物在进化历程中没有出现基于感光蛋白因子可感知 >760nm 红外光的感光细胞，生理上不能直接在大脑形成红外光视觉图像。

随着新材料的不断创新，通过开发具有不同吸收和发射光谱参数的微纳材料，将吸收红外光发出可见光的上转换纳米材料导入视网膜，突破生理极限拥有红外视觉感知的视觉体验有可能实现。

人眼在光适应条件下一般对 550nm 左右的电磁波很敏感，若能将近红外光（NIR）转换为此范围波长的光，裸眼就有可能"感知"它。为了缩短 Er@b-NaYF4 纳米颗粒与感光细胞的距离，从而提高红外敏感度，并使纳米颗粒能够长时间留存在视网膜感光细胞层，研究人员发展了一种特异表面修饰方法。通过将伴刀豆球蛋白（ConA）分子与光感因子外层糖基残基键合，在感光细胞衍生物外层片段形成糖苷键。

体外感光细胞单细胞光电生理记录证实这种纳米材料确实可以在吸收红外光后激发小鼠视杆细胞电活动。将铅掺杂的上转换纳米颗粒（pbUCNPs）注入老鼠的视网膜下腔，可以观察到 pbUCNPs 通过糖苷键自动锚定在棒状及锥状（蛋白分子）内层及外层分子片段上，形成一层具有上转换光谱特征的"内嵌"纳米组装，成为一种隐蔽、不需要外界供能的"纳米天线"。

这种可与感光细胞紧密结合的纳米修饰技术还可以被赋予更多的功能，例如辅助修复视觉感知波谱缺陷相关疾病，或通过光控实现眼底药物的局部缓释等。

总之，眼视光及视觉光学的材料学应用，既需要考虑眼部生理系统，也需要考虑眼部光学系统的特定环境及临床要求。克服血 - 房水屏障、血 - 视网膜屏障，通过构建主 - 客超分子结构或通道，设计刺激响应性"结合—解离"过程，可实现药物分子"智能"地靶向输送并可控释放；基于仿生原理的合成生理相容性材料，赋予材料智能般的"光感"和"知觉"；立足安全、灵敏、长效、可逆（循环）的微纳结构设计，开启"修复视觉"乃至"超级视觉"的先进视觉光学工程探索。相信更多的创新会在理 - 工 - 医交叉融合下形成。

本章小结

通过对材料的结构、合成及性能、应用的学习，掌握材料结构与性能的关系，了解材料的合成方法及在框架眼镜和隐形眼镜制备的应用，有助于从材料学视角理解视光工程领域涉及的材料学原理及设计理念，为融合现代科学技术的发展进行视光技术的学习和创新奠定基础。

练习题:

1. 计算可见光(400～800nm)光子跃迁对应的大致能级范围是多少?

(附:普朗克常数 $h = 6.626\,070\,15 \times 10^{-34}$J•s,以电子伏特(eV)•秒(s)为能量单位则为 $h = 4.135\,667\,696 \times 10^{-15}$eV•s,以(MeV)•秒(s)为能量单位 $h = 4.135\,667\,696 \times 10^{-21}$MeV•s;光在空气中的速度约为 3.0×10^{8}m/s(实际上应小于光在真空中的速度 $c = 299\,792\,458$m/s)。

2. 简述二氧化硅石英材料的硬度大、脆性高、不耐碱的材料化学原理。

3. 简述聚合物具有高弹性的内在原因及可调节因素。

4. 简要说明含硝基吲哚啉螺吡喃分子光致变色镜片的变色机制及可能影响变色效果的因素。

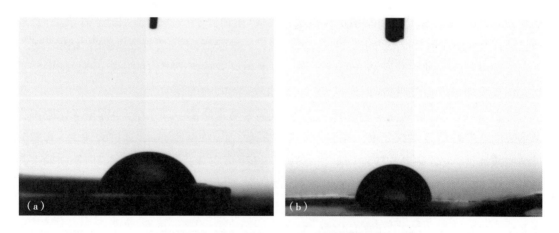

5. 下图是采用 JC2000C1 静滴接触角/界面张力测量仪测定的两种水凝胶材料表面水-固界面接触角的测试结构。请根据实验填写接触角 θ 的数据,并简要说明和判断哪个样品的表面亲水性能更好。

水在两个水凝胶材料表面的接触角测量

水凝胶表面	接触镜(量角法)		
	(左)	(右)	平均
样品(a)			
样品(b)			

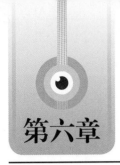

第六章　视光工程技术

◎ **本章导读**

　　在视光学中，基于不同光学原理的各类特殊镜片为视觉质量的提升及各类视觉问题的诊断提供了有力支撑。正确理解各类特殊镜片的光学原理，熟悉树脂镜片的生产制造工艺、各类膜层的设计原理与加工工艺有利于正确选择合适的光学元件进行视觉矫正。了解前沿光学技术在视光学中的应用及发展趋势能对未来视光学的发展形成正确认识。

◎ **知识脉络图**

视光工程技术
1. 镜片类别及特征　表面特征、材料特性、工艺方法、膜层原理
2. 视光工程中的制造与工艺　树脂镜片生产工艺、加硬与增透工艺
3. 视光工程中的光电信息技术　光学技术、智能技术、交叉学科技术

⇩　　　　　　　　　　　　　　⇩

特殊镜片	制造工艺与光电信息技术
1. 非球面镜片　像差特征与厚度	1. 浇铸法与车房工艺
2. 马氏杆镜片　小柱镜的排列组合	2. 浸泡加硬工艺
3. 渐进多焦点镜片　设计与应用	3. 真空镀增透膜工艺
4. 有色镜片　颜色特征与透光性	1. 自适应光学
5. 防蓝光镜片　防蓝光原理	2. 现代信息技术
6. 偏光镜片　特定偏振膜	3. 智能眼镜技术

第一节　视光学中的镜片

　　视光学中各类光学矫正、补偿、检查与治疗会选择具有不同光学性能和功能特征的光学镜片。镜片的光学性能和功能特征主要取决于镜片基体材料、镜片表面几何形状，以及镜片的膜层设计方法等。

　　镜片基体材料折射率和表面几何形状决定了镜片的聚光特性，镜片基体材料中添加的特殊成分以比较简单的方式拓展了镜片的某些功能。膜层技术的快速发展对推动镜片功能提升起到了非常大的作用。不同的表面形状、材料特性和膜层类型可以组合成具有不同功能的镜片,从而满足不同使用者的不同需求。表6-1-1按照表面形状、材料特性及膜层设计三个方面对镜片进行分类。

表6-1-1 不同类别镜片及结构特征

序号	分类规则	名称	特征	主要应用方向
1	表面形状	球面镜片	双面均为球面	矫正近视、远视、老视
2		非球面镜片	至少一面为非球面	高度屈光矫正
3		柱面镜片	一面为柱面,一面为平面	屈光检查
4		球柱面镜片	一面为柱面,一面为球面	教学实验
5		环曲面镜片	一面为球面,一面为环曲面	矫正散光
6		马氏杆镜片	紧密排列的小柱面透镜	检测眼位
7		多焦点镜片	至少一面为自由曲面	矫正老视
8		近视控制镜片	特殊表面形状	控制近视
9		棱镜片	两面均为平面	检查或矫正斜视
10	材料特性	低折镜片	低折射率材料	低度屈光矫正
11		中折镜片	中折射率材料	一般屈光矫正
12		高折镜片	高折射率材料	高度屈光矫正
13		无色镜片	透明光学材料	各类屈光矫正及检查
14		染色镜片	添加特殊成分	阻挡强光
15		变色镜片	添加特殊成分	阻挡强光
16		防蓝光镜片	添加特殊材质或特殊膜层设计	阻挡蓝光
17	膜层设计	加硬镜片	镀高硬度材料膜	各类树脂镜片
18		增透镜片(加膜镜片)	基于干涉原理的多层膜	各类无色镜片
19		防雾镜片	特殊防雾材料膜层	防雾功能性镜片
20		防污镜片	特殊憎水材料膜层	功能性镜片
21		增反镜片	镀高反射率材料膜	遮阳镜
22		偏光镜片	附加偏光膜层	分光或者阻挡特定光线

在视光学中,用于矫正近视或远视的基础镜片是无色加硬加膜球面镜片,一般称之为加硬加膜镜片。数理基础和制造工艺的结合使得镜片两面可以是多个基础面型所形成的复合面型,现代光学镀膜技术可以实现在一个表面镀多个膜层,因此可以实现一片镜片具有多项功能,比如低折射率染色球面镜片、高折射率加硬增透非球面镜片等,下面选择分类中的几种典型镜片进行介绍。

一、非球面镜片

非球面设计在光学设计中具有悠久的历史,在视光学中是随着镜片材料和工艺的突破,近年来才成为一种流行的镜片设计。严格意义上的非球面镜片可以指任何表面不是球面的镜片,包括普通的散光镜片、渐进多焦点镜片等。现在通常所说的非球面是指那些为了消除或减少镜片的像差,而将镜片表面按照一定的规律和原则而设计的非球面。

目前,非球面镜片的设计基本是光学中心区域到边缘部分屈光度不断变化。该类镜片从光学中心到周边区域的光度一般逐渐减小。非球面镜片使镜片边缘厚度减少,镜片更薄,可以消除周边像差。镜片视野开阔,成像清晰,变形较小,影像十分自然。20世纪末期,非球面设计在视光学领域开始广泛应用于各种屈光矫正镜片。非球面镜片以其更清晰舒适的视觉感受和更薄、更轻的配戴效果成为屈光不正患者尤其是高度屈光不正患者的主要选择。

(一)非球面的数学表达

最初的非球面设计是由二次函数曲线(例如椭圆、抛物线、双曲线)沿对称轴旋转产生的二次曲面。新一代的非球面设计往往采用高次函数曲面,这样就具有了更复杂的形状。二次曲线方程的表达式:

$$y^2 = 2R_0x + (1+k)x^2 \qquad \text{(公式 6-1-1)}$$

式中 R_0 为近轴曲率半径,k 为圆锥系数。

如果假设光轴为 x 轴,坐标原点取在顶点,则该二次曲线以光轴为对称轴。

将式 6-1-1 扩展到多项式:

$$y^2 = a_1x + a_2x^2 + a_3x^3 + a_4x^4 + a_5x^5 + a_6x^6 \cdots\cdots \qquad \text{(公式 6-1-2)}$$

式中 a_1、a_2、a_3、a_4、a_5、a_6 为方程系数。

对式 6-1-2 求解 x 得:

$$x = A_1y^2 + A_2y^4 + A_3y^6 + A_4y^8 + A_5y^{10} + \cdots\cdots \qquad \text{(公式 6-1-3)}$$

式 6-1-1 和 6-1-3 经过系列数值变换可转化为光学工程中常用的偶次非球面,其数学表达式为:

$$x = \frac{cy^2}{1 + \sqrt{1 - (1+k)\,c^2y^2}} + \alpha_2y^4 + \alpha_3y^6 + \alpha_4y^8 + \cdots \qquad \text{(公式 6-1-4)}$$

这是目前国际通用的非球面的表达形式,亦是光学加工中的标准加工方程。

当 α_2、α_3、α_4……为 0 时,方程为二次曲面方程,k 取不同值时为不同的曲面形式,具体如表 6-1-2 所示。

表 6-1-2　二次曲面方程 k 值与曲面形式

k 值	$k<-1$	$k=1$	$-1<k<0$	$k=0$	$k>1$
面型	双曲面	抛物面	椭球面	球面	扁球面

光学系统中应用较多的就是这类用径向坐标值的偶数次幂来描述表面状态的偶次非球面。该类非球面是在球面或二次曲面的基础上加一个多项式增量,从而实现一些微小变形的旋转对称高次非球面。

对于正镜片,如果前表面是非球面,则其表面曲率必须从中心到边缘处逐渐变小,以此来抵消斜向散光;后表面非球面设计则要求自镜片中心向周围有逐渐增大的曲率。

非球面设计未来发展的一个重要方向就是如何将瞳距、镜眼距、镜片倾角、镜架面弯等个性化参数引入镜片设计,这种非球面设计可以使得配戴者能够真正获得接近理论计算的优秀周边视力。

（二）眼用非球面镜片的性能

1. 结构特点　眼用镜片结构简单，由两个弯曲面组成，成弯月形结构。最薄边厚度一般不低于 1mm，未切边直径为 60~70mm。眼用非球面镜片的重要作用之一就是减薄镜片，负镜片减少边缘厚度，正镜片减少中心厚度。非球面镜片中央区为球面，距离光学中心的特定位置开始以一定速率改变曲率，从而减小周边像差和厚度。

2. 人体工程学特征　眼用镜片的弯度需要与人体面部弯度协调统一，并保持适度的镜眼距（框架眼镜一般在 12mm 左右）。在满足安全性能要求下，负镜片具备尽可能薄的边缘厚度。非球面镜片需要保持符合人体工程学的后表面弯度，具有很好的美观性。

3. 成像与光学特征　眼用非球面镜片的表面需要具有均匀的曲率变化且没有多余的拐点，以保证表面具有很好的光顺性，从而能够保证中心到边缘的光焦度变化一致。由于视觉需求的特殊性，当人眼视线通过镜片中心和周边时都能获得良好的视觉性能，具备尽可能小的像差。

（三）眼用非球面镜片的评价方法

非球面镜片的检测和评价一直是光学领域的重点问题。在光学中可以采用几何光线检测法，如哈特曼法、光栅法或者刀口法等，也可采用轮廓检验或者干涉检验。下面介绍眼用非球面的一些特殊的评价方法。

1. 生产检验评价　用一束平行光照射镜片，观察接收屏上的光斑是否均匀。如果光斑中存在暗点、亮点、暗圈或亮圈，则说明其非球面性能需要提升。该方法作为工厂对非球面镜片加工质量评价的一种方法，属于一种定性检测。

2. 焦度计检测评价　在焦度计上定位镜片的中心，再将镜片逐步向边缘移动。球面镜片的屈光度变化往往呈不变甚至增大的趋势，而非球面近视镜片光度从光学中心向边缘逐渐变小。该方法亦可以检测镜片的光学中心至边缘屈光度变化是否均匀。此方法检测需要焦度计较高的精度和测量准确性。

3. 配戴效果评价　通过镜片观察规整几何形状如方格纸或者通过镜片表面反光观察光源像，观察镜片边缘的清晰度变化或者形状改变情况。这种检验一般在高屈光度镜片才能看到比较明显的效果。配戴效果因个人感受存在差异。

非球面镜片具有良好的光学特性、复杂的设计方法和先进的制造工艺。在视觉矫正过程中，针对不同的视觉异常合理选择不同设计的非球面镜片，才能够实现真正的个性化视觉矫正，从而实现视觉质量的提升，控制屈光不正的发展。

二、马氏杆镜片

马氏杆英文名为 Maddox，以发明者的姓氏命名。马氏杆是由多个小型圆柱体于一个平面拼接组合而成（图 6-1-1）。理论上，一个较大的光学圆柱体也可以实现点变线的视觉效果。在实际中，要形成理论上的效果，圆柱中心必须正对瞳孔中心，这个操作起来难度较大。同时大圆柱意味着大的厚度，也不易加工和安装。所以现行马氏杆设计均"薄而多杆"。

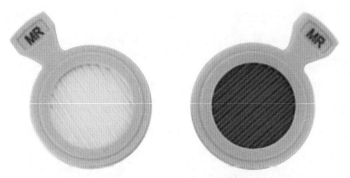

图 6-1-1　白色 / 红色马氏杆

马氏杆应用广泛,在视功能测量与评估及斜视的测量中经常使用。马氏杆成像的特殊性依赖其特殊的结构。光线通过圆柱体会有特殊的聚散现象,这个现象会使点状视标或者点状光源发射的光线会聚,之后在接收面形成一个光带,当多个圆柱体排列一排后,点状视标或者点状光源的光线经过多个圆柱体会聚后,形成多个光带相互叠加,一个亮度分布较均匀的线状光带。这样在一只眼前放置马氏杆,另一只眼不放置,则视觉效果为一只眼看为点状,另一只眼看为线状,从而实现两眼分视。

三、渐进多焦点镜片

渐进多焦点镜片的设计灵感来源于象鼻子的形状,镜片前表面曲率从顶部到底部连续增加,可以使其屈光力相应变化,即屈光力从位于镜片上部的远用区,逐渐连续增加,直至在镜片底部的近用区达到所需近用屈光度数(图 6-1-2)。1907 年,Owen Aves(欧文•阿威兹)首次提出渐进多焦点镜片的构思,标志着一种全新的视力矫正理念的诞生。1951 年,法国人梅特纳兹设计出第一片现代概念的渐进镜,可用于临床配戴。

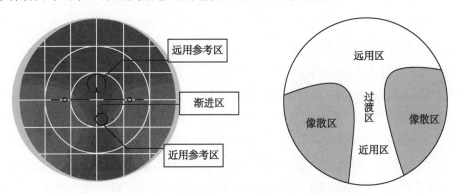

图 6-1-2　渐进片结构及光学特性示意图

随着计算机技术的飞速发展,先进设计软件和制造仪器广泛应用于眼镜片的设计与生产,使得渐进镜技术取得快速推进。渐进片设计已经由最初的单一、硬式、对称、球面视远区设计向多样、软式、非对称、非球面视远区设计发展。渐进镜设计之初,主要考虑的是数学分析、光学设计、机械加工上的问题,随着计算机技术的发展及对视觉系统的更深认知,现代和未来的渐进镜设计将更加关注渐进镜与生理光学、人体工程学、美学、心理物理学之间的相关性。

渐进多焦点镜片的设计初衷是为老视患者提供自然、方便和舒适的矫正方式,一副眼镜既可以看清远处,又可以看清近处,还可以看清中距离物体。随着近视发展和调节理论的研究,渐进多焦点镜片亦应用于控制青少年近视发展之中。随着渐进多焦点镜片的设计形式多样化,国际上近视研究者对其在近视青少年儿童的应用上表现出极大兴趣。我国的近视研究者在 20 世纪 90 年代中期也开始了关于渐进多焦点镜片对近视儿童作用的应用研究,其目的就是通过特殊的设计和分析、对照研究,对分别配戴渐进多焦点和单焦点镜片的近视儿童进行对比分析,证明近距离阅读附加对缓解近视发展的作用,并通过眼球参数测量分析对比,进一步阐明近视发生和发展的机制。

四、有色镜片

有色镜片即有颜色的镜片,可以分为染色镜片和变色镜片。

最早出现的有色镜片是有色玻璃镜片。这类镜片是在玻璃材料中加入一些具有特殊吸收性质的金属盐,从而表现出着色的效果,例如,加镍和钴(紫色),钴和铜(蓝色),铬(绿色),铁(黄色),金、铜和硒(红色),等等。这些染色镜片材料主要应用于大规模生产平光太阳镜片或防护镜片。

树脂镜片染色是在 21 世纪初开始广泛应用于改变树脂镜片颜色的一种工艺技术。该工艺是将树脂镜片放在温度为 80～90℃ 的染色液内,镜片遇到高温,分子间隙扩张,使染色剂的微粒进入分子间隙内。当镜片冷却后,分子间隙缩小,完成着色。染色时间不同,微粒浸透镜片的深度和浓度也不同,一般着色深度在 0.03～0.1mm。树脂镜片染色技术很好地解决了有屈光度镜片的颜色问题。

光致变色现象是通过改变材料的光线吸收属性从而实现颜色改变。第一代光致变色树脂镜片大约出现在 1986 年,但是直到 1990 年第一代 Transition 镜片面市后才真正开始普及。近年来,光致变色树脂镜片的发展较快,材料在不断改良,其折射率也不再局限于 1.50。光致变色效果是在材料中加入了感光的混合物而获得,在特殊波段紫外线辐射作用下,这些感光物质的结构发生变化,改变了材料的吸收能力。光致变色树脂镜片一般是在镜片材料中加入氯化银晶体,这些晶体在紫外线辐射下形成银原子和氯原子之间电子交换,从而使镜片的颜色改变。在没有光线的条件下,氯化银呈离子态,因银离子是透明的,所以镜片也是透明的;而在紫外线辐射下,不稳定电子离开了氯离子,与银离子结合为金属银并吸收光,镜片则变深。当紫外线辐射减弱,移动电子离开银原子返回氯原子,镜片逐渐恢复了原先的透明状态。早期的光致变色材料大多是灰色和棕色,俗称灰变和茶变。近些年,随着工艺水平的改进,变色片的颜色逐渐增多。评价光致变色镜片的重要指标就是变色镜片的颜色,以及发生变色和回退透明状态的时间。

五、防蓝光镜片

防蓝光镜片是随着发光二极管(LED)及各类电子屏幕的广泛应用而产生的新兴产品。蓝光伤害也称视网膜蓝光伤害,是指由波长主要介于 400～500nm 的辐射照射后引起的光化学作用,导致视网膜损伤。蓝光损伤主要包括蓝光直接与视觉感光细胞中的视色素反应产生损伤以及蓝光照射引起视网膜色素上皮细胞中的脂褐素反应所引发的损伤。这些光化学反应都会产生大量具有细胞毒性的自由基,破坏视网膜细胞正常生长与工作。

不同波长的光,穿透力不一样。自然界中对人眼损伤最大的是中短波的能量相对高的紫外线和蓝紫光。蓝紫光穿透力较短波紫外线强,能够穿透角膜、晶状体,到达视网膜。视网膜一旦受损,将造成不可逆的伤害。蓝光对于视网膜的伤害主要是由波长为 400～500nm 的过量辐射造成。

光的防护主要基于两大原理,一是通过增加不同反射率的反射材料膜层实现对某些波长的反射;二是通过增加某些材料实现对某种波长的光吸收。防蓝光镜片主要有两类:一类是表面镀反射膜从而直接将有害波段蓝光进行反射;一类是添加各类蓝光吸收剂实现防蓝光效果。

2019 年发布的《蓝光防护膜的光健康与光安全应用技术要求》中对蓝光防护膜的光透射比要求如表 6-1-3 所示。

表 6-1-3　蓝光防护膜光透射比要求

光谱范围(λ)/nm	光透射比要求 /%
$385 \leqslant \lambda < 415$	<75
$415 \leqslant \lambda < 445$	$\leqslant 80$
$445 \leqslant \lambda < 475$	>80
$475 \leqslant \lambda < 505$	>80

六、偏光镜片

偏光镜片是根据光线的偏振原理制造的镜片,其主要特征是可以选择性地过滤来自某个方向的光线。通过过滤掉漫反射中的许多偏振光,从而减弱光线的强度。

波长在 380～760nm 范围内的光波是可见光,偏振光是可见光的一种状态。对横波来说,通过波的传播方向且包含振动矢量的那个平面和不包含振动矢量的任何平面有区别,这说明波的振动方向对传播方向没有对称性。振动方向对于传播方向的不对称性即为偏振。偏光眼镜就是阻挡在某些表面反射引起人眼眩目感的部分偏振化的光。

(一)偏振光学基础理论

1. 自然光　光波是电磁波,是高频振动的电场 $\vec{E}$ 和磁场 $\vec{B}$ 按一定规律随空间和时间传播而形成。在光和物质的相互作用过程中,电场 $\vec{E}$ 起主要作用。对于任意空间位置 $\vec{r}$ 和时间 t 的电场矢量都可以分解为:

$$E_x(z, t) = E_{x0} \, exp\left[j(kz - kvt + \phi_{x0})\right]$$
$$E_y(z, t) = E_{x0} \, exp\left[j(kz - kvt + \phi_{y0})\right] \qquad \text{(公式 6-1-5)}$$

由公式可知,对于包含大量彼此独立发光原子的普通光源发出的光波,每次发出的光波振动的振幅、振动方向和初相位都随机变化。在任意一段可以实现的观察时间内,对于光波的振动在垂直于光传播方向上振幅相等的自然光而言,任何取向的电矢量都可分解为相互垂直的两个方向上的分量。所有取向的电矢量在这两个方向上分量的时间平均值必相等，也就是自然光可以用强度相等、振动方向互相垂直的两个子面的偏振光来表示，如图 6-1-3 所示，光强能量满足：

$$I_x = I_y = \frac{1}{2} I_0 \qquad (公式 6-1-6)$$

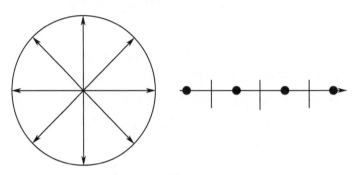

图 6-1-3　自然光的振动状态

2. 偏振光　当自然光经历穿过某些物质或在物体表面上反射的各向异性的过程后，电场振动矢量 $\vec{E}$ 沿某种规则曲线运动，使光矢量两个分量的振幅 E_{x0} 和 E_{y0} 以及初相位 ϕ_{x0} 和 ϕ_{y0} 之间产生关联性，即满足：

$$\begin{cases} \phi_{y0(t)} - \phi_{x0(t)} = 常数 \\ \dfrac{E_{y0(t)}}{E_{x0(t)}} = 常数 \end{cases} \qquad (公式 6-1-7)$$

在特定情况下，某一方向的振动占有优势，形成完全偏振光。实际上更多的偏振光是电矢量 $\vec{E}$ 的振幅和振动方向随时间 t 变化而随机变化且存在一个占优势的振动方向的部分偏振光。部分偏振光就是同向传播的完全偏振光和自然光叠加的结果。自然界中的眩光就是部分偏振光。

3. 光波在各向同性介质界面上的反射和折射　由菲涅耳公式可知，当自然光以布儒斯特角 $\theta_B = \arctan\left(\dfrac{n_2}{n_1}\right)$ 从空气入射于介质表面时，则形成只有垂直分量的偏振度最大的反射光，而以其他角度入射时，反射光和折射光都是部分偏振光。部分偏振光是同方向传播的自然光和完全偏振光相互叠加而形成。部分偏振光的偏振度满足 $P = \dfrac{I_P}{I_P + I_N}$。在布儒斯特角入射时，反射光是线偏振光（偏振度 $P=1$），振动方向与入射面垂直，折射光则仍为部分偏振光，但这时偏振度最高，与入射面平行的光振动占优势。

（二）偏光镜片

1. 偏光镜片成像原理　眩光是影响形成良好视觉效果的因素之一。眩光是由各种光滑表面反射的镜面反射和粗糙表面形成的漫反射光重叠而成。在任何物体表面的反射都能使自然光偏振化，大部分的天然眩光就是含有大量在水平方向振动的直线偏振光。如果这些偏振光线进入人眼，视网膜上的视神经在偏振光的电场作用下，容易引起眩目感。要消除眩光，只要将光线中的水平振动成分的偏振光减弱即可。

2. 偏光镜片的轴位　偏光轴的位置是合理有效利用偏光镜片的关键。当反射面发生偏斜导致偏振光不在水平方向上时，偏光眼镜无法很好地阻挡该反射面反射的偏振化的光线，这时，可以在固定偏光镜片的基础上增加一个偏光轴可以调节的偏光片。但双眼偏光镜片需要同步转动以达到左右眼偏光轴的一致性。

目前的偏光镜片主要有三种：一种是生产厂家直接出厂的经过产品合格检验的成品偏光眼镜，一种是悬挂在普通眼镜外侧的夹片式偏光镜片，还有一种是带有屈光度数的定制性偏光镜片。无论采用哪种形式的偏光镜片，在使用过程中都要保证偏光轴处在垂直位置上，否则会大大削弱偏光镜片的效果。

对于有屈光度的偏光镜片而言，镜框最好选用不容易变形、相对稳定的全框以保证眼镜使用过程中偏光轴位不发生偏斜。尤其是有散光成分的偏光镜片，要在确认散光轴之后再进行定做，保证散光轴位和偏光轴的准确。在实际制作偏光眼镜的过程中，要充分保证左右眼偏光轴位的一致性，否则不仅不能有效阻挡眩光，还会引起双眼亮度差异甚至双眼复视的视觉效果。

第二节　视光工程中的制造工艺

一、树脂镜片的生产制造工艺

（一）浇铸法

光学树脂镜片按照性能和加工方法可以分为热塑性和热固性两大类。其生产工艺截然不同。热塑性光学树脂镜片采用注射成型的机械加工。热固性光学树脂镜片采用浇铸法进行热固化和光固化过程实施加工。光学树脂镜片（CR-39）是一种热固性材料，图 6-2-1 是光学树脂镜片（CR-39）基片浇铸法生产工艺流程。

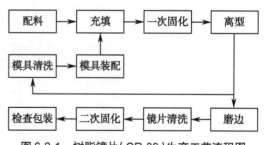

图 6-2-1　树脂镜片（CR-39）生产工艺流程图

下面对生产工艺流程进行简要说明。

1. 配料　按照生产计划要求的配方把 CR-39 单体、引发剂、紫外光吸收剂、抗氧剂、添加剂等混合配料。

2. 模具清洗　需要清洗的玻璃模具包括库存中准备上生产线的模具（新模具和旧模具）、正在生产线上使用的模具和经装配工检查需要重新清洗的模具。清洗时一般使用超声波清洗机。

3. 模具装配　装配是指按照生产计划和模具配伍表，将清洗合格的模具以不同方式组合起来。近些年主要采用胶带法进行密封。采用胶带将模具进行组合,先将清洗合格的配伍模具定位,然后在模具边缘用聚酯胶带自动环绕一周。

4. 充填 充填是将一定配方的配料经过预聚合达到一定黏度,并经过真空脱气之后的预聚体,采用手工和机械的方法,将其注入已装配好的模具中,并以充满、不溢出和无气泡为准。

5. 一次固化 将充填好的模具送到固化炉(加热炉)中,同时要根据不同规格的产品规定不同固化曲线(时间 - 温度曲线),并输入升温控制程序,经过一定时间和加热,CR-39 预聚体继续进行聚合反应,最终由黏稠的液体聚合为透明的固体。

6. 离型 一次固化后的半成品两侧是玻璃模具,中间为透明的 CR-39 树脂镜片。将出炉后的半成品送到离型台,把胶带或密封圈扒掉,用离型器把一侧的玻璃模具和镜片分离开来,用吹枪的压缩空气把镜片和另一侧的玻璃模具分离,分别把镜片和玻璃模具送去磨边和清洗(或入库)。

7. 磨边 将离型后的树脂镜片在自动磨边机上进行磨边处理,使镜片的边缘变得光滑、美观。为了取得更好的效果,也可进行抛光处理。这对于进行加硬和镀膜深加工十分必要。如果加工出来的树脂镜片边缘尺寸比较理想,没有必要再进行磨边处理。

8. 镜片清洗 磨边后的镜片表面由于存在未反应的 CR-39 和磨削下来的固体粉末,必须进行清洗。一般情况都是采用清洗剂和溶剂在超声波作用下进行多次清洗。

9. 二次固化 树脂镜片清洗干净后,还要进行二次固化。二次固化的目的主要是消除内应力和进行表面修整。

10. 检查包装 将二次固化后的镜片,按企业执行的技术标准进行质量检查分类并进行包装、入库。

(二)车房工艺

镜片车房工艺是源于应用机械制造中的车床设备进行特殊镜片加工的工艺。使用车床设备生产的镜片也称为车房片。近些年,随着非球面技术和自由曲面技术的发展,个性化定制镜片的需求显著提高,镜片车房工艺得到了快速发展。车房工艺的生产流程如图 6-2-2 所示。

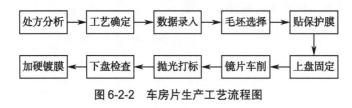

图 6-2-2 车房片生产工艺流程图

下面对车房生产工艺流程进行简要说明。

1. 处方分析 分析处方中的详细数据并进行优化。

2. 工艺确定 依据处方中的细节参数,选择合适的工艺流程。

3. 数据录入 通过扫描仪或者键盘将处方数据录入车房设备中。

4. 毛坯选择 按照优化的处方单,选择合适的镜片毛坯。

5. 贴保护膜 保证镜片在加工过程中不会受损。

6. 上盘固定 将贴过保护膜的镜片固定在特殊的固定装置上以便车削加工。

7. 镜片车削　按照镜片面型要求采用特殊车削工艺,完成车削的镜片已经获得了准确的屈光度。

8. 抛光打标　车削后的镜片表面还不够光滑,通过抛光工艺达到符合要求的光学清晰度。按照需求对抛光后的镜片进行激光打标。

9. 下盘检查　抛光结束后,取下镜片,撕去保护膜,检查镜片的各项参数。

10. 加硬镀膜　按照处方要求送去加硬镀膜。

二、加硬膜设计与工艺

在日常使用中,由于各类摩擦会造成镜片磨损,在镜片表面产生划痕。与玻璃片相比,有机材料制成的镜片硬度比较低,更易产生划痕。通过显微镜可以观察到镜片表面的划痕主要分为两种:一是浅而细小的划痕,戴镜者不容易察觉;另一种是深且周边粗糙的划痕,处于中心区域则会影响视力。

抗磨损膜始于20世纪70年代初,当时认为玻璃镜片不易磨制是因为其硬度高,而有机镜片则太软所以容易磨损。因此将石英材料于真空条件下镀在有机镜片表面,形成一层非常硬的抗磨损膜,但由于其热膨胀系数与片基材料不匹配,很容易脱膜和膜层脆裂,因此抗磨损效果不理想。

20世纪80年代以后,研究人员从理论上发现磨损产生的机制不仅仅与硬度相关,膜层材料具有硬度与变形的双重特性,即有些材料的硬度较高,但变形较小,而有些材料硬度较低,但变形较大。第二代的抗磨损膜技术就是通过浸泡工艺法在有机镜片的表面镀上一种硬度高且不易脆裂的材料。

第三代抗磨损膜技术是20世纪90年代以后发展起来的,主要是为了解决有机镜片镀上减反射膜层后的耐磨性问题。由于有机镜片片基的硬度和减反射膜层的硬度有很大的差别,新的理论认为在两者之间需要有一层抗磨损膜层,使镜片在受到砂砾摩擦时能起缓冲作用,而不容易产生划痕。第三代抗磨损膜层材料的硬度介于减反射膜和镜片片基的硬度之间,其摩擦系数低且不易脆裂。

第四代的抗磨损膜技术是采用了硅原子,加硬液中既含有有机基质,又含有包括硅元素的无机超微粒物,使抗磨损膜具备韧性的同时又提高了硬度。

加硬液一般是一种多组分的高分子溶液,以有机硅为主,固化后形成透明的黏膜,黏附在基片表面起着增透和增硬的作用。一般来说增透的作用较小,在1%~2%,而增硬的效果比较明显,例如CR-39镜片未加硬,表面硬度为3~5H,加硬处理后,表面硬度为6~8H。

现代的镀抗磨损膜技术最主要的是采用浸泡法,即镜片经过多道清洗后,浸入加硬液中,一定时间后,以一定的速度提起。这一速度与加硬液的黏度有关,并对抗磨损膜层的厚度起决定作用。提起后在100℃左右的烘箱中聚合4~5小时,镀层厚约3~5μm。

判断和测试抗磨损膜耐磨性的最根本的方法是临床使用,让戴镜者配戴一段时间,然后用显微镜观察并对比镜片的磨损情况。目前常用的较迅速、直观的测试方法是磨砂实验。磨砂实验将镜片置于盛有一定粒度和硬度砂砾的容器内,在一定的控制下来回摩擦。结束后用雾度计测试镜片摩擦前后的光线漫反射量,并且与标准镜片作对比。

还有一种实验室方法是钢丝绒实验。用一种规定的钢丝绒,在一定的压力和速度下,在镜片表面摩擦一定的次数,然后用雾度计测试镜片摩擦前后的光线漫反射量,并且与标准镜片作对比。

上述两种测试方法的结果与戴镜者长期配戴的临床结果比较接近。

三、增透膜设计与工艺

增透膜又称减反射膜,是以光的波动性和干涉现象为基础。两个振幅相同、波长相同的光波叠加,那么光波的振幅增强;如果两个光波原由相同、波程相差,若这两个光波叠加,那么互相抵消。减反射膜就是利用这个原理,在镜片表面镀减反射膜,使膜层前后表面产生的反射光互相干扰,从而抵消了反射光,达到减反射的效果。镀减反射膜层的目的是减少光线的反射,但并不可能做到没有反射光线,因此镜片表面也总会有残留的颜色。CR-39真空镀膜生产工艺流程如图 6-2-3 所示。

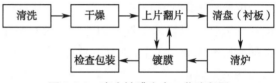

图 6-2-3 真空镀膜生产工艺流程图

下面对真空镀膜生产工艺作简要说明。

1. 清洗 主要目的是使镜片表面更干净,同时把不适宜镀膜加工的镜片挑出。将擦片后的镜片送去清洗。

2. 干燥 将已经清洗干净并预烘干的镜片,连清洗架一起送到干燥箱进一步干燥。

3. 上片 将干燥好的镜片从清洗架取下,再用压缩空气吹干镜片两面后摆放在镀膜盘上,置于超净操作台被镀。

4. 真空镀膜 做好镀膜机一切准备工作,将待镀盘放入后关闭真空室门,达到镀膜真空条件时按膜系设计程序由计算机自动控制镀膜过程。镀膜结束后打开真空室门,取下镀膜盘,将镜片翻面或取下放入镜片盒,送质量检查。

5. 检查包装 将镀膜镜片按质量标准检查分类,按规定包装分类入库。

第三节 视光学与现代光学技术

现代光学技术、计算机信息技术及智能制造等在视光学中都具有广泛的应用。基于自适应光学系统、结合现代测量技术和信息技术,实现了人眼像差矫正、实时成像、参数测量等;基于图形图像处理技术而设计的角膜地形图测量系统、裂隙灯图像处理系统、眼底照相系统等推动了视光技术领域的信息化;基于计算机辅助制造中的激光加工技术推动了准分子激光切削角膜技术的深度发展;基于智能制造技术发展而来的智能眼镜等推动了视光行业的智能化与现代化。

一、视光仪器中的光学技术

(一)自适应光学技术在视光仪器中的应用

1. 自适应光学在视网膜成像中的应用 传统人眼眼底成像技术,由于无法克服人眼自身像差对成像的影响，因此不可能获得视网膜的高分辨率图像。而自适应光学技术可以校正时间和空间上都随机变化的活体人眼像差，从而为获得接近人眼衍射极限的高分辨力视觉细胞图像提供了一种具有高分辨率的研究观测手段。自适应光学技术的主要优势是分辨率，它能够高度放大图像，但是只能看到非常小的区域，这些小区域需要被拼凑在一起。

1994 年，美国罗彻斯特大学视觉科学中心的 Junzhong Liang 等首先将哈特曼 - 夏克传感器用于人眼波前像差的探测。1997 年，Liang 等首次使用自适应光学校正了活体人眼的波前像差，提高了视网膜成像的分辨率，得到了第一幅高分辨率的视网膜图像。目前，使用自适应光学或结合自适应光学的方法进行视网膜成像已经成为眼视光学领域的研究热点之一。Liang 和 Williams 将自适应光学技术引入视网膜成像，建立了世界上首套人眼观察用自适应光学系统，并首次观测到了活体人眼视网膜细胞。

2000 年，中国科学院光电技术研究所的凌宁和张雨东等研制出基于 19 单元微变形反射镜的国内第一套人眼视网膜高分辨率观察自适应光学系统，获得了视细胞和眼底微血管的高分辨率图像。

2. 自适应光学在相干光断层扫描技术中的应用　自适应光学技术通过实时探测 - 控制 - 校正光学系统的动态波前像差，使光学系统具有自动适应外界条件变化从而始终保持最佳工作状态的能力。

1991 年，美国麻省理工学院的科学家 Fujimoto 教授和他的博士生 Huang 等人在 *Science* 上发表了关于相干光断层扫描（optical coherence tomography，OCT）研制的第一篇文章，他们首次使用 OCT 技术完成了对视盘的离体成像。OCT 是一种无损光学成像技术，可以给出对生物组织的高空间分辨层析图像。它将共聚焦扫描技术和低相干光干涉技术有机结合，是一种将高纵向分辨率和高横向分辨率完美结合的非接触、非侵入、无损伤的影像技术，并运用图像处理技术，可以达到类似活体组织病理学观察的作用。2004 年，奥地利维也纳医科大学多普勒实验室的 Hermann 等将一套由 37 驱动单元的膜式微变形镜和夏克 - 哈特曼波前传感器组成的小型自适应光学系统引入超高分辨率相干光断层扫描（ultra-high-resolution optical coherence tomography，UHR-OCT）中。

3. 自适应光学在人眼波前像差测量中的应用　近年来，波前像差被引入人眼光学系统的成像与检查中，作为评价人眼光学系统是否完备的一项重要指标。通过测量人眼的波前像差，可以发现许多之前难以发现的缺陷，如球差、彗差等影响人眼视觉质量的高阶像差。

基于夏克 - 哈特曼原理的反射式波前像差测量法属于客观式测量方法，主要是采用夏克 - 哈特曼波前传感器直接测量瞳孔面上的出射波前。其测量原理是一束激光聚焦在人眼视网膜的黄斑区域，从黄斑处反射出来的光线通过人眼的屈光系统折射后，经过由许多微小透镜排列而成的透镜阵列，该透镜阵列会把反射出来的光线分割成若干个更小的光束，这些光束会在位于透镜阵列焦平面处的 CCD 上聚焦成一个点像阵列。光点相对于微小透镜的光轴在空间上的位移，就直接显示了该处波前的倾斜情况以及整个眼睛波前的形态。

（二）视光学中的交叉学科技术

现代视光学领域将现代信息技术、智能光学系统、计算机自动图像处理等深度融合，实现了自动测试、人机交互、数据存储、智能分析、远程控制等功能。

1. 裂隙灯显微镜数字化图像系统 裂隙灯显微镜数字化图像系统是在裂隙灯显微镜上增设一个智能图像采集与分析模块，通过增加包含光学适配器和 CCD 的摄影摄像接口，使其具有光学适配与采集功能。采集到的视频信号经放大和处理后，通过模数转化模块转换成数字图形，通过计算机图像处理系统进行图像的提取、分析、处理和保存，并在终端显示。

2. 计算机辅助的角膜地形分析系统 计算机辅助的角膜地形分析系统是基于计算机图像处理技术的角膜形态数字化分析系统。角膜地形图常用的测量方法有 Placido 盘法、立体三角光栅网格投影法、相干光断层成像法等，其中 Placido 盘法的使用最为广泛。角膜地形分析仪起源于手持式 Placido 同心圆盘；后来 Gullstrand 将照相机连接到 Placido 盘上对光标像进行拍摄，称之为角膜摄像仪。Wesley-Jessen 公司研究了一种角膜摄像仪，解决了 Gullstrand 角膜摄影仪的问题。1970 年，Townsley 设计了一种新的数学处理方法，将角膜照相图片输入电脑进行角膜部分参数计算。此后，角膜地形图仪朝着智能化、系统化的方向快速发展。由美国 Orbtek 公司生产 Orbscan 系统采用了裂隙扫描技术结合先进的 Placido 盘技术。

3. Pentacam 眼前节（眼前段）测量分析系统 Pentacam 眼前节测量分析系统由德国 Oculus 公司生产，是全世界第一台应用 Scheimpflug 光学原理，360°匀速旋转扫描技术的断层地形图系统。可以从根本上避免单一角度扫描所带来的鼻侧阴影误差，在不足 2 秒的时间内，测量和分析 25 000/138 000 个角膜数据点，不断精确重复，从而获得精准的眼前节三维立体图像。该系统基于 Scheimpflug 成像原理进行旋转扫描三维测量，Scheimpflug 定律认为：移动三个平面，如果物平面、镜头平面和像平面彼此相交于一条线或者一个点，即可获得更大的焦深。

Pentacam 内置的 Scheimpflug 摄像机利用波长 475nm 的蓝色光源，扫描得到共轴的 50 帧裂隙图像，采集到超过 25 000 个不同的高度点，利用计算机软件分析和构建三维眼前段图像。利用基于高度点数据的 Zernike 多项式计算角膜前后表面波前像差。该系统利用中心摄像机监视眼球运动状态，并实现自动跟踪和同步校正。Pentacam 具有强大的智能分析系统，可以实现早期圆锥角膜筛查、人工晶状体优选和晶状体度数计算、评估角膜混浊、快速筛查青光眼等。

4. 相干光断层扫描仪 相干光断层扫描（optical coherence tomography，OCT）是一种基于光学干涉原理的成像仪器。OCT 技术采用低能量的近红外光源作为探测光，探测入射光线在生物组织内部不同深度的散射和反射光强度，可以获得 $1\sim10\mu m$ 的轴向分辨率。OCT 的非损伤性探测方式以及活体和实时的成像特点在临床检查中可以发挥重要作用。OCT 技术结合了低相干干涉、扫描光学延迟线技术、共焦显微、外差探测、分光谱测量、相位转移、数字图像处理等多种技术。

5. 高分辨率视网膜成像 视网膜成像有很多种方法，主要有眼底相机、视网膜检眼镜、相干光断层成像和眼底荧光素血管造影等。眼底检查设备的成像分辨率受到人眼动态变化的高阶像差限制。随着自适应光学被应用到视网膜成像技术中，实现了视网膜高分辨率成像。

视网膜高分辨率成像自适应光学系统主要由波前探测器、波前校正器和波前控制器组成。自适应光学系统中的两个关键器件是波前像差探测器和波前像差校正器。速度快、精度高的微透镜形式的哈特曼波前探测器使用较为广泛。波前像差校正器主要有变形镜波前校正器和液晶波前像差校正器两类。一组可变形的反射镜组成的变形镜波前校正器对不同波长光的反射率极高，而且不存在色散问题，所以大型望远镜系统都采用了变形镜作为波前像差校正设备。液晶双折射效应可以在电压的驱动下实现翻转，从而改变折射率特征、实现位相的调制。液晶型波前校正器具有校正单元多、体积小、成本低的特点，通过采用相息图方法对液晶波前校正器像素单元的编排，调制量得到大幅提高，可以满足人眼视网膜像差的校正。

二、智能眼镜技术

传统眼镜的主要功能是提升视力（如近视、远视、散光、老视、色觉障碍等），或者防止外界的刺激和伤害（如紫外线、强光辐射等）。随着科技的进步，眼镜逐渐被赋予了更多、更高级的功能。

（一）智能框架眼镜

1. 谷歌智能眼镜　2012年4月，谷歌公司发布了一款"拓展现实"眼镜，并命名为谷歌眼镜。它是微型投影仪＋摄像头＋传感器＋存储传输＋操控设备的结合体，可以通过声音控制拍照、进行视频通话和辨明方向，以及上网冲浪、处理文字信息和电子邮件等。谷歌眼镜不仅在全球范围引发了人们对可穿戴设备的关注热潮，更是带动了一大波增强现实技术（AR）与虚拟现实技术（VR）眼镜的研发。它们的功能包括但不限于：拥有独立的操作系统，通过语音控制、体位姿势控制或特殊按键控制，实现摄像、通讯、导航、人脸识别、物体识别、语音识别、电子支付等，部分智能眼镜还兼备传统眼镜的视力矫正功能。

2. HoloLens智能眼镜　2017年，广州、南京、武汉、郑州等地相继报道了当地医院使用微软公司的HoloLens智能眼镜搭载Scopis公司的图像导航系统"全息导航平台"（holographic navigation platform）成功实施混合现实（mixed reality，MR）技术引导的手术，涉及骨科、肿瘤外科、神经外科、胸外科等不同科室、不同的手术部位。该技术以核磁共振、CT等医学影像数据为基础，将全息影像模型叠加在患者体表或病灶结构上，既能协助外科手术规划和术中实时精准导航，又能降低患者和医生受辐射照射的危险，使外科手术更快速、更精确、更安全。

3. eSight智能眼镜　来自加拿大的eSight智能眼镜，装载的高速摄像头能够完整、迅速地捕捉用户正在浏览的画面，并将处理后的高清画面即时传送至眼前的两个有机发光二极管（OLED）屏上，结合算法和视障人士自身的视力需求，可以通过遥控手柄来调节摄像头的焦距及放大倍率，调节色彩和亮度，改善对比度，增强图像画质等。它还配备名为Bioptic倾斜功能的专利技术，可以自动精确地调整荧幕的位置和角度，防止出现沉浸式技术带来的头晕、恶心等不良反应。

4. Oxsight智能眼镜　牛津大学Stephen Hicks发明的Oxsight智能眼镜，原理是利用计算机图形学技术和增强现实技术来帮助视力残障人士看见周围的世界。使用Kinect 3D摄像机捕捉周围环境中物体的形状和距离等信息，利用一系列算法来模拟神经科学中对所见事物的筛选过程，从而将其中最重要、最关键的影像通过高亮、高对比度等方式强化出来，通过微型投影仪将相应的视觉信息传输到眼镜显示屏上。

5. 盲人视觉辅助眼镜　2017年8月，视氪科技的"盲人视觉辅助眼镜"项目在第三届"创青春"中国青年互联网创业大赛中获得总冠军，研究内容包括视氪导航、盲人视觉辅助眼镜、盲人视觉辅助系统，以及"krvision"云平台的开发。该盲人视觉辅助眼镜通过双目摄像头获取周围环境的立体信息，然后将信息进行特殊的三维立体语音编码处理后传递给使用者，以便根据接收到的声音来判断周围环境信息，从而帮助视障人群更便利、独立地生活。

6. 天使眼智能眼镜　2018年4月，肇观电子携天使眼智能眼镜亮相德国法兰克福视觉辅具展会。基于 Next VPU 的高级视觉识别技术和高级视觉定位技术，将视觉信号转化为听觉信号，再将听觉信号以语音信号的形式通过骨传导耳机传达至大脑，为视障人士出行和感知世界提供便利。具备包括通用、文字、钞票、颜色和光照识别在内的等多种视觉识别技术，以及避障提醒和导航功能。

7. Jins Meme 智能眼镜　2015年，日本睛姿公司推出的 Jins Meme 智能眼镜在鼻梁和鼻托上配置了三点式眼电位传感器，能通过瞳孔及眼球移动时产生的眼电位差来监测眼睛八个方向的动作，实现跟踪眼球运动、监测眨眼频率等功能，反映大脑的活跃程度和精神专注度，进而分析用户的疲劳程度。例如，在配戴者（用户）开车的情况下，如果发现用户出现疲劳状态则会进行及时提醒，以防止意外发生。此外，镜架内置六轴动作传感器，含加速度计和陀螺仪，具备基本的健身跟踪功能，例如统计步数和计算热量消耗等。

8. 华为智能眼镜　2021年8月，华为联合 Gentle Monster 推出了 Eyewear Ⅱ 智能眼镜。该智能眼镜支持镜片磁吸替换，左右两侧眼镜架内置发声单元，搭载 Harmony OS 系统，同时配备了多传感器交互系统，可以 3D 触控，滑动镜腿可以调节音量/切换音乐，双击可以接听电话、暂停播放或者呼出智慧助手，按钮左镜腿还可以进入蓝牙配对。

9. 小米智能眼镜　2021年9月，小米公司公布了小米智能眼镜探索版，小米智能眼镜探索版在形态上与传统眼镜相似，整机51g重，眼镜应用了 micro LED 光波导技术显示，将 micro LED 微型显示屏隐藏于镜架之中，通过光波导镜片的折射和扩散，让图像画面即时呈现至眼前。相比于其他技术方案，光波导技术仅通过单一镜片实现了复杂的光学结构，可以明显减少设备体积和重量，实现了让智能眼镜接近传统眼镜形态。

（二）智能隐形眼镜

隐形眼镜又称为角膜接触镜，它是一类依据人眼角膜形态设计、由生物相容性材料制成、通过泪液膜吸附在角膜表面的镜片的总称。它既有毫不逊色于框架眼镜的增视功能，又兼备美容、治疗等特殊用途。随着材料科学的进步，研究者们将先进的材料合成技术和纳米制造技术运用到隐形眼镜的智能化研发中，结合不断更新的传感器技术、通信技术和柔性电子技术，开发出各种具备新型医疗功能的隐形眼镜。

1. 血糖监测隐形眼镜　2011年，微软的 Desney Tan 团队与华盛顿大学的 Babak Parviz 博士团队率先开展了研究。该项目2014年被谷歌接手，随后与诺华集团（Novartis）合作，推出了第一款可用于血糖监测的隐形眼镜成品镜片。该产品内嵌柔性电子传感器和无线

146

芯片,将这些微型器件夹在两层透明的镜片材料之间。当泪液通过镜片中的微小网孔触及传感器时,传感器能够获取眼泪中的葡萄糖含量信息,从而间接监控患者体内的血糖水平。研究者还尝试在镜片中集成微型 LED 光源,通过闪光来提示葡萄糖水平超过上限或下限。

俄勒冈州立大学 Gregory Herman 教授团队在第 253 届 ACS(美国化学学会)展会上展示了一款透明的生物传感器,该传感器由透明的镓氧化锌晶体管切片及葡萄糖氧化酶切片组成,将其附于隐形眼镜上,当传感器与葡萄糖接触时,葡萄糖氧化酶会将其氧化,这样传感器的 pH 就会发生变化,通过镓氧化锌晶体管中流过的电流就能测得葡萄糖水平。

韩国浦项科技大学材料工程学院的韩世光(Sae Kwang Hahn)教授带领的团队在世界生物材料大会(World Biomaterials Congress)上展示过一款由框架眼镜与隐形眼镜组成的智能眼镜设计。其中的隐形眼镜镜片由两块柔软的硅基水凝胶夹裹着一块环形电路组成,电路包括一个电化学血糖传感器、微控芯片、药物释放系统,以及一个能从框架眼镜无线接收能量的感应线圈。当泪液中葡萄糖的浓度升高时,传感器的输出电流随之增加,芯片随后将这一信号无线传输给框架眼镜。框架眼镜上的一个 LED 小灯随即被点亮,发出预警信号以避免血糖浓度进一步升高。

来自韩国的蔚山国家科学技术研究院材料科学家 Jang-Ung Park 及其同事在《科学前沿》(Science Advances)上发表了他们的研究,在隐形眼镜内部植入一组电子器件,包含一个葡萄糖传感器、一个朝外的微型绿色 LED 灯、一根天线和一个镇流器。镜片中的微型电子元件全部由超细柔性的纳米银线连接,具备高透明度、柔软、高效导电等特性,在满足性能的同时不会遮挡眼睛的视线。研究者在兔子身上进行了原型实验和测试,利用人工泪液加糖来模拟泪液中的低含量葡萄糖,当葡萄糖含量超过某一水平,持续点亮的 LED 灯就会闪烁关闭,起到警示的作用。

2. 眼压监测隐形眼镜　瑞士生物技术公司 Sensimed 研发了一款名为 Triggerfish 的智能隐形眼镜,这款智能穿戴设备由一个内置压阻应变传感器的硅水凝胶隐形眼镜和一套配戴在患者颈部的接收器组成。镜片上的传感器在液体压力的作用下延展,检测眼角膜周边的细微变化,能够实时监测眼压强变化,同时通过无线数据传输,将压强数据发送到环贴在眼周的接收器上,通过数据线连接至挂袋中的便携式数据记录器,然后再通过蓝牙传输到主治医生的电脑上。除应变计外,隐形镜片还内嵌天线、微型专用处理电路和向接收器发送测量数据的射频发射器,镜片直径约 14mm,厚度仅为 $100\sim200\mu m$。

3. 增强现实隐形眼镜　随着增强现实技术的日趋成熟,智能材料技术和微电子技术的不断发展,隐形眼镜被挖掘出更多令人感兴趣的应用潜力,例如将隐形眼镜内置摄像头和屏幕,它就可以成为终极 AR 平台,远比当前基于护目镜的技术更全能、更具沉浸感。

韩国蔚山国家科学技术研究院 Jang-Ung Park 团队利用多机构合作研发的透明、高导且具有弹性的石墨烯银纳米导线,成功地在普通的软性隐形眼镜表层加入了一个发光二极管(LED),使隐形眼镜也可以显示图像。

三星电子发布了一项智能隐形眼镜技术专利,将隐形眼镜作为显示屏,能够将图片直接投影到配戴者眼前,镜片中还内置了摄像头和传感器,用户通过眨眼动作来控制这些组件，内嵌的天线系统可以将内容传输到外部的智能手机等设备上进行处理。索尼公司也注册了智能隐形眼镜专利，除图像传感器、微处理器、存储器和无线传输模块之外，还内置摄像头，可用来拍摄照片和视频，但其并未把 AR 功能作为侧重点。

美国华盛顿大学电子工程系的 Babak Parviz 博士团队使用 3D 量子点 LED 打印机制作出带有显示屏的隐形眼镜，利用自组装技术，使纳米大小的细粉状金属成分在镜片上"自我装配"成微电路。虽然研究初期只能显示单像素图像，但其研究方向是在仿生隐形眼镜上实现 AR 技术，让虚拟图像同人的视野所及之处的真实景象相叠加，它可以把远处的物体放大到眼前，让使用者戴着隐形眼镜就可以玩电子游戏或体验无线上网的乐趣。

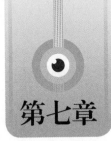

第七章 视 觉 检 测

◎ **本章导读**

　　视觉检测即视觉健康评估,包含眼健康检查及视功能检查两方面的内容。本章内容涉及视力评估、眼部检查、双眼视功能检查及其他视觉心理物理学检查,主要介绍各项检查的原理及检查方法。

◎ **知识脉络图**

视觉健康评估	
⇩	⇩
眼健康检查	**视功能检查**
⇩	⇩
1. 视力评估 2. 眼前段检查 3. 眼底检查 4. 眼压测量 5. 泪液检测 6. 角膜形态学检查 7. 屈光检查	1. 眼球运动检查 2. 融像及立体视检查 3. 调节功能检查 4. 聚散功能检查 5. 眼位检测 6. 色觉检查 7. 瞳孔检查 8. 其他检查

第一节 视 力 评 估

　　人眼形觉质量的评估包括主客观视力、对比敏感度及视野检查等,其中视力检查是最简单常用的视力评估方法,分远视力检查和近视力检查,方法基本相同。

一、视力及视力表

(一) 视力

视力,即视觉敏锐度,指视觉器官对物体的精细辨别能力。

视力可分为远、近视力,远视力指在 5m 以外观察视标的视力,近视力一般指阅读视力。视力也可分为中心视力、周边视力和立体视力。

1. 中心视力 中心视力反映黄斑中心凹的分辨能力,即人们通过查看视力表所确定的视力,包括远视力(在 5m 或 6m 处查看视力表)和近视力(在 33cm 或 40cm 处查看视力表)。当远、近视力达到 0.9 以上时,才能说明其中心视力正常。通常,近视者远中心视力差、近中心视力正常,远视者远、近视力皆可能异常。目前临床上评估视觉系统的形觉功能一般指中心视力检查。

2. 周边视力 周边视力反映的是视网膜黄斑中心凹以外的分辨能力。当眼睛注视某一目标时,非注视区所能见即周边视力,其所见范围称为视野,俗称眼的余光。近视、夜盲患者的周边视力比较差,一些眼底疾病也可致周边视力下降。

3. 立体视力 即眼的立体视功能,是人类有别于其他动物的最高级的视功能。有些人中心视力正常,但立体视力却异常,这在医学上称为立体盲。只有当中心视力、周边视力和立体视力都符合生理要求时,才能算作视力正常。

临床诊断及视残等级鉴定一般是以矫正视力为标准,矫正视力即经过屈光检查及矫正之后的视力。眼病流行病学调查中一般采用日常视力的指标,即日常生活中习惯性配戴或不配戴眼镜的视力,它反映的是被检者对视力的需求程度。

视力好坏直接影响人的工作及生活能力,临床上 ≥1.0 的视力为正常视力,发达国家将视力 <0.5 称为视力损伤,作为能否驾车的标准。世界卫生组织(WHO)的标准规定,一个人较好眼的最佳矫正视力 <0.05 时为盲,较好眼的最佳矫正视力 <0.3 但 ≥0.05 时为低视力。

(二)视力表

1. 视力表的种类 视力检测一般采用视力表进行。视力表的视标形态有多种,最常见的有 Snellen "E" 字形、英文字母或阿拉伯数字,还有 Landolt "C" 带缺口的环形视标、儿童使用的简单图形视标等。目前常用的视力表主要有 Snellen "E" 形视力表、Landolt "C" 形视力表。

我国曾通用的国际标准视力表,其优点是简单便于记录;缺点是每行视标增率不均匀,即每行视标视角相差不成比例,所得结果不利于资料统计与分析。例如,视标 0.1 行比 0.2 行大 1 倍,而视标 0.9 行比 1.0 行仅大 1/9,视力从 0.1 提高到 0.2 困难,而视力从 0.9 提高到 1.0 容易。20 世纪 60 年代后期,我国缪天荣教授设计了对数视力表,视标视角按几何级递增,视力计算按数字级递减,相邻两行视标大小之比恒为 1.258 9 倍。这种对数视力表采用 5 分记录法,用 0~5.0 分表示视力的等级。无光感记录为 0 分,光感为 1 分,手动为 2 分,指数为 3 分,3.0~3.9 可通过移近视力表测出,4 分以上则为视力表测得的视力,5.0 分为正常视力。其优点是设计合理,便于统计分析。

2. 视力的表示方法 国际标准视力表 1.0 的标准为可看见 1′ 视角空间变化的视标的视力,不论是远视力表,还是近视力表,1.0 视力的视标都是按照 1′ 视角标准设计的(图 7-1-1)。

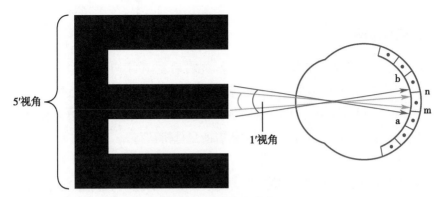

图 7-1-1 视角与视标

视力计算公式为 V = d/D，V 为视力，d 为实际看见某视标的距离，D 为正常眼应当能看见该视标的距离。我国传统上一般采用小数表示法。如国际标准视力表上 1.0 及 0.1 行视标分别为 5m 及 50m 处检测 1′ 视角的视标。如果在 5m 处才能看清 50m 处的视标，代入上述公式，其视力 = 5m/50m = 0.1。

有些国家不采用小数表示法，而是直接按上述公式的分数表示。将视力表置于 6m（或 20 英尺）处，其视力记录为 6/6、6/12、6/30、6/60 或 20/20、20/40、20/100、20/200 等，换算为小数分别为 1.0、0.5、0.2、0.1 等（表 7-1-1）。

表 7-1-1　各种视力记录方式的对照关系

Snellen 分数记录	小数记录	缪氏法（5 分表达）	最小分辨角的对数表达（Log MAR）	ETDRS 记分
20/10	2.0	5.3	−0.3	96～100
20/12.5	1.6	5.2	−0.2	91～95
20/16	1.25	5.1	−0.1	86～90
20/20	1.0	5.0	0.0	81～85
20/25	0.8	4.9	0.1	76～80
20/32	0.63	4.8	0.2	71～75
20/40	0.5	4.7	0.3	66～70
20/50	0.4	4.6	0.4	61～65
20/63	0.32	4.5	0.5	56～60
20/80	0.25	4.4	0.6	51～55
20/100	0.2	4.3	0.7	46～50
20/125	0.16	4.2	0.8	41～45
20/160	0.125	4.1	0.9	36～40
20/200	0.1	4.0	1.0	31～35
20/250	0.08	3.9	1.1	26～30
20/333	0.06	3.8	1.2	21～25
20/400	0.05	3.7	1.3	16～20
20/500	0.04	3.6	1.4	11～15
20/667	0.03	3.5	1.5	6～10
20/800	0.025	3.4	1.6	1～5

二、远视力检测

1. 注意事项　检查视力需两眼分别进行，先右后左，可用手掌或挡板遮盖另眼，但不能压迫眼球。视力表须有充足的光线照明，远视力检查的距离为 5m，近视力检查的距离为 30～50cm（以视力表设计距离为准）。检查者指示视力表中的视标，嘱被检者说出或用手势表示该视标的缺口方向，逐行检查，找出被检者的最佳辨认行。

2. 检查步骤

（1）正常视力标准为 1.0。如被检者视力低于 1.0 时，须加针孔片检查，如视力有改进则可能有屈光不正，眼前加置针孔片可降低屈光不正的影响，因此针孔视力的检查可作为眼病筛查的手段。如被检者有眼镜，则应检查戴镜的矫正视力。

（2）如果被检者在 5m 处不能识别视力表上的最大视标（通常为最上面一行 0.1 行视标），则嘱其逐步向视力表走近，直至能识别视标为止。此时再根据 $V = d/D$ 的公式计算，如在 2m 处才看清设计距离为 50m（0.1 行）的视标，其实际视力应为 $V = 2m/50m = 0.04$。

（3）如被检者在距离视力表 1m 处仍不能识别最大的视标，则进行指数检查。检查距离从 1m 开始，逐渐移近，直到能正确辨认为止，并记录该距离，如指数 /30cm。如指数在 5cm 处仍不能识别，则检查手动。如果不能识别眼前手动，则检查光感。在暗室中用手电照射受试眼，另一眼须严密遮盖不透光，测试被检者眼前能否感觉光亮，记录为光感或无光感。对有光感者还要检查光源定位，嘱被检者向前方注视不动，检查者在受试眼 1m 处，上、下、左、右、左上、左下、右上、右下变换光源位置，用 +、- 表示光源定位的阳性、阴性。

三、近视力检测

视力检查时只检查远视力是不完整的，单就远视力检查并不足以说明被检者的视力情况，还应该检查近视力。这样可以大致了解被检者的屈光状态，例如近视眼者，近视力检查结果好于远视力结果；老视或调节功能障碍者远视力正常，但近视力差。同时，还可以比较正确地评估被检者的活动及阅读能力，例如有些被检者虽然远视力很差且不能矫正，但如将书本移近眼前仍可阅读书写。

近视力的记录通常包括检查距离和能辨认的最小印刷字体尺寸，常用的表达方式包括 M 单位、pt 点数、等价 Snellen 表示法及 Jaeger 表示法等。

早期应用的 Jaeger 近视力表分 7 个等级，从最小的视标 J1 到最大的视标 J7，此近视力表与标准远视力表的分级难以对照。20 世纪 50 年代，徐广第教授参照国际标准远视力表的标准，以 1.0 为 1′ 视角的视标，研制了标准近视力表，使远、近视力表标准一致，便于临床使用。

近视力的检查方法与远视力检查类似，先测量单眼视力（先右后左），再测量双眼视力。

第二节　眼部健康检查

一、眼前段检查

（一）眼前段检查常用方法

眼前段又称眼前节，指位于眼球前部的组织结构，包括角膜、巩膜、前房、虹膜、瞳孔和晶状体。在良好照明的情况下，可直接观察，但细微的病变必须使用放大镜或裂隙灯显微镜进行检查。

1. 斜照法　常用的简单方法是斜照法，可借助手电筒和放大镜进行。即一手持带有聚光灯泡的手电筒，从眼的侧方距眼约 2cm 处，聚焦照明检查部位，另一手持＋13D 的放大镜置于眼前，检查角膜、前房、虹膜及晶状体。

2. 裂隙灯检查法　裂隙灯双目显微镜简称裂隙灯，主要由裂隙照明系统、观察系统、运动滑台系统和头架系统组成。

裂隙灯显微镜的基本测试原理是集中光线的充分利用：首先由裂隙照明系统投射出一个裂隙像，此时照亮被检眼，同时将眼球被聚焦部位做一光学切面，检查者通过双目立体显微镜来观察该光切面内组织的病变情况。用它可在强光下放大 10～16 倍检查眼部病变，不仅能将表浅的病变看得十分清楚，还能通过旋转裂隙系统对眼球做不同的光切面，借此判断眼内各层次组织的病变情况。在临床检查中，可根据需要调节一定形状、一定颜色的裂隙光带。附加前置镜、接触镜、前房角镜、三面镜，还可检查前房角、玻璃体和眼底。再配备前房深度计、压平眼压计、照相机等，其用途更为广泛。

常用的裂隙灯照明法有弥散光线照明法和直接焦点照射法。弥散光线照明法用于总体观察眼睑、睫毛、结膜、角膜、巩膜、虹膜和瞳孔的状况（图 7-2-1A）。直接焦点照明法，即将灯光焦点与显微镜焦点重合在一起，当光线投射在结膜、巩膜或虹膜上，可见一边界清楚的照亮区，以便细微地观察该区的病变；当裂隙光线投照在透明的角膜或晶状体上，呈一乳白色的光学切面（图 7-2-1B）。借此可以观察其弯曲度、厚度、有无异物或角膜后沉着物，以及

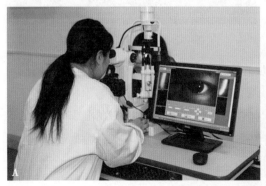
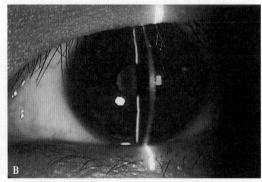

图 7-2-1　裂隙灯检查及光学切面
A. 裂隙灯显微镜检查；B. 裂隙灯光学切面。

浸润、溃疡等病变的层次和形态。用直径很小的圆锥光束照射可用于观察前房炎症细胞及前房闪辉，又称丁达尔现象（Tyndall 现象）。再将焦点向后移，还可观察晶状体有无混浊及混浊所在的层次，以及前1/3玻璃体内的病变。

为了发现和检查某些特殊的体征，还可选择采用角膜缘分光照明法、后部反射照明法、镜面反光照明法、间接照明法等（图7-2-2）。

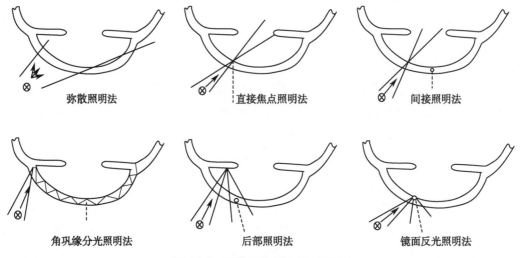

弥散照明法　　　　　直接焦点照明法　　　　　间接照明法

角巩缘分光照明法　　　　后部照明法　　　　镜面反光照明法

图 7-2-2　裂隙灯常用照明法示意图

3. 超声活体显微镜（ultrasound biomicroscopy，UBM）检查　UBM 作为 B 型超声的一种，也广泛应用于眼前段的检查。不同之处在于 UBM 换能器的频谱高，一般在 40MHz 以

上。因此与普通的二维超声相比可获得更清晰的图像，对组织结构的观察更详尽，图像特征类似低倍光学显微镜（图 7-2-3）。其局限性在于穿透力弱，一般成像范围在 5mm×5mm～8mm×12mm 之间，因此只能对眼球的前段组织进行检查。

主要用于观察角膜、虹膜、前房与前后房角、睫状体与晶状体周边等眼前段组织。在临床上有助于眼前段相关疾病的检查与

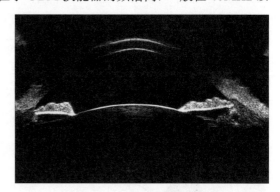

图 7-2-3　UBM 眼前段检查图

诊断，如：①青光眼患者可以应用 UBM 详尽地了解房角的情况；②眼外伤时了解眼前段的损伤情况，如低眼压综合征、异物等；③眼前段肿瘤的形态观察；④周边玻璃体和睫状体疾病的诊断，对虹膜后结构的检查是 UBM 的特点，在现有仪器和设备中，UBM 是唯一能够在活体状态下了解后房和睫状体的检查方法；⑤角膜和结膜疾病、前段巩膜疾病、晶状体疾病等也可应用 UBM 检查。

（二）眼前段检查的主要内容

1. 角膜　主要检查角膜大小、弯曲度、透明度及表面是否光滑，有无异物、新生血管及

混浊（瘢痕或炎症），角膜感觉如何，角膜后有无沉着物（KP）。

（1）角膜荧光素染色：是观察角膜上皮有无缺损及角膜混浊是否溃疡的常用方法。可用消毒玻璃棒沾无菌的 1%～2% 荧光素钠液涂于下穹窿部结膜上，或用无菌生理盐水将荧光素钠染色试纸润湿后轻触下睑结膜，过 1～2 分钟后观察，黄绿色的染色可显示上皮缺损的部位及范围。

（2）角膜知觉的检查：从消毒棉签拧出一条纤维，用其尖端从被检者侧面移近并触及角膜，如不引起瞬目反射或两眼所需触力有明显差别，则表明角膜感觉减退，多见于疱疹病毒所致的角膜炎或三叉神经受损者。

2．巩膜　注意检查巩膜有无黄染、充血、结节及压痛。

3．前房　将手电灯光在外眦处侧照向内眦，如鼻侧虹膜全被照亮，为深前房，如鼻侧虹膜仅被照亮 1mm 或更少，则为浅前房，有发生闭角型青光眼的潜在危险。

（1）房水性质检查：注意房水有无混浊，前房内有无积血、积脓。正常房水完全透明，但在眼内有炎症或外伤时，房水可能变混浊或有积血、积脓、异物等，明显者肉眼即可见，轻度混浊肉眼不易发现，须借助裂隙灯显微镜检查。将裂隙光源调成圆点状光束，用斜照法投射到角膜经前房至晶状体上，在光线的径路上，正常房水仅显极微弱的闪光，在房水混浊时，房水闪光增强，这种情况称闪光阳性或 Tyndall 征阳性，其程度也可以用 +、++、+++ 表示。

（2）前房角检查：前房角的各种结构须利用裂隙灯显微镜和前房角镜配合完成。通过光线的折射（直接房角镜）或反射（利用间接房角镜配合裂隙灯显微镜）才能查见（图 7-2-4）。前房角镜检查是青光眼防治工作中的常用方法。此外，为了发现前房角的细小异物、新生物及新生血管等病变，也须应用前房角镜。

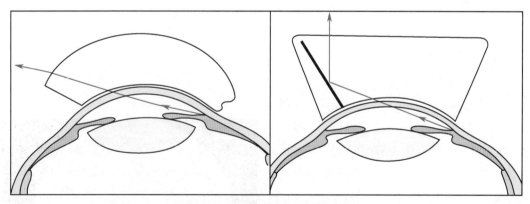

图 7-2-4　直接及间接房角镜示意图

前房角镜下可见三部分，即前壁、后壁及隐窝。前壁最前为 Schwalbe 线，为角膜后弹力层终止处，呈白色、有光泽、略微突起；继之为小梁网，上有色素附着，是房水排出的通路，Schlemm 管即位于它的外侧；前壁的终点为巩膜突，呈白色。隐窝是睫状体前端，呈黑褐色，又称睫状体带。后壁为虹膜根部。

（3）前房深度检查：正常前房轴深为 2.5～3mm。通常前房角宽度与前房深度有直接关系,前房深度测定对闭角型青光眼的诊断有一定临床意义。

常用角膜厚度比较法,以角膜厚度作为度量标准,测量周边前房深度。

操作方法为:使裂隙灯光源与显微镜成30°～45°夹角。光线照在6:00位角膜缘处,嘱被检者注视光源,观察最周边部角膜后壁与虹膜之间的距离,即为周边前房深度。以该处角膜厚度(corneal thickness,CT)为计量单位,如相当于1、1/2、1/3……角膜厚度。94%正常人>1/2CT,其中3/4为1～1.5CT,仅6%≤1/2CT。

4. 虹膜 观察虹膜颜色、纹理,有无新生血管、色素脱落、萎缩、结节,有无与角膜前粘连、与晶状体后粘连,有无根部离断及缺损,有无震颤(晶状体脱位)。

5. 瞳孔 观察两侧瞳孔是否等大、形圆,位置是否居中,边缘是否整齐。瞳孔检查和各种反射对于视路及全身病的诊断都有重要意义,包括:

(1)直接对光反射:在暗室内用手电筒照射被检眼,该眼瞳孔迅速缩小的反应。此反应需要该眼瞳孔反射的传入和传出神经通路共同参与。

(2)间接对光反射:在暗室内用手电筒照射另侧眼,受检眼瞳孔迅速缩小的反应。此反应只需要受检眼瞳孔反射的传出途径参与。

(3)相对性传入性瞳孔障碍:亦称Marcus-Gunn瞳孔。譬如左眼传入性瞳孔障碍时,用手电筒照射右(健)眼时,双眼瞳孔缩小,患眼瞳孔由于间接反射而缩小;随后移动手电筒照在左(患)眼上,双眼瞳孔不缩小,因左眼传入性瞳孔障碍;以1秒间隔交替照射双眼,健眼瞳孔缩小,患眼瞳孔扩大。这种体征特别有助于诊断单眼的球后视神经炎等眼病。

(4)集合反射:先嘱被检者注视一远处目标,然后改为注视15cm处近视标,此时两眼瞳孔缩小,伴有双眼集合。

6. 晶状体 观察晶状体是否透明,如有混浊要注意部位、形状、颜色、范围、程度及有无脱位,有无晶状体,自然晶状体或人工晶状体情况,位置是否正常等。

二、眼后段检查

(一)正常眼底特点

正常视网膜呈现橙红色(图7-2-5),视盘的视网膜脉络膜平面略呈椭圆形,淡红色,边界清楚。视盘中央有凹陷,色泽稍淡,称为生理凹陷,亦称为视杯。视杯的直径与视盘直径之比,称杯/盘比(C/D),正常C/D一般≤0.3;若C/D>0.5,则可能为青光眼。

视网膜中央动脉色鲜红,静脉色暗红,动静脉管径之比为2:3。

黄斑部位于视盘颞侧约2个视盘直径稍偏下处,呈暗红色、无血管,其中心在灯光照射下有一针尖样的反光点,称为中心凹光反射。

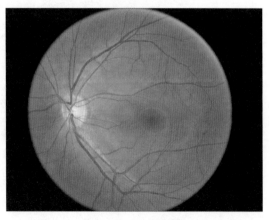

图7-2-5 正常眼底

（二）眼底检查项目

1. 视盘　观察视盘形态、大小、颜色、边界、血管状况，杯 / 盘比，有无缺损，有无隆起或病理性凹陷（均以屈光度数值表示，屈光度相差 3D 约相当于高起或陷下 1mm）。

2. 视网膜血管　观察血管走行状态，有无扭曲、怒张、闭塞或搏动，有无微血管瘤，动脉管壁反光度，管腔大小，动静脉比例及交叉处情况，管壁有无白鞘等。

3. 黄斑部　黄斑部中心凹光反射，黄斑中心凹附近情况：有无水肿、渗出物、出血、色素、裂洞（孔）或囊样变性。

4. 视网膜　颜色是否透露脉络膜，有无水肿、渗出、出血、游离色素、萎缩、瘢痕、新生物、新生血管和脱离等。

（三）眼底检查常用方法

眼底检查常采用直接检眼镜（图 7-2-6）、双目间接检眼镜（图 7-2-7）、裂隙灯附加前置镜或三面镜（图 7-2-8）进行。

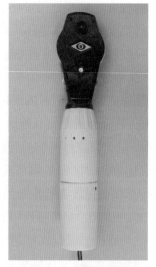

图 7-2-6　直接检眼镜

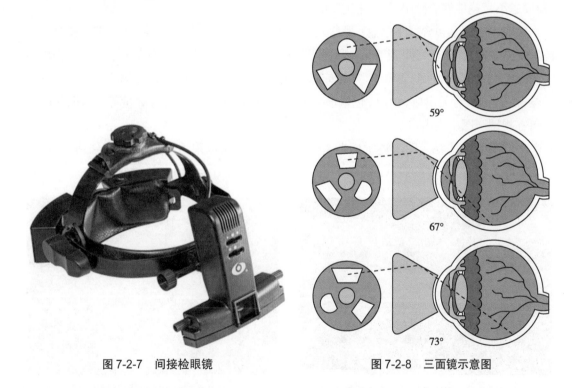

图 7-2-7　间接检眼镜　　　　　图 7-2-8　三面镜示意图

1. 直接检眼镜（直接眼底镜）检查　直接检眼镜所见眼底为正像，放大约 16 倍。可以观察视盘和后极部眼底的微小病变，如微血管瘤、小的渗出、色素改变、小动脉扩张等。检查时通常可不散瞳，若须详细检查则应散瞳。由于其放大倍率较高，故所见范围较小，照明有限，且只能单眼观察，所见眼底像缺乏立体感。

2. 间接检眼镜（间接眼底镜）检查　双目间接检眼镜放大倍数小，可见范围大，所见为倒像，双目观察，照明良好且亮度可调，具有鲜明的立体感，一般须散瞳检查。用间接检眼镜检查眼底所见视野比直接检眼镜大，能比较全面地观察眼底情况，不易漏诊眼底病变。间接检眼镜辅以巩膜压迫器，可看到锯齿缘，有利于查找视网膜裂孔。因其能在较远距离检查眼底，可直视下进行视网膜裂孔封闭及巩膜外垫压等操作。主要适用于：①各类原发性、继发性视网膜脱离；②各类眼底疾患所致隆起不平者，如肿物、炎症、渗出和寄生虫等；③屈光介质透明时的眼内异物，尤其是睫状体扁平部异物；④屈光介质欠清或高度屈光不正，用直接检眼镜观察眼底困难者。

3.裂隙灯附加前置镜或三面镜检查　裂隙灯显微镜附加双凸前置镜或三面镜接触镜观察眼底时，一般须在散瞳下进行，可以观察玻璃体及眼后段的结构。利用裂隙灯较强的光源，透过放在被检眼前的凸透镜观察其眼底，所见为眼底倒立的虚像，具有照明好、景深大、视野宽、立体感强、检查方便等优点。

通过三面镜观察到的眼底更加细致与全面，可以观测到视网膜周边的锯齿缘部，且照明光线更亮、立体感更强。三面镜检查效果优于间接检眼镜和前置镜。三个反射镜的作用是观察周边视网膜，三个反射镜和前表面所成的角度分别为59°、67°、75°。镜面斜度越大（角度越小），越能够看到眼底的周边部分。

眼底检查记录包含以下信息：视盘大小形状（有无先天发育异常），颜色（有无视神经萎缩），边界（有无视盘水肿、炎症）和病理凹陷（青光眼）；视网膜血管的管径大小、是否均匀一致、颜色、动静脉比例（正常2∶3）、形态、有无搏动及交叉压迫征；黄斑部及中心凹光反射的情况；视网膜有无出血、渗出、色素增生或脱失，描述其大小、形状、数量等。对明显的异常可在视网膜图上绘出。

4.其他检查方法　除上述常用光学检查方法外，也可以采用光学相干断层扫描（optical coherence tomography，OCT）（图7-2-9）和眼底血管造影（图7-2-10）进行眼底检查。

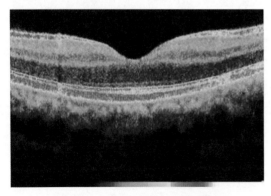

图7-2-9　眼底黄斑区OCT图像

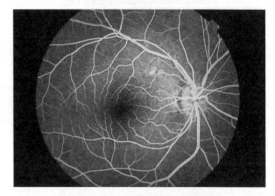

图7-2-10　正常眼底血管造影

OCT是20世纪90年代初期发展起来的一种新型非接触性无创光学影像诊断技术，它集成了半导体激光技术、光学技术和计算机图像处理技术等，利用眼内不同组织对830nm近红外光的反射性的不同，通过低相干光干涉测量仪比较反射光波和参照光波来测定反射光波的延迟时间和反射强度，分析出不同组织的结构及其距离，经计算机处理成像，并以灰色图或伪彩图形式显示组织的断面结构。

眼底血管造影是将造影剂从肘静脉注入人体,利用特定滤光片和眼底照相机拍摄眼底血管及其灌注的过程。它可分为荧光素眼底血管造影(FFA)及吲哚菁绿血管造影(ICGA)两种,前者是以荧光素钠为造影剂,主要反映视网膜血管的情况,是常用、基本的眼底血管造影方法;后者以吲哚菁绿为造影剂,反映脉络膜血管的情况,辅助前者发现早期的脉络膜新生血管、渗漏等。

三、眼压检查

(一)眼压

眼球内容物作用于眼球壁的压力,称为眼压。正常人的眼压稳定在一定范围内,以维持眼球的正常形态,同时保证屈光间质发挥最大的光学性能。正常眼压的范围为 10～21mmHg(1.333～2.793kPa)。双眼的眼压可以有一定差异,但以不超过 5mmHg 为正常,24 小时眼压波动以不超过 8mmHg 为正常。

眼压的稳定对眼部健康至关重要。对于常见的致盲性眼病青光眼的发生与发展,眼压升高是主要的危险因素。从预防和诊断治疗的角度来讲,检查和监测眼压对于每一个健康人和每一个青光眼患者都是非常重要的。

(二)眼压的测量

眼压测量包括指测法及眼压计测量法。

1. 指测眼压法　指测法是最简单的定性估计眼压的方法,需要一定的临床实践经验。测量时嘱被检者两眼向下注视,检查者将两手示指尖放在上眼睑皮肤面,两指交替轻压眼球,估计眼球硬度。初学者可触压自己的前额、鼻尖及嘴唇,粗略感受高、中、低 3 种眼压的状态差异。记录时以 T_n 表示眼压正常,用 T_{+1}～T_{+3} 表示眼压增高的程度,用 T_{-1}～T_{-3} 表示眼压降低的程度。

2. 眼压计测量法　眼压计分为压平式眼压计和压陷式眼压计两大类。

(1)压陷式:压陷式眼压计是用一定重量的眼压测杆使角膜压成凹陷,在眼压计重量不变的条件下,压陷越深其眼压越低,其测量值受到眼球壁硬度的影响。

Schiotz 眼压计是目前在我国应用较为广泛的压陷式眼压测量仪器(图 7-2-11)。检测时,被检者取仰卧位,结膜囊须滴入表面麻醉剂,根据指针位置及砝码重量计算出被检者眼压值。角膜尤其是角膜上皮有损害时不能采用此法测量。

(2)压平式:压平式眼压计是将角膜压平观测的装置,根据角膜压平的面积或压力大小又可分两种。

一种以 Goldmann 压平眼压计为代表(图 7-2-12),测量原理为固定压平面积,压平同样大小面积所需力小者眼压亦小。用压平式眼压计测量时,使角膜凸面稍稍变平而不下陷,眼球容积改变很小,因此不受眼球壁硬度的影响。

Goldmann 压平眼压计是目前国际通用的标准眼压计,它附装在裂隙灯显微镜上,用显微镜观察,被检者取坐位测量。Perkin 眼压计为手持式压平眼压计,检查时不需要裂隙灯显微镜，受试者取坐位、卧位均可。

另一种以 Maklakow 压平式眼压计为代表，此类原理为压力固定（眼压计重量不变），压平面积越大眼压越低，这种眼压计测量时眼球容积的影响较大，所测得的眼压值受眼球壁硬度的影响。

3. 非接触眼压计 简称 NCT，测量时仪器不与眼球接触，利用气体脉冲力将角膜中央部 3.6mm² 面积压平，测定压平此面积的时间，将其转换为眼压。其优点是避免了眼压计接触角膜所致的交叉感染，可用于角膜表面麻醉剂过敏的患者。缺点是所测数值不够准确。现有非接触眼压计可实现三维自动追踪、自动测量和自动完成等功能（图 7-2-13）。

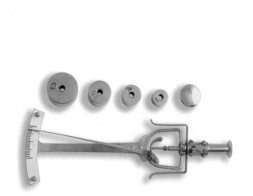

图 7-2-11　Schiotz 眼压计

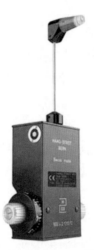

图 7-2-12　Goldmann 眼压计

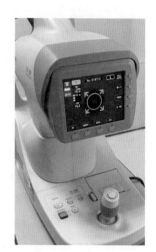

图 7-2-13　非接触眼压计

四、角膜形态检查

（一）角膜弯曲度检查

最简单的方法是应用 Placido 盘观察其在角膜上的映像有无扭曲（图 7-2-14）。检查时，嘱受检者背光而坐，检查者一手持 Placido 盘，将同心圆环正面朝向被检者睑裂区，通过中央圆孔观察映在角膜上的黑白圆环影像。正常者影像为规则而清晰的同心圆，呈椭圆形者表示角膜有规则散光，扭曲者表示有不规则散光。

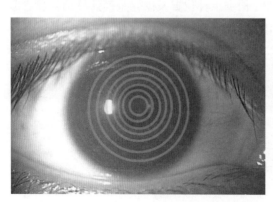

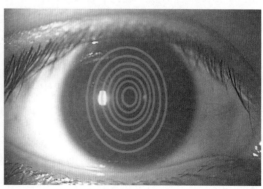

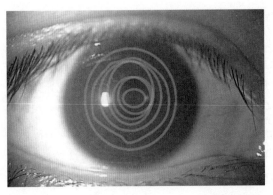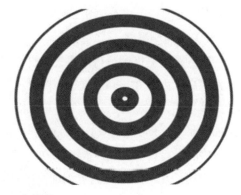

图 7-2-14　Placido 盘检查

（二）角膜曲率及屈光度测定

如须测定角膜的曲率半径及屈光度，以便验配接触镜、进行角膜屈光手术或人工晶状体植入术，则须用角膜曲率计或角膜地形图仪进行角膜参数的检查。

1. 角膜曲率计　角膜曲率计是利用角膜的反射性质来测量其曲率半径的。在角膜前一特定位置放置一特定大小的物体，该物经角膜反射后成像，测量出此像的大小，便可计算出角膜的曲率半径。用于测量角膜中央区域的曲率，提供角膜前表面曲率及角膜总屈光度。

2. 角膜地形图仪　也称为计算机辅助的角膜地形分析系统。通过计算机图像处理系统将角膜形态进行数字化分析，然后将所获得的信息以不同特征的彩色形态图来表现，因其恰似地理学中地表面的高低起伏状态，故称为角膜地形图。可以对从中央到周边部的绝大部分的角膜屈光力进行检测，包括角膜前、后表面高度图，角膜前、后表面曲率图，全角膜厚度图等。角膜地形图检查对于角膜塑形镜的验配及角膜屈光手术前后的患者筛查及疗效评估均具有重要意义。正常角膜的地形图常见圆形、椭圆形、对称或不对称的领结形（或称 8 字形）和不规则形等形态。

（三）角膜内皮形态检查

角膜内皮形态检查可通过角膜内皮镜进行。角膜内皮镜是利用光线照在角膜、晶状体等透明屈光介质的界面上发生反射，在角膜内皮与房水界面之间，细胞间隙会发生反射而形成暗线，从而显示出角膜内皮细胞的镶嵌式六边形外观。现代角膜内皮镜检查与计算机相结合，自动对角膜内皮细胞形态进行分析。角膜内皮的状况与角膜营养代谢密切相关，有利于角膜内皮功能的评价。正常人 30 岁前，平均细胞密度为 3 000～4 000 个 /mm²，50 岁左右为 2 600～2 800 个 /mm²，大于 69 岁为 2 150～2 400 个 /mm²。

除上述检查外，还可以利用活体激光共焦显微镜观察角膜上皮下神经损伤和形态改变，对角膜上皮神经的密度、弯曲度、直径及分叉程度等多项指标进行评估，辅助干眼、真菌及阿米巴角膜炎等角膜感染性疾病的诊断。

五、泪液检查

泪液检查是临床诊断干眼的重要手段。主要包括泪河测量、泪液分泌量测定、泪膜稳定性评估、泪液相关成分测定、泪液渗透压测定及其他组织生物的测量等。

（一）泪河测量

传统的泪河高度测量可通过裂隙灯显微镜直接观察或向结膜囊内滴入荧光素后观察。正常人泪河高度大于0.2mm。观察裂隙灯投射在角结膜表面的光带和下睑缘光带的交界处可见泪液的液平面，其宽度可一定程度上反映泪液分泌的多少。在临床上测量的泪河宽度相当于泪河曲率半径，正常值为0.4～1.0mm，≤0.35mm则可诊断为干眼。采用裂隙灯显微镜进行泪河高度检测受检查者主观因素影响较大，测量结果的稳定性及不同测量者的重复性较差。

除应用裂隙灯显微镜测定泪河高度外，还可采用红外光照技术以及OCT技术进行泪河高度与泪河切面的测量，可进一步提高泪河测量的准确性及稳定性。

（二）泪液分泌量测定

目前临床上用于评估泪液分泌功能的检查有泪液分泌试验（Schirmer试验）、酚红棉线试验等，主要检测水样泪液的产生量。

1. 泪液分泌试验（Schirmer试验） Schirmer试验包括表面麻醉下Schirmer试验、Schirmer Ⅰ试验和Schirmer Ⅱ试验。

用一条5mm×35mm的滤纸，将一端折弯5mm，置于下睑内侧1/3结膜囊内，其余部分悬垂于皮肤表面，轻闭双眼，5分钟后测量试纸被泪水浸湿的长度（图7-2-15）。无眼部表面麻醉情况下，测试的是泪腺的分泌功能；表面麻醉后检测的是副泪腺的分泌功能（基础分泌），观察时间同为5分钟。正常值为10～15mm/5min，<10mm/5min为低分泌，反复多次检查泪液分泌量<5mm/5min提示为干眼。

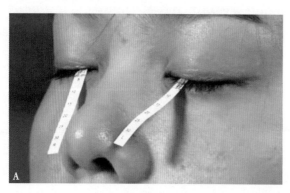
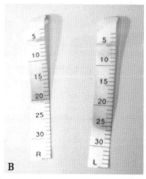

图7-2-15 Schirmer试验检查
A. Schirmer试验；B. 被泪液浸湿的Schirmer试纸。

Schirmer Ⅰ试验即为无表面麻醉的Schirmer试验，是临床应用最为广泛的泪液分泌功能评估手段。但由于没有表面麻醉，测量过程中被检者易受外界刺激造成反应性泪液分泌，导致测量稳定性不足。

Schirmer Ⅱ试验测量反射性泪液分泌，方法与Ⅰ相似，不同之处是将滤纸放入结膜囊内后，再将一棉棒插入同侧鼻腔刺激鼻黏膜。若5分钟后滤纸湿长小于15mm，表示反射性泪液分泌功能不足。

2. 酚红棉线试验 酚红棉线试验是测量泪液分泌功能的另一种方法，国内临床未广泛使用。检测时用一种使用酚红浸泡过的棉线,干燥时为黄色,当接触弱碱性的泪液后变为红色。检测时将标准 70mm 酚红棉丝置于下睑穹窿部,被检者向前注视 15 秒,变红色部分 <9mm/15s 为阳性。酚红棉线试验的优势在于棉线细软,比 Schirmer 试验刺激小,故结果更为可靠,15 秒的测量时间也使检查更为方便。

(三)泪膜稳定性评估

最常用泪膜破裂时间(BUT)检查,方法是在结膜囊内滴入荧光素钠溶液,嘱被检者瞬目几次后平视前方,测量者在裂隙灯的钴蓝光下用宽裂隙光带观察,从最后一次瞬目后睁眼至角膜出现第一个黑斑(干燥斑)的时间,即为泪膜破裂时间。正常值为 10~45 秒,<10 秒为泪膜不稳定。此方法操作简单,适合干眼初筛,检查结果受年龄、种族、睑裂大小、温度、湿度影响。

由于泪膜最外层的脂质对于维持泪膜稳定起重要作用,近年来,基于光学成像原理的泪膜镜和泪膜脂质层干涉成像设备为评价泪膜稳定性提供了更客观和准确的检测方法,此外还可使用共焦显微镜观察泪膜脂质层相对厚度来评价泪膜稳定性。

(四)泪液相关成分测定

1. 泪液蕨样变试验　黏蛋白是泪液的重要成分之一,对泪液黏蛋白的检测主要依靠蕨样变试验。室温 25℃±2℃时,用毛细玻璃管采集下穹窿部泪液 2~3μL,涂在洁净的玻片上,室温干燥 48 小时内进行结晶图像分析,正常者有良好蕨样图形形成,黏蛋白缺乏者(如眼类天疱疮、Stevens-Johnson 综合征)蕨样结晶减少甚至消失。

2. 乳铁蛋白含量测定　乳铁蛋白是泪液中重要的蛋白质成分之一,具有抗细菌、抗病毒、抗真菌等作用。泪腺分泌量减少,乳铁蛋白含量也下降。正常人泪液乳铁蛋白含量的正常值为 1.46mg/mL±0.32mg/mL,40 岁后开始下降,70 岁后明显下降。69 岁以前如低于 1.04mg/mL,70 岁以后如低于 0.85mg/mL 则可诊断干眼。由于乳铁蛋白仅出现在反射性泪液中,对轻、中度干眼诊断价值有限。

(五)泪液渗透压的测定

泪液渗透压增高可能与泪膜蒸发率有关。用微量泪液收集管从靠近泪阜的泪河处取 0.1μL 泪液,然后用渗透压测量仪进行检测,渗透压 <308mOsm/L 为正常,渗透压 ≥312mOsm/L 为阳性,提示有干眼的可能。两眼渗透压之差大于 8mOsm/L 提示泪膜不稳定。

除上述检查项目外,一些新型的检查仪器也不断进入临床,如可用泪液蒸发仪测定泪液蒸发情况,眼表干涉仪测量泪膜脂质层厚度,红外睑板腺成像技术观察腺体的萎缩情况等。

第三节　双眼视功能检查

一、眼球运动的检查

检查眼球运动时,嘱被检者向左、右、上、下及右上、右下、左上、左下八个方向注视,以了解眼球向各方向转动有无障碍。

（一）单眼运动检查

遮蔽一眼，另一眼追随各个注视方向移动的光源，观察眼球运动情况。内转：角膜向内的运动；外转：角膜向外的运动；上转：角膜向上的运动；下转：角膜向下的运动。单眼运动正常的标志为：内转时瞳孔内缘到达上下泪小点连线，外转时角膜外缘到达外眦角，上转时角膜下缘到达内外眦连线，下转时角膜上缘到达内外眦连线。

（二）双眼运动检查

1. 双眼同向运动　双眼同时向相同方向的运动。嘱被检者双眼注视各个诊断眼位的点光源，通过观察角膜映光点位置变化判断眼位是否正常。

2. 双眼异向运动　双眼同时向相反方向的运动，主要包括集合和分开。临床主要检查集合功能。

二、立体视检查

（一）立体视

立体视觉也称深度觉，是感知物体立体形状及不同物体相互远近关系的能力。立体视觉一般须以双眼单视为基础，是在同时知觉和融合功能的基础上比较独立的一种最高级的双眼视觉功能。立体视觉的形成是由于两眼在观察一个三维立体物体时，该物体在两眼视网膜上成像存在一定差异，形成双眼视差，两眼的视觉刺激以神经兴奋的方式传到大脑皮层，产生立体知觉。立体视又分为中心立体视和周边立体视。

（二）立体视检查的意义

立体视是人眼所特有的高级的空间视觉功能，与人们的日常生活和工作关系密切。临床立体视的检查具有很重要的意义。

1. 许多特殊职业者，如飞行员、运动员、显微外科医生、精密仪器制造人员等须具备优良的立体视觉。因此，在这些从业人员的选拔上都要经过立体视的严格筛查。

2. 许多双眼视异常的患者在诊断和治疗中进行立体视测试具有重要的价值。既可以对疾病的诊断提供依据，也可以判断疾病治疗的效果。如斜视、集合功能不足、人工晶状体植入术及屈光手术术后等。

3. 可以通过立体视的检查帮助诊断神经系统的病变。

（三）立体视的检查方法

立体视觉的检测指标一般以立体视锐度来衡量。立体视锐度是以深度觉阈值的倒数来表示，人眼能分辨的最小视差，一般认为是 6～10 弧秒。但是目前临床能查出的立体视锐度一般在 40～60 弧秒。

立体视检查都是以双眼视差为基础的。临床立体视的检查一般利用二维平面图形的检查方法。检查时需要将两眼的视野进行分离，分离视野可通过同视机镜筒、偏振光眼镜或红绿眼镜等方法实现。常用的检查仪器包括同视机、Titmus 立体图卡、TNO 随机点立体图、颜少明和郑竺英研发的随机点立体视觉检查图等。

1. 同视机检查　用同视机（图 7-3-1）检查的是（模拟）看远的双眼视觉。使用不同的画片可检查三级视功能。

（1）Ⅰ级：同时知觉画片可查出主观斜视角和客观斜视角。如主观斜视角等于客观斜视角为正常视网膜对应，如两者相差5°以上则为异常视网膜对应。

（2）Ⅱ级：融合画片为一对相同图形的画片，每张图上有一不同部分为控制点。先令被检者将两画片重合并具有控制点，再将两镜筒臂等量向内和向外移动，至两画片不再重合或丢失控制点。向内移动范围为集合，向外移动范围为分开，两者相加为融合范围。正常融合范围为：集合 $25^\triangle \sim 30^\triangle$，分开 $4^\triangle \sim 6^\triangle$，垂直分开 $2^\triangle \sim 4^\triangle$。

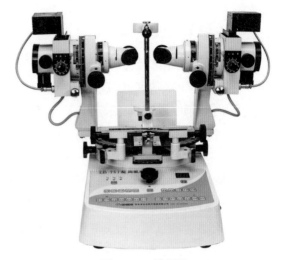

图 7-3-1　同视机

（3）Ⅲ级：每对立体视觉画片，两眼画片的相似图形有一定差异，在同视机上观察有深度感。

2. 立体图卡法　适用于儿童，简便易行，可做定量检查。常用的有 Titmus 立体图（图 7-3-2）和随机点立体视觉检查图（图 7-3-3）（正常立体视锐度≤60弧秒）。前者配合偏振光眼镜，后者配合红绿（或红蓝）眼镜使用，通过观察特殊的图片，对近距离立体视进行定量测定。

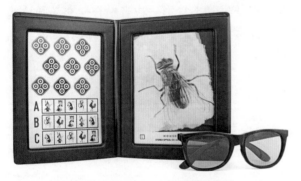

图 7-3-2　Titmus 立体视检查图卡

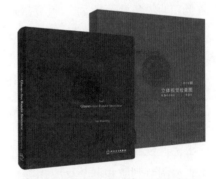

图 7-3-3　随机点立体视觉检查图
第3代立体视觉检查图（中文版、英文版）

3. 立体视觉计　与上述方法不同，在运动视觉研究中使用的 Holward-Dolman 立体视觉计（图 7-3-4）属于三维的立体视检查方法。检查时，被检者从矩形窥孔中观察左侧固定杆和右侧可移动杆的相对位置，手持牵引绳拉动右侧的可移动杆使其前后移动，直至感觉两者处于同一平面（前后对齐）。该方法检查的是（实际）远距离的深度觉。

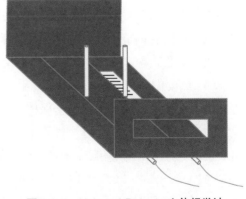

图 7-3-4　Holward-Dolman 立体视觉计

三、调节功能检查

为了看清近距离目标，须增加晶状体的弯曲度和曲率，从而增强眼的屈光力，使近距离物体在视网膜上成清晰像，这种为看清近物而改变眼屈光力的功能称为调节。调节力以屈光度为单位。如一正视眼阅读40cm处目标，则此时所需调节力为1/0.4m＝2.50D。

1. 调节幅度的检测

（1）移近法或移远法：移近法旨在找出调节的近点，即产生最大调节反应的调节刺激位置，将视标逐渐移近被检者直至调节无法代偿、视标变模糊。移远法则是将视标置于近点之内并逐渐移远直至视标完全清晰。移近法测得的调节幅度往往高于移远法测得的调节幅度，差异有显著性意义。检测时可取移近法和移远法的平均值。

（2）负镜片法：在此法中，视标被固定于40cm处，眼前放置负镜片，逐渐增加负镜片度数直至被检者不能看清视标。最大调节幅度即所增加的负镜片值加上工作距离对应的调节值（2.50D）。由于负镜片法的视标位置固定，在增加负镜片的同时，被检者看到的视标逐渐变小；而在移近法中，视标位置变化，随着视标逐渐移近，被检者看到的视标对应视角逐渐增大，这导致所测量的结果有一定的差异。

2. 调节反应的检测　当给予一个调节刺激时，人眼将做出相应的调节反应；对于一定量的调节刺激，不同个体有不同的调节反应。多数人对于近视标的调节反应通常比调节刺激低，即存在调节滞后。调节反应的测定可以选择动态检影法或者融合性交叉圆柱镜（FCC）法，前者是客观检测，后者是主观检测。动态检影法包括MEM动态检影、Nott动态检影及低度中和动态检影。

（1）MEM动态检影：MEM动态检影是采用将带有窥孔的测试卡安装在普通检影镜上，检查者从窥孔中观察被检者接近视轴的反光影动的方法。通过判断检影反光的宽度、速度和亮度确定调节滞后的量。测试卡和检影镜离被检者的眼镜平面40cm，被检者配戴习惯性矫正眼镜。检影镜以平行光或发散光的形式，顺动表示调节滞后，逆动表示调节超前，中和现象表示调节刺激和调节反应相等。

（2）Nott动态检影：与MEM动态检影不同的是将测试卡放置在综合验光仪的阅读杆上而不是将其粘在检影镜上，同时检影镜在测量视标卡平面后做移动以测量调节滞后。测试卡离被检者的眼镜平面40cm，被检者通过远距主观验光处方注视测试卡上的视标，检测者发现顺动说明有调节滞后。检测者慢慢后移直至看到中和反光，调节反应的屈光度即为检测距离的倒数。

（3）低度中和动态检影：低度中和动态检影即测量出使调节刺激和调节反应屈光度相等的镜片度数。检影镜和测试卡保持与被检者相同的距离，离被检者的眼镜平面40cm，被检者通过远距主观验光处方注视测试卡上的视标。如果发现有调节滞后，以0.25D的幅度增加正镜片直至出现中和点，记录所增加的正镜片度数。

（4）FCC试验：FCC试验是检查双眼注视状态下，被检者观察近距离物体时的调节状态，判断其为调节超前亦或调节滞后。将近用视力表盘上的十字条栅视标置于眼前，在两

眼前放置屈光力为 ±0.50D 交叉圆柱镜,注意负柱镜轴位居于垂直方向,正柱镜轴位居于水平方向,十字条栅通过这样放置的交叉柱镜形成前后两条焦线,横线在前,竖线在后。嘱被检者报告是横线清楚还是竖线清楚。如横线清晰,在双眼前以 +0.25D 为一挡逐渐增加正镜片,直至横竖线一样清晰,记录此时正镜片度数,即为调节滞后的量。如竖线清晰,翻转交叉圆柱镜,此时如被检者报告横线清晰,则在双眼前以 −0.25D 为一挡逐渐增加负镜片,直至横竖线一样清晰,记录此时负镜片度数,即为调节超前的量;如仍报告竖线清晰,则被检者为垂直倾向(对竖线优先选择),该实验对此类人群不适用,结束检查。

(5)开放视野自动验光仪:双眼开放视野的红外光源全自动电脑验光仪也可用于调节反应的测量,它摆脱了传统电脑验光仪视标内置的限制,可在视野开放、双眼同时注视的情况下测量不同距离调节刺激所引起的调节反应。

3. 负相对调节和正相对调节的检测 负相对调节(NRA)是指在集合保持稳定的情况下能放松的调节,正相对调节(PRA)是指在集合保持稳定的情况下能做出的调节。

测量相对性调节的目的:集合保持不变时,在双眼注视的情况下,测量被检者增加和减少调节的能力。在这种情况下,调节性集合通过融像性聚散得到代偿,该测试是双眼视功能测试的一部分,也常在老视验配中应用。

检测方法:双眼同时增加正透镜,每次 +0.25DS,至视标刚好持续变模糊,所加的正镜度为 NRA 值;双眼同时增加负透镜,每次 −0.25DS,至视标刚好持续变模糊,所加的负镜度为 PRA 值。

4. 调节灵活度检测 调节灵活度指调节刺激在不同水平变化时所做出的调节反应速度。测量时,使调节刺激在两个不同的水平交替变换,记录每分钟的循环数(从一个刺激水平变换至另一个水平再换回来算一个循环)。其目的是测量在单眼或双眼状态下,调节反应的准确性和灵敏性。

测量的标准方法是采用一副一侧为两个 +2.00D、另一侧为两个 −2.00D 球镜镜片的翻转拍进行镜片翻转交替。测量在屈光矫正的基础上进行,起始 +2.00D,测试距离通常为40cm,要求看近距 Snellen 字母视标 4.8～5.0 的视力行,嘱被检者在每次转动翻转拍后字母一旦变清晰时立即翻转镜面,记录每分钟的循环数。

调节灵活度的测量与工作强度、工作效率有关,所以一般建议如果一分钟测试不通过,则需要重复第二分钟和第三分钟,如果灵活度速率仍在测试平均水平以下,或者第二分钟和第三分钟中递减,则说明测试不通过。

四、聚散功能检查

人眼为了把远近不同的物体准确成像在视网膜上并形成双眼单视,两眼不停地调整其屈光度和两眼视轴的聚散度。当看近处物体时,两眼的视轴要转向内侧,使两眼的视轴正对所看的物体,物体在视网膜上所成的像正位于双眼黄斑中心凹部位,这种作用称为集合。当双眼看近时,调节增加、视轴向内集合和瞳孔缩小的联合运动称为近反射三联运动。当两眼向无限远注视时,称为功能性休息状态。随着被观察物体向眼移近,两眼即向内集合;

当两眼看远时，视轴即向外散开。实际上，两眼观察物体时，是不停地进行集合和散开运动。一般把这种集合和散开的过程统称为集合，也称为辐辏或聚散。

（一）集合的分类

集合可以分为自主性集合和非自主性集合。自主性集合即随意地使两眼向鼻侧集合。这是视觉反射运动中唯一能用人的意志控制的功能，由大脑额叶司理。非自主性集合是一种视觉反射，它是通过大脑枕叶知觉中枢建立的条件反射，是不由人的意愿控制的，是一种反射性集合。集合的分类包括：张力性集合、融像性集合、调节性集合和近感知性集合四种。

1. 张力性集合　当清醒睁眼时，双眼内直肌经常接受一定量的神经冲动，使其保持一定的肌张力以克服视轴的发散，维持第一眼位，保持双眼视轴平行，这是无意识性的眼肌紧张作用。张力性集合保证了集合与散开处于平衡时的眼球位置状态。如集合过度，眼处于内隐斜状态，集合不足则表现为外隐斜。

2. 融像性集合　也称为合像性聚散，是对视网膜分离像的反应而产生的双眼向内或向外的运动。当双眼注视同一目标而物像落在两眼视网膜对应点稍鼻侧或颞侧时，为将两单眼的注视目标融合为一，不致发生复视，视觉运动反射会引起融像性集合，使物像落在两眼视网膜对应点上。

3. 调节性集合　眼的调节可以刺激两眼视轴向内集合。双眼注视近距离目标产生调节变化时，双眼视轴会相应内转，这种集合运动就是调节性集合，因此我们会发现，在出现复视前往往视标会先变模糊，这就是调节性集合的参与所致。

4. 近感知性集合　由于感知注视物在近处而发生的集合现象，亦称为心理性集合、邻近性集合。当我们通过光学仪器将视标成像在远处时，由于心理上感知视标不断移近以及观察视标器械就在眼的近处，会引起一定的集合。临床上，近感知性集合常被认为是调节性集合的一部分。

（二）集合的测定

1. 集合近点与集合远点　集合近点即为保持双眼单视的最近点。当物体慢慢靠近眼睛时，集合的程度也慢慢增加，但最后集合达到极限时，两眼就放弃集合，眼球突然向外转动，形成不可抑制的双眼复视。在放弃集合之前双眼所能保持集合的最近点，称为集合近点。当注视无限远处物体时，不用集合作用，故当集合作用完全静止时，物体所在的点称为集合远点。

测定集合近点所用的设备及方法与测定调节近点大致相同，唯一不同的是判断指标不同。测定调节近点的判断条件是视物模糊，而测定集合近点的判断条件是产生双眼复视。集合近点的计算是指注视目标到两眼旋转中心连线中点的距离。通常认为眼球转动中心位于角膜顶点后 14mm 或镜架平面后 27mm；临床上近距离测量及调节近点测量通常以镜架平面为基准；而集合近点的测量以外眦为基准，近似眼球转动中心平面。

2. 集合范围　集合近点和集合远点之间的距离称为集合范围。集合范围的单位通常用 m 来表示。

3. 集合程度　集合近点和集合远点之间集合能力的差别称为集合程度。集合程度的单位为米角（MA）或者棱镜度（△）。

米角是一个定义性单位，将注视 1m 处物体的双眼集合力量定义为 1 米角（MA）。由集合近点求米角的公式为：$MA = 1/d$，d 为双眼注视点至眼的距离，单位为 m。当两眼处于看远状态，两眼视线平行，其集合程度为零。当两眼注视 1m 处物体时集合程度为 1 米角，注视 0.5m 处物体时集合程度为 2 米角。

集合米角是一个只与注视目标距离相关的量，在不同双眼中心距的情况下相同的集合米角具有不同的圆弧角度。集合米角与被测眼视轴间距无关，不同视轴间距的双眼注视相同距离的目标，其集合米角是相同的。用米角描述集合最大的意义是对于正视眼而言，用米角表示集合与用屈光度表示调节达到集合与调节的一致。这为判断集合与调节的关系提供了直观的对比。

想要准确描述注视目标距离以及被测眼的中心距离之间的关系需要采用棱镜度来讨论集合程度。

集合程度的测定采用在眼前加基底向内或向外的三棱镜来进行。将三棱镜均分于注视的两眼之前，随着三棱镜的度数不断增加，双眼不断改变视轴方向以避免产生复视。当所用三棱镜度高于双眼的耐受能力时，即将破坏集合形成双眼复视。在保持双眼单视时所使用的最强的三棱镜度，即为该眼的最大集合力量。当增加基底向外的三棱镜时，眼球内转，以保证通过三棱镜后能看到目标。当增加基底向内的三棱镜时，眼球外转。用基底向外三棱镜测定眼的内收作用，即集合可以增加的程度，也称为正相对集合（PRC）或阳性集合。用基底向内三棱镜测定眼的外展作用，即集合可以减少的程度，也称为负相对集合（NRC）或阴性集合。

集合力量是由双眼共同负担的。无论全部三棱镜度数放在一眼之前，或者将其分开放在双眼之前，其结果是相同的。一般来说，眼的正集合力量比负集合力量要大得多。当注视目标距离不同时，所测得的集合力量亦不同。所以在集合的测定中分为远距离集合的测定和近距离集合的测定。在测定集合前，都需要完全矫正屈光不正。一般采用单一独立的视标，置于 6m（远距离检查）或 40cm（近距离检查）处，此视标为被检者视力较差眼最好矫正视力的上一行。随着棱镜度的增加，可能会出现注视视标模糊但没有产生复视的模糊点状态。此时被检者不能代偿由棱镜引起的视网膜侈开，但仍然保持稳定的调节。继续增加棱镜度会出现复视，即注视视标破裂。破裂表示被检者无法用集合能力来保持双眼单视。减少棱镜度数，会再次恢复到双眼单视状态。

一般由于被检者的远用屈光度已被完全矫正，因此观察 6m 处物体时，调节已放松为零，也就是没有可以放松的调节性集合，所以应该不会出现模糊点。若出现了模糊点则说明被检者的远用屈光矫正存在正镜不足或负镜过大的失误，应重新核查远用处方，在模糊点缺乏的情况下，破裂点代表着负融像集合的极限。

五、眼位检查

双眼向前方注视时眼外肌保持平衡，打破融合后两眼均无偏斜的倾向，称为正位视。双眼的协调运动由大脑皮层中枢所管制，当眼球运动系统处于完全平衡状态时，分开的两眼能够成为同一个功能单位，不出现偏斜。正位眼临床罕见，多数人都有小度数的隐斜。隐斜视是指能够被双眼融合控制的潜在的眼位偏斜，双眼融像被打破时斜视便显露出来，一旦融像恢复，眼位也回复正位。显斜视指不能被双眼融合控制的眼位偏斜，一般分为共同性斜视与非共同性斜视（麻痹性斜视）等。常用的眼位客观检测方法有遮盖试验和角膜映光法，主观检测方法有马氏杆（Maddox 杆）检查法和 von Graefe 检查法。

（一）遮盖试验

遮盖试验（cover test）是打破融合的方法之一，通过遮盖判断是否存在眼位偏斜以及偏斜的性质。

1. 交替遮盖　用遮眼板遮盖一眼，然后迅速移到另一眼前，反复多次，观察是否有眼球移动，如有眼球移动，说明有眼位偏斜的趋势。检查时要求遮眼板从一眼移至另一眼时没有双眼同时注视的情况出现，对破坏双眼融合比较充分。

2. 遮盖去遮盖　用遮眼板遮盖任意一眼，遮盖时观察对侧眼是否有眼球移动。如有眼球移动，说明对侧眼存在显斜视；如对侧眼无眼球移动，说明对侧眼处在注视位。然后观察去除遮眼板后被遮眼的变化。如果被遮眼有返回注视位的运动，说明被遮眼为隐斜视，如果被遮眼停在某一偏斜位置上，提示被遮眼有显斜视。如果两眼分别遮盖时，对侧眼均无眼球移动，说明无显斜视。

3. 交替遮盖检查有无眼位偏斜倾向，遮盖去遮盖检查眼位偏斜倾向属于显斜视还是隐斜视。交替遮盖比遮盖去遮盖破坏融合更充分，所查的结果含显斜视和隐斜视两种成分，而遮盖去遮盖法检查的结果仅含显斜视成分。

（二）角膜映光法

角膜映光法（Hirschberg test）是被检者注视 33cm 处的点光源，根据反光点偏离瞳孔中心的位置判断斜视程度。点光源偏心 1mm，偏斜估计为 7.5° 或 15$^\triangle$。该方法优点是比较简便，不需要被检者特殊合作，缺点是不够精确，没有考虑到 kappa 角的因素。改良的三棱镜加角膜映光法（Krimsky test）是嘱被检者注视一个点光源，三棱镜置于斜视眼前，尖端指向眼位偏斜的方向，逐渐增加度数至角膜反光点位于瞳孔中央，所需三棱镜度数即为斜视偏斜度。

（三）马氏杆检查法

马氏杆（Maddox 杆）由数个并排的柱透镜（玻璃圆柱）组成。根据柱镜的屈光原理，通过马氏杆可以将一点状光源发出的光线折射成为一条状光线，光线的方向与玻璃棒排列方向垂直。透过马氏杆使像变形，从而分离双眼视觉，打破融像。

马氏杆检查法是目前最常用的眼位检查方法，可单独测试或在综合验光仪上测试。检查时，在一侧眼前放置马氏杆片（综合验光仪上辅助功能钮的右侧 RMH、RMV 镜片，左侧 WMH、WMV 镜片），将一眼的像变形而破坏融像，被检者观看一点状光源，通过马氏杆观察到一条亮线，线与杆的方向垂直（图 7-3-5），通过观察点与线条的位置关系判断隐斜视的方向，并用棱镜来

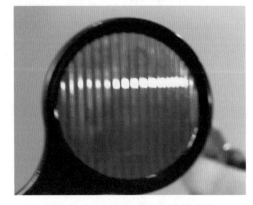

图 7-3-5　点光源透过马氏杆成像

测量隐斜视的量，记录所测结果。远眼位马氏杆检查可在 5m 距离进行，近眼位马氏杆检查在 40cm 距离进行。

（四）von Graefe 法眼位检查

von Graefe 法是一种主观测量眼位偏斜量的方法，在综合验光仪上用旋转棱镜进行检测。利用棱镜将单个视标分离成两个，打破双眼融像，要先测视远眼位，再测视近眼位，能明确测定双眼偏离的方向和量。

检测前须矫正屈光不正，嘱被检者注视最好视力上一行单个视标，右眼前置一底朝内 12$^\triangle$的棱镜（记为 12$^\triangle$BI），左眼前置一底朝上 6$^\triangle$的棱镜（记为 6$^\triangle$BU）（图 7-3-6），破坏双眼单视，使被检者眼前出现位于右上、左下的两个目标。测水平隐斜时，以 12$^\triangle$BI 作为测量镜，6$^\triangle$BU 作为分离镜，嘱被检者注视左下固定目标，在综合验光仪上以 2$^\triangle$/s 的速度连续增减右眼前棱镜度，至两个视标位于一条垂直线上，此时右眼前棱镜度数即为水平隐斜度数；测垂直隐斜时，以 6$^\triangle$BU 作为测量镜，12$^\triangle$BI 作为分离镜，嘱被检者注视右上固定目标，以 2$^\triangle$/s 的速度连续增减左眼前棱镜度，至两个视标位于一条水平线上，此时左眼前棱镜度数即为垂直隐斜度数。

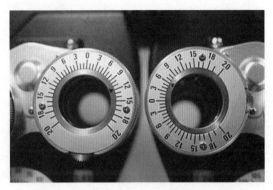

图 7-3-6　von Graefe 法加置的旋转棱镜

第四节　其他视功能检查

一、色觉检查

色觉是人类视觉的基本功能之一，是人眼高度进化的结果，不是所有动物都具有色觉。由于视细胞中视锥细胞在视网膜的分布特点，视网膜的感色区域也有所不同。黄斑部对颜色最敏感，越到周边其辨色力越弱以至消失。视网膜的感色范围以蓝色为最大，紫色最小，一般的顺序为蓝色>黄色>红色>绿色>紫色。

色觉检查是升学、就业、服兵役前体检的常规项目，从事交通、美术、化工等行业必须具备正常色觉。色觉检查还可作为青光眼、视神经病变等早期诊断的辅助检测指标，并可在白内障术前测定视锥细胞功能状态，对术后视功能进行评估。色觉检查主要分为视觉心理物理学检查（主观检查）和视觉电生理检查（客观检查）两类。目前临床多用主观检查，客观检查尚处于应用研究阶段。常用的主观检查方法有：假同色图、色相排列法、色觉镜等。

（一）假同色图检测

色盲本又称假同色图（图 7-4-1），在这类图片中含有由相同亮度、不同颜色的斑点组成的数字或图形，以及由不同亮度、相同颜色的斑点组成的数字或图形。主要包括示教图、检查图和鉴别图三类图片。示教图是正常人和色觉异常者都能辨认的，不能辨认则可能是后天的色觉异常或伪色盲。检查图主要用于鉴别被检者色觉是否正常,正常人是以色调来辨认图形,而色盲者则是靠亮度和饱和度来辨认。鉴别图用于鉴别红或绿色觉异常。

应用假同色图进行色觉检查时须在自然光线下进行,图标距离眼40~50cm。此种方法操作简便,几分钟即可完成,但不能够当作判断色觉缺陷严重程度的唯一方法,适用于普通的色觉普查及体检的色觉检查。正常人

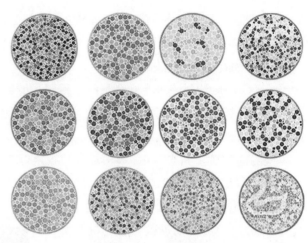

图 7-4-1 假同色图

根据颜色来辨认,通常在5秒内可以辨认;色盲者仅能根据明暗来辨认;色弱者也能够正确辨认,但会表现出辨认困难、辨认时间延长等。以上结果均可通过假同色图的说明表来判断是何种类型的色觉异常。

色盲本的种类繁多,在设计上各有侧重,如广泛使用的石原忍色盲本(Ishihara 色盲本)多用于筛查,AO-HRR 色盲测验作为一种半定量检查,SPPⅡ色觉检测法用于获得性色觉障碍的检查。国内有俞自萍、贾永源等设计的色盲本。

(二)色相排列法检测

色相排列法要求受试者按色调顺序排列一组颜色样品,依据色相子排列顺序正确与否判断有无色觉异常,以及色觉异常的性质和程度。常用方法有FM-100 色彩试验及D-15 色盘试验。

1. FM-100 色彩试验 常用的色相排列检测方法,由美国心理学家 Farnsworth 在1949 年设计完成,含 85 个可移动的测试色相子及 8 个固定的参考色相子(图 7-4-2),要求在明度和饱和度保持恒定的情况下检测。将排列好的色相子背面的编号记在记录单上,并记分作图。

FM-100 色彩试验的测试色相子分装在4 个盒子内,其中 3 个盒子各放 21 个色相子,第四个盒子放 22 个色相子,共计 85 个。

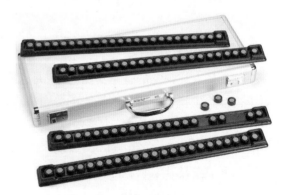

图 7-4-2 FM-100 色相排列子

每盒内的色调样品包含色调圆周的 1/4,每个盒子两端各有一个固定的参考色相子。每个盒末端的固定色相子与下一个盒子始端的固定色相子的色调是相近的。

测试时,在人工照明下,先遮住一只眼,两眼分别测试。被检者从 22 个色相子中挑选一个色调与参考色最接近的色相子放在左侧固定色相子后面,依次把 22 个测试色相子逐一排序。第一个和最后一个必须与盒子两端参考色相子的色调相近,每一个色相子都与相邻两个的色调相近。检查者依次记录被检者排列的色相子的标号。4 个盒子分别测试。测试

判断指标有总错误记分和错误轴的方向,统计结果输入电脑进行分析。总错误记分反映辨色力好坏,总分越高,辨色力越差。错误轴反映被检查者色混淆的情况,可根据错误轴的方向定性诊断色觉缺陷的类型。

2. D-15色盘检测法 包括15个色相子,原理同FM-100色彩试验。将被检查者的排列结果记在记分纸上,正常人能将一组色相子排成一个圆环,而异常者则会以不同的顺序排列它们(图7-4-3)。如果有2条或2条以上的跨线与红、绿、蓝混淆轴相平行的异常者分别判定为红、绿、蓝色异常;若跨线较多,排列又无规则,则判定为全色盲。D-15色盘检测法简单、便携,适合大规模临床普查。但灵敏度、准确性不如色盲镜,色盲镜查出为色觉轻度异常者,该法可能无法检出。测验结果也相对有偏差,其对红、绿色觉障碍者检测的可重复性大约为80%,如检测结果为5条以下的跨线时应再次检测以确定结果。

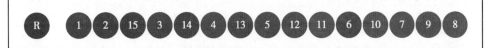

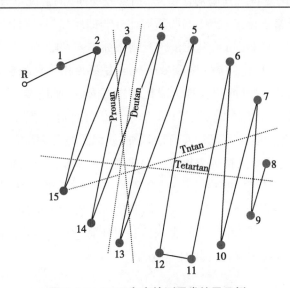

图7-4-3 D-15色盘检测异常结果示例

(三)色觉镜检测

色觉镜又称色盲镜,是一种通过特殊的颜色匹配来判断色觉缺陷类型的仪器(图7-4-4)。由于色觉缺陷者不能区分红、绿、黄色,色盲镜即利用红绿光适当混合后可形成黄色光的原理,根据被检者调配红绿光的比例是否合适来判断有无色觉障碍,以及色觉障碍的类型和程度。其中Nagel Ⅰ色盲镜被认为是诊断先天性红-绿色觉异常的"金标准"。它基于Rayleigh匹配,即用红色光(670nm)和绿色光(535nm)去匹配黄色光(589nm)。利用这种红、绿色比值除了能区别正常人和红-绿色觉异常者,还能判断异常的类型和程度。Nagel Ⅱ色盲镜又包含了Trendelenberg匹配,用蓝光(470nm)和绿光(517nm)匹配蓝绿光(480nm),可用于检测蓝色异常。但不像Rayleigh匹配那样有效,受到黄斑色素密度的影响。

色盲镜与假同色图及色相排列测验不同的是，后两者所使用的是表面色，表面色多为混合色，在色调、亮度及饱和度方面均不易稳定，易导致测验结果的偏差。色盲镜使用的是色光，使其不仅能正确诊断各种色觉异常的类型，还可进一步较准确地测定辨色能力。缺点为使用比较麻烦，需专人操作，检查费时且昂贵。另外，对老年人、儿童及明显视力障碍者，检查困难。

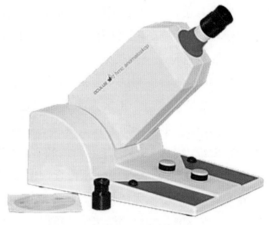

图 7-4-4　色盲镜

二、对比敏感度检查

（一）检测原理

视力表视力反映的是黄斑在高对比度（黑白反差明显）的情况下分辨微小目标（高空间频率）的能力，而在日常生活中，物体间明暗对比并非如此强烈。对比敏感度反映的是在明亮对比变化下，人眼对不同空间频率的正弦光栅视标的识别能力。空间频率是指每度视角所含条栅的数目（周数），单位为周／度（c/d）。对比敏感度由黑色条栅与白色间隔的亮度来决定。人眼所能识别的最小对比度，称为对比敏感度阈值。阈值越低视觉系统越敏感。以不同视角对应的不同空间频率作为横坐标，条栅与空白之间亮度的对比度作为纵坐标，可绘制出对比敏感度函数曲线。在正常人，此函数曲线似倒 U 形图。

对比敏感度检查比传统的视力表检查能提供更多的信息。前者低频区反映视觉对比度情况，中频区反映视觉对比度和中心视力综合情况，高频区反映视敏度；而后者视标黑白分明，只有大小差别，无明暗变化。因此，对比敏感度检查有助于早期发现及监测某些与视觉有关的眼病。例如，早期皮质性白内障影响低频对比敏感度；早期核性白内障影响高频对比敏感度；较成熟白内障影响高、低频对比敏感度。

（二）检查方法

常用检查方法包括条栅对比敏感度视力表（图 7-4-5）、对比度差异视力表（图 7-4-6）及对比度视力检测仪等。

对比敏感度检查最初曾多用 Arden 光栅图表（1978）进行检查，方法简便，适用于普查，但最高只能测定 6c/d，结果欠精确。

现多用对比敏感度测试卡（functional acuity contrast test chart，FACT 卡），以及计算机系统检测（如 Takaci-CGT-1000 型自动眩光对比敏感度检查仪）。FACT 卡分 5 行，左侧行首标明行号 A、B、C、D、E，分别为 1.5、3、6、12、18c/d，即有 5 个空间频率。每行有 9 个条栅图，各对应不同的敏感度值，条栅有 3 种方向，即垂直、左斜及右斜。包括远、近两种检查距离，两眼分别测量，采用调节法即从上到下（低频区向高频区），从左到右（高对比度向低对比度）移行，要求被检者辨认图像有无条栅及条栅的方向，确定阈值。

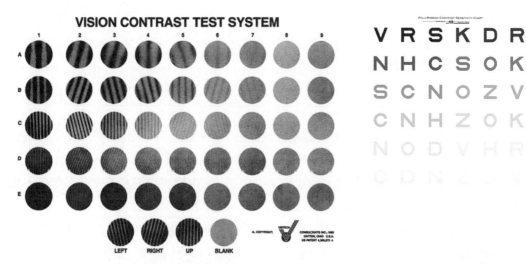

图 7-4-5 条栅对比敏感度检测表　　　　图 7-4-6 对比度差异视力表

计算机检测系统则在显示器上显示正弦条栅,对比度连续可调,空间频率范围广,适用于精确地测定视觉系统的对比敏感度。如 Takaci-CGT-1000 型自动眩光对比敏感度检查仪,通过光圈变化检查对比敏感度及眩光敏感度,其横坐标为空间频率,其中 6.3°～4.0°视角为低频,3.5°～1.6°为中频,1.0°～0.7°为高频;纵坐标为敏感度阈值,与对比敏感度成倒数。

此外,近年来出现了激光对比敏感度测定仪(将激光干涉条栅直接投射在视网膜上),采用氦氖激光,利用激光的相干性,将两束氦氖激光通过一定的装置产生点光源,聚焦于眼的结点,通过屈光间质,到达视网膜上形成红黑相间的干涉条纹,通过变换干涉条纹的粗细及背景光的亮度,便可记录下不同空间频率的对比敏感度阈值(激光视力)。

三、视野检查

视野是指眼向前方固视时所见的空间范围,距注视点 30°以内的范围称为中心视野,30°以外的范围为周边视野。视野对人的工作及生活有很大的影响,视野狭小者不能驾车或从事较大范围活动的工作。世界卫生组织规定视野小于 10°者,即使视力正常也属于盲。

许多眼病及神经系统疾病可引起视野的特征性改变,所以视野检查在疾病诊断中有重要意义。现代的视野检查法不但实现了标准化、自动化,而且与其他视功能检查相结合,如蓝黄色的短波视野、高通视野、运动觉视野、频闪光栅刺激的倍频视野等。

(一) 视野检查的原理

1. 视野检查的分类

(1) 动态视野检查:即传统的视野检查法,用大小不同的光标,从周边不同方位向中心移动,记录下被检者刚能感受到光标出现的点,这些光敏感度相同的点构成了某一光标检测的等视线,由几种不同光标检测的等视线绘成了类似等高线描绘的“视野岛”。动态视野的优点是检查速度快,适用周边视野的检查。缺点是对小的旁中心相对暗点发现率低。

(2) 静态视野检查:在视屏的各个设定点上,由弱至强增加光标亮度,被检者刚能感受到的亮度即为该点的视网膜光敏感度或光阈值。电脑控制的自动视野计,使定量静态视野检查更快捷、更规范。

2. 视野检查的影响因素 视野检查属于心理物理学检查，反映的是被检者的主观感觉。影响视野检查结果的因素主要有三方面。

（1）受试者方面：精神因素（如警觉、注意力、视疲劳及视阈值波动），生理、病理因素（如瞳孔直径、屈光间质混浊、屈光不正等）。

（2）仪器方面：存在动态与静态视野检查法的差异，平面屏与球面屏的差异，单点刺激与多点刺激的差异等。此外，背景光及光标不同，视阈值曲线就不同，如光标偏大，背景光偏暗，其视阈值曲线较平；反之，阈值曲线较尖。因而，随诊检测视野有否改变必须采用同一种视野计。

（3）操作方面：不同操作者检查方法和经验不同；为了使视野图典型化或诊断先入为主，人为地改变了视野的真实形态，造成假阳性；因时间、精力的限制，操作单调，有时检查敷衍草率，造成假阴性。自动视野计由电脑程序控制检测过程，无人为操作的偏差，但是自动视野计初次检查的可靠性较差，受试者有一个学习、掌握的过程。

（二）常用的视野检查方法

1. 对照法 此法以检查者的正常视野与受试者的视野作比较，以确定受试者的视野是否正常。方法为检查者与被检者面对面而坐，距离约 1m。检查右眼时，受检者遮左眼，右眼注视检查者的左眼。而检查者遮右眼，左眼注视受检者的右眼。检查者将手指置于自己与被检者的中间等距离处，分别从上、下、左、右各方位向中央移动，嘱被检者发现手指出现时即告知，这样检查者就能以自己的正常视野比较被检者视野的大致情况。此法的优点是操作简便，不需要仪器。缺点是不够精确，且无法记录供以后对比。

2. Amsler 方格表法 使用边长 10cm 的方格图表，共划分为 400 个小方格，每小格长宽均为 5mm，线条均匀笔直、方格大小相等，中心圆点为注视目标。在 30cm 检查距离，每一个小方格大约相当于 1° 视野，该方法用于检查中心注视区约 10° 范围的视野。

被检者在阅读距离注视小方格图形的中心，有黄斑部视网膜病变时被检者会观察到直线扭曲、方格大小不等、某处方格的线条缺失或被暗影遮盖等现象。该方法操作简便，除检查表格外不需要任何特殊设备，可用于预后随访自查。检查结果较准确，对黄斑部病变敏感，对 10° 范围内的中心暗点、旁中心暗点及视物变形区的检测也十分有用。

3. 视野计检查法

（1）平面视野计：是简单的中心 30° 动态视野计。其黑色屏布约 1m²，中心为注视点，在两侧水平径线 15° 处，用黑线各缝一竖圆表示生理盲点。检查时用不同大小的光标绘出各自的等视线。

（2）弧形视野计：是简单的动态周边视野计。其底板为 180° 的弧形板，半径为 33cm，中央固定，可以旋转，其移动光标的钮与记录的笔是同步运行的，操作简便。

（3）Goldmann 视野计：为半球形视屏投光式视野计，半球屏的半径为 33cm，光标的大小及亮度都以对数梯度变化。此视野计为以后各式视野计的发展提供了刺激光的标准指标。

（4）自动视野计：电脑控制的静态定量视野计，有针对青光眼、黄斑疾病、神经系统疾病的特殊检查程序，能自动监控受试者固视的情况，能对多次随诊的视野进行统计学分析，提示视野缺损有无改善或恶化。

第五节　屈光检查

一、客观验光

客观验光是验光的初始阶段，是指在不需要被检者的主观视力应答条件下，检查者直接根据被检眼的眼底反光和影动特点或屈光要素的检测来判断被检眼屈光状态的一种方法。临床主要包括检影验光法、电脑验光仪、角膜屈光力测量、摄影验光等方法。

（一）检影验光

检影包括静态检影和动态检影两大类，用于常规验光的为静态检影，所得的结果作为主观验光的起始点。

1. 检影镜和检影原理（图 7-5-1）　检影镜是利用照明系统将眼球内部照亮，光线从视网膜反射回来的反射光线经过眼球的屈光成分后发生了变化，通过检查反射光线的变化可以判断眼球的屈光状态。

检影镜根据投射光斑的不同，分为点状光检影镜和带状光检影镜两类。点状光源

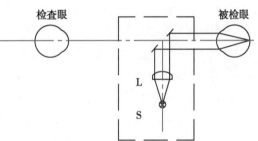

图 7-5-1　检影镜的光学成像原理

发自单丝灯泡，由检影镜射入被检眼的光束在瞳孔内及眼睑皮肤上为一光团而非光带；而带状光以带状光作为光源由投射系统进入被检眼。其他特性两者基本相同，由于带状光检影的光带判断更为简洁和精确，目前基本使用带状光检影镜。

检影镜由投影系统和观察系统两部分构成，通过投影系统照明视网膜，通过观察系统可以窥视视网膜的反光。经视网膜反射的部分光线进入检影镜，通过反射镜的光圈，从检影镜头后的窥孔中射出。当我们将检影镜的带状光移动时，可以观察到投射在视网膜上反射光的移动，观察光带和光带移动的性质可以确定眼球的屈光状态。

观察反射光时，首先需要判断影动为逆动或顺动，其次根据速度、亮度和宽度快速并准确地判断离中和点还有多远（图 7-5-2）。当检影镜与视网膜面共轭时，则满瞳孔反光且不随光带移动。

显然在无穷远处进行检影是不可能的，但是检查者可以通过在被检者眼前一定距离放置工作镜达到改变光线会聚程度、模拟人工近视的效果。工作镜的位置即模拟人工近视的远点，工作距离镜的度数也就是人工近视的度数与检影距离的倒数一致，称为工作距离的换算。

计算检影处方屈光度的公式：$D = Dr + 1/dw$

其中 D 为处方屈光度，Dr 为检影中和光度，dw 为工作距离（以 m 为单位），$1/dw$ 表示人工近视的度数。

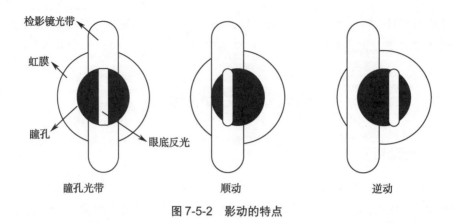

图 7-5-2　影动的特点

（1）工作距离为 1m，人工近视为－1.00D。

（2）工作距离为 2/3m（67cm），人工近视为－1.50D。

（3）工作距离为 1/2m（50cm），人工近视为－2.00D。

临床上工作距离常为 67cm 或 50cm。如在 50cm，工作距离倒数为 1/0.5＝2，若达到中和的度数为＋3.00D，则该被检者的屈光不正度数为（＋3.00D）+（－2.00D）＝＋1.00D；在 67cm，达到中和的度数为＋5.00D，则该被检者的屈光不正度数为（＋5.00D）+（－1.50D）＝＋3.50D。

2. 检查方法和程序

（1）让被检者安坐检查椅上，取下原来戴的眼镜；

（2）调整坐椅高度，使被检者的眼位高度与检查者的眼位高度相等；

（3）将综合验光仪或试镜架与被检者相接触的部位用酒精消毒；

（4）将综合验光盘或试镜架放在被检者眼前，其瞳距与被检者的瞳距相一致，调整设备的高度，使被检者双眼位于视孔中心；

（5）嘱被检者在检影过程中双眼睁开，注视远距视标；

（6）在检影时，检查者应将双眼睁开，分别用右眼检查被检者的右眼，用左眼检查被检者的左眼；

（7）控制检查距离，检影镜距离被测眼 50cm 或 67cm；

（8）检影时，调整室内照明至适当水平；

（9）嘱被检者注视视标，先检查右眼，后检查左眼；

（10）通过改变检影镜的套筒位置和检查距离，可以判断被检者屈光不正为球性或散光，转动检影镜的光带，寻找破裂现象、厚度现象和偏离现象；

（11）如果屈光不正为球性，观察到反光移动为顺动或逆动，转动球镜粗调手轮和球镜微调手轮，或加上正球镜或负球镜直至无反光运动出现；

（12）为了中和散光，首先要确定两条主子午线，然后分别中和两条主子午线；

（13）当两条主子午线均被中和后，用球镜复查被中和的子午线，必要时调整球镜度数；

（14）检影结果除中和镜片的读数还需要加上工作距离的屈光度，比如工作距离为

50cm 时，应加上 −2.00D；工作距离为 67cm 时，应加上 −1.50D；在综合验光仪上进行检影操作时，通常用附属镜片中的 R 片 +1.50D（即 +1.50 球镜）直接抵消 67cm 产生的工作距离镜。

（二）电脑验光

电脑验光主要借助电脑验光仪进行。电脑验光仪最早出现在 20 世纪 70 年代，起源于美国，由美国宇航局科学家发明制作，用于检查宇航员的视力，是集光、机、电子及计算机于一身的科技产品。

电脑验光仪多数选用红外线或激光技术，光波波长在 800～950nm，配合电子计算机装置，使用时不需要散瞳，对眼睛刺激较小。

电脑验光仪的主要结构包括：升降工作台，定位系统，验光仪主机（含放松调节与固视系统、移动光斑系统、测量系统）三大部分。由红外线发射器发出红外线，通过光学系统投射到角膜和视网膜上，由此再经过光学系统反射到探测器，将测得的信号转变为电压，经过计算机系统，将测得的各种数据用数字显示出来，并可将数据经过热敏打印器打印后输出。

电脑验光仪主要用于检测屈光不正，客观检查其屈光状态，亦可用于检测调节力、角膜屈光力、瞳孔距离等。随着视光学技术的发展，各种不同类型、不同扩展功能的自动验光仪相继出现，现在临床广泛应用的不仅有台式电脑验光仪，还有手提便携式及双目电脑验光仪等，技术更加成熟，设计更加完美。

二、主观验光

主观屈光检查指检查过程中，检测者根据被检者提供的视觉感受调整试镜片，来定性、定量该眼的屈光状态。通常是为被检眼提供各种视标和辅助镜片，通过注视视标所得的视觉感受来指导球、柱透镜的调整，使焦点（或最小弥散圆）落在视网膜上。常用方法包括：MPMVA（maximum plus to maximum visual acuity，最高的正屈光度获得最佳视力）法，红绿视标法，交叉圆柱镜法等。检查时检测者与被检者之间通过简单明了的问答交流。

通常先进行客观屈光检查，将获得的数据作为初始数据，再由主观屈光检查来精确调整，以便更快、更准确地获得屈光资料。

（一）单眼远距主观验光

单眼主观验光法分为三个阶段：首先找到初步有效的球性矫正度数，称为初步 MPMVA；然后用交叉柱镜精确确定柱镜的轴向和度数（初步柱镜读数可通过角膜曲率计和检影验光获得，也可通过散光表检查获得）；最后确定球镜读数，称为再次 MPMVA。

1. 初步 MPMVA　MPMVA 意为对被检者使用尽可能高的正度数镜片或尽可能低的负度数镜片而又使被检眼获得最佳视力。

（1）控制调节：单眼 MPMVA 的主要目的是控制被检眼的调节，最常用的方法是雾视。雾视的作用实际是利用过多的正度数迫使调节放松。比较理想的雾视量为 +0.50～+2.00D（依被检者的具体度数而定）。

（2）去雾视：在被检眼前逐步减少正镜片（或增加负镜片）度数，使度数每降低 +0.25DS（或增加 −0.25D），被检眼视力提高 1 行左右。

（3）用双色试验结束初步 MPMVA：双色试验又称红绿试验，由两组视标构成，一组视标背景为红色（长波），一组视标背景为绿色（短波）。由于绿色光成像比红色光成像距离视网膜近些，平均视标像在两者之间。

2. 交叉柱镜精调散光 确定柱镜的标准方法是使用交叉圆柱镜（JCC），此镜在相互垂直的主子午线上有度数相同、符号相反的屈光力，一般为 ±0.25D。主子午线用红白点来表示，红点表示负柱镜轴位置，白点表示正柱镜轴位置，两轴之间为平光等效镜。不论是手持交叉圆柱镜，还是综合验光盘外置的 JCC 辅助镜片，一般将交叉柱镜的手柄或手轮设计在平光度数的子午线上，翻转镜片的两面使两条主子午线可以快速转换（图 7-5-3）。

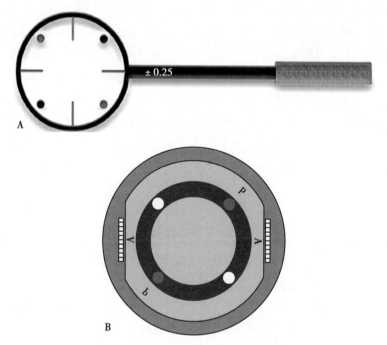

图 7-5-3 Jackson 交叉柱镜（JCC）
A. 手持交叉圆柱镜；B. 综合验光盘外置交叉圆柱镜。

交叉圆柱镜检查的第一步是精确调整矫正柱镜的轴向，第二步是精确调整矫正柱镜的度数。具体步骤如下。

（1）投放斑点状视标或 0.6 行视力视标。

（2）转动交叉圆柱镜的手柄，使其手柄方向与柱镜试片的轴向重合。

（3）旋转手柄翻转交叉圆柱镜，嘱被检者注意并比较翻转前、后通过两面镜片观察视标的清晰度。

（4）如诉某一面较清楚，则停留在清晰面，并将柱镜试片的轴向交叉圆柱镜负轴（红点）的方向移动 10°，一般采用进 10 退 5 的原则。

（5）重复步骤（3）～（4），直至交叉圆柱镜两个面的清晰度一致。

（6）转动交叉圆柱镜的手柄，使其正柱镜或负柱镜的轴向与柱镜试片的轴向重合。

（7）进行如步骤（3）一样的操作。

（8）如诉某一面较清楚，则将交叉圆柱镜停留在清晰面。若清晰面为交叉圆柱镜负柱镜轴向（红点）与负柱镜试片的轴向重合，给予 -0.25DC；若清晰面为交叉圆柱镜正柱镜轴向（白点）与负柱镜试片的轴向重合，去除 -0.25DC；如增减达 -0.50DC，则需要相应增减 +0.25DS，以保持等效球镜度不变。

（9）重复步骤（7）～（8），直至交叉圆柱镜两个面的清晰度一致。

3. 再次单眼 MPMVA　再次 MPMVA 的操作步骤同初次 MPMVA，只是终点的标准不一样。

（1）雾视：利用雾视方法来控制调节，雾视镜为 +1.00D 或更多些（必须将被检者的视力雾视至 0.5 以下）。

（2）去雾视：以 0.25D 级率减去雾视镜至仍保有最佳视力为终点。在进行 MPMVA 检查时一定要考虑被检者的景深因素。

（3）终点的确定：进行再次 MPMVA 时，最困难的是终点的确定，一般有两种方法：①双色试验；②变小变黑，如果被检者配合而且可靠的话，在改变镜片度数时，可通过简单的提问，如询问视标是"更清晰"还是"更小或更黑"来判断检查的终点。因为在负镜片过多时，视标看起来是"变小或变黑"而不是"更清晰"。

4. 右眼验光完成后，遮盖右眼，左眼去遮盖，用同样的步骤进行左眼的验光。

（二）双眼平衡

单眼验光结束后，需要进行双眼平衡检查。双眼均达到最佳矫正视力只能说明双眼视力达到平衡，并不能说明双眼付出的调节是均衡的。双眼平衡检查的目的是使双眼的调节刺激等同，从而达到调节的放松。双眼平衡检查可采用交替遮盖法、棱镜分离法或偏振片法。

以下为棱镜分离法进行双眼平衡的步骤。

（1）两侧视孔开放，双眼给予相同的雾视量，约 +0.75DS，对应的双眼雾视视力达到 0.8 以下，但不能低于 0.5，一般选择 0.6 行视标。

（2）从视力表中分离出单行视标。

（3）调整旋转棱镜，于右眼前加置 $3^\triangle BD$、左眼前加置 $3^\triangle BU$，打破双眼融像，被检者看到上下两行相同的视标。

（4）比较两行视标的清晰度是否一样，在较清晰的眼前加 +0.25DS。

（5）重复步骤（4）直到两行的清晰度一样或很接近或优势眼较清晰。

（6）移开棱镜，进行双眼 MPMVA，即双眼同时增加 -0.25D 球镜去雾视，每增加 -0.25D 应使被检者能读出更小的视标，直到达到验光终点，步骤同单眼 MPMVA。

验光结束后，分别记录两眼的球镜度数、柱镜度数和柱镜的轴向。

本章小结

主要介绍眼健康检查及视功能检查的设计原理和操作方法，全面了解视觉功能的检测手段和评估方法。

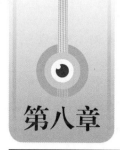

第八章　视觉矫正与训练

◎ **本章导读**

　　眼睛是人体最宝贵的器官，视觉是人类最重要的感觉，视觉矫正与训练的目的是矫正眼球屈光不正或视轴偏斜问题、保护眼睛健康和提高视觉功能。本章主要介绍常用的光学矫正技术、屈光手术技术及视觉训练方法。

◎ **知识脉络图**

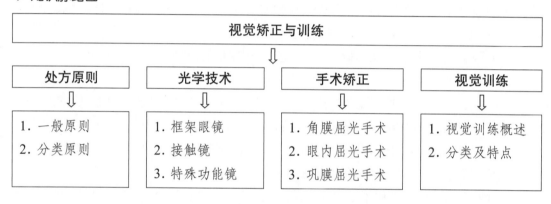

　　在视光学中，视觉矫正的目的一方面是提高视力、改善视觉质量，另一方面则是为恢复视觉功能创造良好的客观条件。屈光矫正的主要手段包括眼镜矫正和屈光手术，光学方法是视觉功能障碍及缺陷处理所独有的矫正手段，如光学眼镜、隐形眼镜、三棱镜、光学助视器及激光的应用。对于屈光不正人群，通过光学矫正工具或手术技术矫正屈光不正和/或视轴偏斜问题；对于低视力视觉障碍等特殊人群，通过光学或非光学辅助设备进行视力康复、提高生活质量；对于视觉质量要求高的人群，通过高品质的矫正技术提升视觉质量。

　　除了上述光学方法和手术治疗，借助适当、合理的物理治疗和心理治疗手段，对于视功能障碍的康复也大有裨益。物理手段既包括用机械力、热、冷、光、电等一些物理因子进行原发眼病的辅助治疗手段，也包括弱视治疗和双眼视异常处理中常用的精细作业、器械训练等视功能康复手段。在屈光矫正之外辅以视觉训练，有助于缓解视疲劳、改善双眼视功能、提高运动视觉等方面的表现；按摩（按压）疗法等物理治疗在缓解肌肉疲劳和疼痛、增强血液和淋巴循环、促进渗出物吸收等方面具有积极的辅助疗效；心理治疗的有效配合则能帮助伴随心理障碍的视功能障碍患者积极克服障碍和促进功能康复。

第一节　屈光矫正的处方原则

屈光矫正是各种屈光不正、老视、双眼视功能障碍及部分斜视的首要处理手段。通过个性化、完善的屈光检测，为被检者提供科学、合理的屈光矫正方案，又称屈光处方。处方的实现方式主要包括光学眼镜（框架眼镜）、接触镜（包括角膜塑形镜）和屈光手术矫正。

由于屈光检测的对象是作为一个有机整体的人，而不是剥离于个体之外的独立的眼球，眼的屈光状态受个体健康状态、精神状态、检查时机等多方面因素的影响，故屈光检测的结果不会是一个固定不变的数据，屈光矫正的目标也不应是精准，而是适合，应符合被检者的个体特征，并满足其用眼需求。

当矫正对象是以近距离工作为主的群体，例如从事会计、作家、精算师等职业者，应充分考虑其近距离用眼的持久性和舒适性；当矫正对象是以远距离视觉需求为主的群体，例如警察、消防员、户外工作者等职业从业者，则应尽量使其获得最佳的远用矫正视力，这是由职业特点造成的用眼需求差异。此外，被检者的年龄、体能、适应性、生活习惯等个体特征都会对用眼环境和用眼方式造成影响，进而产生不同的远、近视力和视觉需求。因此，需要检查者作出综合判断和整体评估来确定恰当的屈光矫正处方，使其既能满足眼作为人体器官之一的生物属性，也能满足眼屈光系统的光学属性。以对白内障患者的矫治为例，通过白内障摘除及人工晶状体植入手术来改善其视觉质量，既要保证手术的安全性，又要考虑人工晶状体光学设计的合理性，以达到术后良好的矫正效果。

一、一般性原则

屈光检测和屈光矫正的共同目标是为被检者提供清晰、舒适、安全且持久的视觉体验。目前，关于屈光问题的处方依据尚无统一的"金标准"，但不论是检测还是矫正，都有其一般性适用原则。即：在检测中遵循 MPMVA（给予最佳矫正视力的最高正镜度）和双眼平衡的基本原则；无视力障碍、无视疲劳、无斜视及斜视倾向者，无须配镜；在矫正时遵循视觉发育的正视化规律，依据主视眼别和眼位情况进行调整，结合调节与集合功能进行分析，综合性别、年龄、职业、爱好等个人信息和在生理、心理各方面的个体差异进行个性化设计。

二、远视的矫正

远视眼矫正的基本原则是选用最高度数的正透镜，使被检者获得最佳矫正视力。

根据人眼屈光发育的规律，亚洲人出生时存在平均 $+3.00D$ 左右的生理性远视，此后随着角膜曲率变化、眼轴增长和晶状体屈光力的改变眼的屈光状态呈现逐渐正视化。直至向近视化漂移的现象。因此，在矫正儿童远视时，应当充分考虑保留生理性远视，为眼球的正视化发育留出空间。对于非斜视、非弱视儿童，在验光时遵循 MPMVA 原则的前提下，检测结果已经覆盖了生理性远视和张力性调节的部分，可以此为据直接给出矫正处方。对高度远视伴弱视的儿童，调节往往无法代偿，保留的生理性远视量不宜过大；对调节性内斜视、

AC/A比值高的内隐斜,其远视度数均应尽量足矫。婴幼儿的远视矫正基本原则见表8-1-1。对于戴镜视力正常者,学龄前儿童每3～6个月,中小学生每6～12个月应检查裸眼视力和戴镜视力,若戴镜视力下降,则须依据重新验光结果确定是否需要更换矫正处方。

表 8-1-1 婴幼儿远视矫正处方原则

屈光状态	配镜指征		
	1岁以内	2岁以内	3岁以内
远视且屈光参差<2.50D	≥+6.00D	≥+5.00D	≥+4.50D
远视且屈光参差≥2.50D	≥+2.50D	≥+2.00D	≥+1.50D

成年人远视的矫正主要考虑视力是否足够清晰、长期视近是否会产生视疲劳、有无诱发眼位偏斜的趋势。当远视度数较低、调节力充足时,可以通过调节获得清晰的远、近视力,若无症状则无须矫正,若伴随视疲劳、较大度数的内隐斜或内斜视则须戴镜矫正。中高度远视或中年以上远视者,频繁且过度使用调节容易产生视疲劳症状,调节代偿不足导致远、近视力下降,则须戴镜矫正。若出现视近困难、视疲劳或其他老视症状,则须分别给予远用和近用屈光矫正,可选用双焦点眼镜、多焦点眼镜或其他老视矫正方式。若远视眼伴有外隐斜,可适当欠矫;若远视眼伴有内隐斜,则须尽量足矫。

三、近视的矫正

近视眼矫正的基本原则是选用最低度数的负透镜,使被检者获得最佳远用矫正视力。除假性近视可通过物理或药物的方式解除调节痉挛而无须配镜外,绝大多数近视是无法治愈的,需要进行屈光矫正。当近视引起远视力下降,无法满足学习、工作、生活的需求,或产生视疲劳等症状时,应及时选取恰当的方式给予屈光矫正。

我国是近视人口大国,学生近视低龄化、普遍化、高度化趋势日益明显,对儿童青少年的身心健康造成持续影响。2021年4月,教育部等15个全国综合防控儿童青少年近视工作联席会议机制成员单位联合印发《儿童青少年近视防控光明行动工作方案(2021—2025年)》,聚焦近视防控,开展八大专项行动,加强儿童青少年视力健康管理。其中,落实视觉健康监测、提升专业指导和矫正质量是两个重要的专业环节。为广大儿童青少年建立屈光发育档案,通过规范的医学验光和科学配镜进行合理屈光矫正,有助于提高整体的近视防控效果。

低龄儿童近视眼在初次检查时建议使用1%阿托品滴眼液或1%盐酸环喷托酯滴眼液进行散瞳验光,10岁以上儿童青少年可在小瞳孔、调节放松的状态下验光,必要时可使用1%盐酸环喷托酯滴眼液进行散瞳验光。婴幼儿的近视矫正原则如表8-1-2所示。学龄前儿童的视近矫正需求与症状相关,若近视度数>−1.00D且出现裸眼视力不良等近视症状,须进行屈光矫正;若近视度数>−1.00D但无症状,可暂时观察,6个月后随访;若近视度数≤−1.00D须及时矫正。对学龄儿童,若视力下降较明显且有不适症状的,任何度数的近视屈光不正均须矫正;近视度数≤−1.00D者须矫正;间歇性外斜视或者有较大外隐斜的近

视儿童应予全天光学足矫。常规随访周期为 6 个月,若本次随访较上次检测结果度数改变
≥0.50D 则须重新处方;若度数改变为 0.25D,矫正后视力有明显提高者,也可给予新处方。

表 8-1-2　婴幼儿近视矫正处方原则

屈光状态	配镜指征		
	1 岁以内	2 岁以内	3 岁以内
近视且屈光参差<2.50D	≤-5.00D	≤-4.00D	≤-3.00D
近视且屈光参差≥2.50D	≤-2.50D	≤-2.50D	≤-2.00D

注:近视度数以负数值作为大小比较的依据。

　　成年人近视矫正同样依据 MPMVA 的基本原则,处理时应注意避免近视过矫。高度近
视眼初次矫正时若不能接受全矫,则可予以 3.00D 以内梯度的分批矫正,或选择接触镜矫
正;对有长期配戴近视眼镜看近(如阅读印刷品、操作电子屏等)需求的中度以上近视者,由
于近距离用眼时调节负荷增加,可酌情予远用欠矫,或选用双焦点、多焦点设计的防疲劳眼
镜矫正。对中度及以上近视合并老视者,除远用屈光矫正之外,还应给予近用矫正处方,以
提供清晰的远、近视力。

　　此外,初发期白内障患者的晶状体混浊导致其密度变化、糖尿病患者的血糖升高导致
晶状体水肿等情况都可能使晶状体的屈光指数发生变化,从而诱发一过性或持续的指数性
近视。对于这类特殊患者或妊娠期等特殊时期发生的近视,应根据原发疾病的预后处理和
生理状态的变化情况及时调整屈光矫正处方。

　　假性近视的处理措施包括注意用眼卫生、解除环境干扰因素、调节放松训练、雾视疗法
及睫状肌麻痹剂治疗等。

四、散光的矫正

　　散光性屈光不正往往伴发近视或远视,矫正时须综合考虑。

　　由于儿童处于视觉发育期,适应性较强,进行散光矫正时将视觉清晰度作为首要考虑
因素。婴幼儿的散光矫正原则见表 8-1-3。学龄前及学龄儿童的散光矫正以屈光不正程度
为主要依据,若单纯规则散光>1.50D、单纯斜轴散光>1.00D,则须戴镜矫正;若近视或远视
伴散光,须配镜矫正近视或远视时,应同时矫正≥0.50D 的散光。常规随访周期为 6 个月,
伴随斜视或弱视者建议每 3 个月随访,重度弱视者建议每月随访。若初次检测时散光度数
>2.00D,或随访时散光度数变化较大,应注意排除圆锥角膜。儿童散光应长期配戴矫正眼
镜,以缓解视疲劳、防止发生弱视。

表 8-1-3　婴幼儿散光矫正处方原则

屈光状态	配镜指征		
	1 岁以内	2 岁以内	3 岁以内
散光且屈光参差<2.50D	≥3.00D	≥2.50D	≥2.00D
散光且屈光参差≥2.50D	≥2.50D	≥2.00D	≥2.00D

成年人散光处理的原则是宁小勿大、保守处方,在满足其戴镜舒适需求的前提下提供适当的屈光矫正。初次配镜或检测结果度数变化,由于柱镜的改变会造成不同子午线的放大率差异,导致物像变形,被检者需要重新适应新处方,容易产生头晕、恶心等戴镜不适。若新处方与原镜度数差别较大,应尽量减少柱镜的调整量,使用等效球镜替代法分次给予合适的新处方;若原镜处方仍能提供戴镜者可接受的矫正视力,则不轻易改变处方。对>3.00D的高度散光及斜轴散光,应从低到高逐渐增加散光矫正量,给戴镜者充分的适应时间,使其既能增进视力,又能减少视觉干扰症状。原镜的使用时间越长,对新处方的适应时间也越长;戴镜者年龄越大,散光处方的调整越倾向于保守。对外伤、手术或眼病造成的不规则散光(尤其是角膜散光),当框架眼镜和普通环曲面接触镜无法提供良好的矫正视力时,可采用透气硬性接触镜(RGP)镜片矫正。

五、屈光参差的矫正

屈光参差的矫正原则是在尽可能足矫的同时,尽量缩小两眼的度数差距,以维持双眼单视,保证戴镜舒适。

一般认为当两眼矫正镜度的差异超过2.50D时容易出现疲劳、重影等戴镜不适症状;即使是低度的屈光参差,为保持双眼融像,也易诱发两眼间的调节不平衡,引起视疲劳和视力下降。实际上人眼对双眼物像大小的容差性有很大的个体差异,通常儿童青少年的适应能力比成年人要强。故对儿童屈光参差患者,应尽量全矫并经常戴镜,有利于双眼单视功能的建立;对成年患者,若无法忍受两眼物像不等带来的不适症状,可将屈光度较低的眼全矫、屈光度较高的眼部分矫正,以能提高视力但不会对另一眼产生干扰症状为限度。对高度屈光不正者,推荐使用特殊设计的等像眼镜或接触镜矫正,以缩小两眼视网膜像的差异,提供较好的矫正效果。若无法忍受戴镜状态的两眼差异,可进行屈光手术矫正。对伴有弱视和斜视的屈光参差儿童,除戴镜充分矫正视力之外,还应积极进行弱视治疗,必要时行斜视矫正手术。

六、斜视的屈光矫正

除棱镜治疗和手术矫正之外,恰当的屈光矫正有助于减轻部分斜视的偏斜角度,缓解不适症状。屈光性调节性内斜视应戴镜屈光全矫,有助于矫正眼位偏斜;非屈光性调节性内斜视使用双焦点眼镜矫正,看远时屈光全矫,看近时给予+1.50~+3.00D的近用加光度。对间歇性共同性外斜视,可通过负镜过矫刺激调节性集合功能,从而改善眼位偏斜。

七、弱视的屈光矫正

弱视的治疗以提高弱视眼的远视力并建立正常的双眼视功能为目的,屈光矫正是各种弱视治疗方法中最直接有效的方式之一。首次检查应采用1%阿托品眼膏或滴眼液散瞳验光,每6~12个月随访,依据年龄、屈光状况、斜视程度及矫正视力的改变来更换矫正处方、调整眼镜度数。

第二节　光学矫正技术

　　眼视光学讲求"眼为器,视为本,光为用",光学矫正技术是视光学医疗服务中的重要手段。随着人们对健康概念的认知强化,越来越多的人通过初级眼保健服务的方式在早期发现视觉问题,并通过光学框架眼镜或接触镜的矫正获得良好的视觉体验。合适的眼镜不仅应带来清晰的视觉,还应让戴镜者获得舒适的感觉、持久的近距阅读和高品质的外观。这里的眼镜既包括框架眼镜,也包括接触镜,甚至还包括屈光手术中使用的人工晶状体等光学矫正工具。眼镜作为一种医疗器具,与生理学、眼科学、光学、心理学和美学等均有着密不可分的联系。在每个人的一生中,或由于屈光不正、老视矫正的目的,或出于美观、保健、防护的需求,几乎都需要配戴眼镜,它已经成为现代人一生中不可或缺的部分。

一、框架眼镜矫正

(一)框架眼镜的选择

　　最早有文字记载的用于矫正视力的眼镜出现于 13 世纪,经历了从手持式单眼用凸透镜到双眼用的排镜,再到用绳子悬挂在耳朵上的装置,直至出现镜圈、镜腿等结构的变迁和发展。现代框架眼镜的结构是由镜片和镜架组成的,镜片是弥补眼球光学缺陷的媒介,通过在眼外放置的各种光学镜片和眼球组成新的光学系统,使外界物体清晰成像在视网膜上;镜架则是固定镜片的载体,由镜圈(镜框)、镜腿、鼻梁、鼻托、桩头和铰链等结构组成(图 8-2-1、表 8-2-1)。

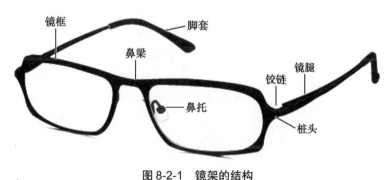

图 8-2-1　镜架的结构

表 8-2-1　镜架的结构组成及作用

结构名称	作用
镜圈(镜框)	以沟槽和螺丝固定镜片,根据镜圈包绕镜片的范围可分为全框、半框、无框三类
鼻梁	连接左右镜圈或直接与镜片固定连接
鼻托	接触鼻部的衬垫,支持并稳定镜架,使之不滑脱、不晃动,包括托叶、托叶梗和托叶箱三部分
桩头	连接镜圈与镜脚的部分
镜腿	通过桩头连接于两镜圈或镜片的颞侧
辅助结构	如脚套、铰链、锁紧块、螺丝等,主要起固定和保护作用

1. 镜片的选择 光学眼镜片是由不同材料和膜层组合而成、兼具光学及化学特性的复杂综合体,选择合适的镜片是完成框架眼镜光学矫正的关键一步。镜片的选择既要考虑其光学特性,也要考虑镜片材料的化学特性和其他物理性能。镜片的光学设计、材料组成及表面处理与眼镜配戴的清晰度、舒适性、安全性、耐用性、美观性等都密切相关。镜片光学设计与材料性能的相关内容已在前面章节中详细阐述,本节仅介绍镜片的分类。

(1)镜片的材料分类:眼镜镜片采用透明的介质材料,主要分为无机材料(如水晶、无机玻璃)和有机材料(如有机树脂)两大类,目前用于制作镜片的材料包括光学玻璃、光学树脂和天然材料(图 8-2-2)。

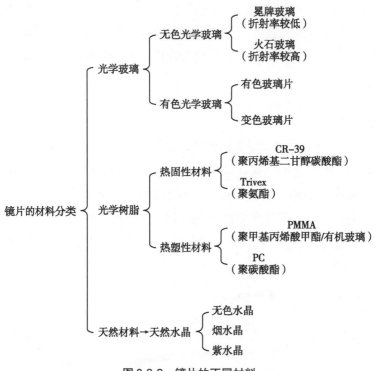

图 8-2-2 镜片的不同材料

(2)镜片的设计类型:理想的眼镜片光学设计能让戴镜者在任意视觉方向上都获得清晰的视力。虽然单纯优化镜片的基弧不可能满足这一要求,但随着计算机辅助设计和数控精密光学加工技术的发展成熟,现代光学眼镜片从光学性能到镜片外观都得到了极大的提升。当前常见的镜片光学设计类型见图 8-2-3。

(3)镜片的用途:现代光学眼镜片除用于矫正各种屈光不正、老视,提供清晰的远、近矫正视力这一主要用途之外,还具有隔离

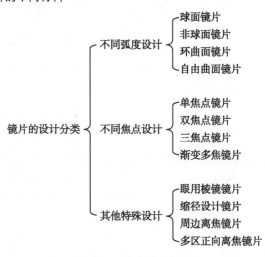

图 8-2-3 镜片的不同设计

紫外线、阻挡有害蓝光、减少眩光、提高对比敏感度、提供运动防护、缓解视疲劳甚至控制近视等多种功能。

2. 镜架的选择　随着科学的发展和社会的进步，人们在选择眼镜时不仅要满足物理和生理需求，还要考虑人体工学、眼镜美学、视觉保健、心理需求等诸多方面的影响。因此，在选择镜架时，要从功能性、舒适性、美观性等多角度考虑，才能使镜片镜架组合之后的整体——配装眼镜达到视物清晰、配戴舒适、外形美观的要求。总的原则是：镜架的尺寸应与配戴者的面部尺寸相吻合，要考虑瞳距、镜圈大小、鼻梁鼻托、镜架式样等因素；配戴镜架能提供舒适的配适情况，要考虑镜架材料、款式、配件（如耳钩、镜绳、防汗套等）的选择等因素；且在镜框形状、镜架颜色的选择方面要符合消费者的审美需求。

（1）镜架的款式：镜架的款式包括全框架、半框架、无框架、折叠架和组合架（图8-2-4）。

1）全框架：最常用的一款镜架类型，特点是牢固、易于定型，可遮掩一部分的镜片厚度。

2）半框架（尼龙丝架）：用一条很细的尼龙丝作部分框缘，镜片下缘磨平，加工时开出一条窄沟槽，使尼龙丝嵌入沟槽中，重量很轻，给人以轻巧别致之感，也较为牢固。

3）无框架（无边镜架）：分为一体式和零件式，加工时在镜片上打孔，通过螺丝来固定。

4）折叠架：通过多次折叠缩小镜架所占的空间，便于存放和携带，常见的有二折、四折和六折镜架。

5）组合架：通过不同的镜片或镜腿组合提供镜片颜色或镜腿款式的多种选择搭配。

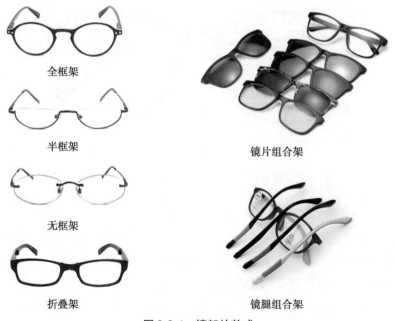

全框架

半框架

无框架

折叠架

镜片组合架

镜腿组合架

图 8-2-4　镜架的款式

（2）镜架的材料：制作镜架的材料要求质轻、坚韧度好、牢固耐用、易加工但不易变形；对皮肤无刺激，也不易被皮肤的酸性分泌物侵蚀。常用的镜架材料有金属材料、合成树脂材料、天然材料、混合材料。有关镜架材料及性能的具体内容已在前面章节中阐述，本节仅介绍分类。

1）金属架：镜身主要部分选用某种金属材料或合金制成，再对其进行表面处理加工，常加以镀金、镀钛或以铑或钯镀白,因电镀工艺不同,有些易褪色。金属架坚固、轻巧、美观、款式新颖、品种繁多;基本都带有鼻托,且鼻托是可活动的,以便适应各种鼻形;镜腿末端常套塑料套,不但美观,而且起到保护镜腿和皮肤的作用。

2)合成树脂架:镜身主要部分由塑料或与塑料性质类似的材料制成。特点是质轻,不易过敏,多受老人、儿童喜爱,现也成为年轻人和时尚人士作为太阳眼镜或装饰眼镜的选择。

3)天然材料架:镜身主要部分用特殊木材、动物角质材料制成,多受中年以上男性配戴者欢迎。

4)混合架:镜身主要由非金属材料和金属材料混合制成,造型精巧、秀丽,给人以典雅之感,不易燃烧,增加了镜架的强度。

(3)镜架的尺寸:镜架的尺寸常用基线法或方框法标识。

1)方框法:指在镜框内缘(亦可用镜片的外形来表示)水平方向和垂直方向的最外缘处分别做水平和垂直切线,由水平和垂直切线所围成的方框来标定镜架尺寸。左右眼镜片在水平方向的最大尺寸为镜框尺寸,左右眼镜片边缘之间最短的距离为鼻梁尺寸(图8-2-5)。

眼镜架的规格尺寸通常标示在镜腿的内侧,标有"□"记号时表示采用方框法。如"56□16-140"表示采用方框法测量,镜框尺寸56mm,鼻梁尺寸16mm,镜腿长度140mm。我国大部分镜架采用方框法来表示。

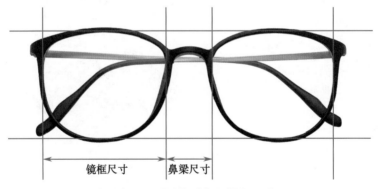

镜框尺寸 鼻梁尺寸

图8-2-5 用方框法标记镜架尺寸

2)基线法:又称基准线法,是指在镜框内缘(即左右眼镜片外形)的最高点和最低点做水平切线,取其垂直方向上的等分线为中心点再做水平切线的平行连线(即通过左右眼镜片几何中心的连线)作为基准线,以此为据来测量和标定镜架尺寸(图8-2-6)。

进口镜架多采用基准线法来表示,也标记在镜腿的内侧,标有"-"记号时表示采用基准线法。如"54-18-140"表示镜框尺寸54mm,鼻梁尺寸16mm,镜腿长度140mm。

同一副镜架,用基线法与方框法测量的尺寸数值往往是不相同的,两种方法的测量偏差大小取决于镜架的形状。若镜圈上所有垂直切点都在中心线上,则该镜架用方框法和基线法测量的结果相同;否则,结果不相同。常见的眼镜架规格尺寸:镜圈尺寸单数为33~59mm,双数为34~60mm;鼻梁尺寸单数为13~21mm,双数为14~22mm;镜腿尺寸单数为125~155mm,双数为126~156mm。

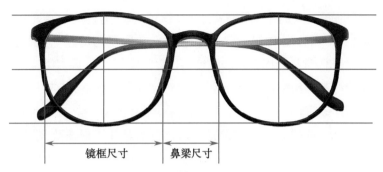

图 8-2-6　用基线法标记镜架尺寸

以眼镜作为主要载体的现代屈光矫正技术已经成为视觉健康服务中的重要手段，为越来越多的人提供清晰、舒适和安全持久的视觉体验。框架眼镜的选择不是单纯的挑选产品，而是受到从镜片镜架的生产、流通，到眼镜的验配、加工和使用等全流程中多种因素制约的重要环节。国家有关质检部门对眼镜架与眼镜片的加工前产品质量、加工装配过程，以及成品眼镜的光学和计量技术指标均有严格的质量控制标准。戴镜者在使用眼镜的过程中要维持镜架形态、规范清洁镜片、合理存放眼镜，才能持续实现良好的视觉体验。

（二）框架眼镜的作用

矫正屈光不正和老视需要眼镜，部分特殊的眼部疾病需要眼镜，某些特殊工作岗位或阅读状态下也需要眼镜，因此现代的眼镜已被赋予了除屈光矫正以外更多的应用价值。例如，近年流行的光致变色眼镜、防蓝光眼镜，深受驾驶员及户外活动者喜爱的偏光眼镜，抗震耐摔的运动防护眼镜，用于个体化视觉矫正的棱镜、渐进镜，以及其他特殊光学设计的儿童近视控制镜、防疲劳眼镜等，都属于特殊功能眼镜。

1. 眼镜与儿童斜弱视　儿童斜视或弱视最主要的治疗手段就是配戴矫正眼镜，并进行适当、有效的训练。一些类型的儿童斜弱视如在早期得到及时矫正和训练，可以较快恢复视力并建立正常视功能。这时眼镜不仅具备视觉矫正功能，还具备矫治斜弱视的效果。例如，三棱镜眼镜适用于有眼位问题且通过视觉训练矫正无效的儿童，也可用于减少眼球震颤、处理代偿头位等问题。

2. 眼镜与无晶状体眼　某些先天性白内障的婴幼儿，由于多种原因不能在眼内植入人工晶状体，这时可以选择高屈光度的正透镜当作外置的晶状体替代物。由于镜片外置，眼镜的成像效果会区别于原位的晶状体，带来包括光学像质、物像放大率、像差等各方面的差异，因此对眼镜片的设计提出了挑战。如处理得当，可成功完成视力矫正，并解决因无晶状体而发生的重度弱视、眼球震颤、眼球失用性斜视等问题。

3. 眼镜与低视力　低视力指通过眼科手术、药物治疗及一般屈光矫正后，最好眼矫正视力低于 0.3 或视野小于 10° 的视力障碍。50%～70% 的低视力患者可借助各种光学、非光学助视器改善或提高视觉及活动能力。框架眼镜实际上是低视力患者常用的一种光学助视器装置，常见的形式包括眼镜式远用望远镜、近用助视眼镜等。某些卒中、外伤引起的视野缺损者，也可以使用菲涅耳（Fresnel）贴膜棱镜等特殊眼镜，达到扩大视野的效果。

4. 眼镜与安全防护　人们在很早前就已经认识到,通过有色镜片能减少特别强烈的阳光对眼睛造成的刺激感,从而缓解不适症状。在现代社会,眼镜的安全应用概念得到普遍认可,如儿童由于好动的性格,常常会因为跌破眼镜而损害眼睛,因此,许多国家规定,对于需要配戴眼镜的儿童,视光师有责任推荐安全性较高的 PC 镜片。防护镜还广泛应用于国防、特殊工种和医疗防疫等方面,如防弹、防火、防生化、微生物污染、抗冲击等,是一种特需装备。

5. 眼镜与光损伤　光辐射对人眼的常见损伤包括紫外线损伤及有害蓝光的损伤。紫外线广泛存在于地球表面,它对人眼从角膜到视网膜的各层组织均有不同程度的损伤可能,眼镜是最便捷、有效的抗紫外线工具,紫外线滤过能力则是衡量镜片材料和质量的一个重要指标。随着电子产品的普及和广泛使用,人眼长期暴露在电子设备产生的短波蓝光中。短波蓝光辐射含量高、能量大,不仅会引起视疲劳,还会对视网膜造成不可逆转的损害,因此诸多眼镜厂商开发并推出各种功能性防蓝光镜片,以减少视疲劳、提高视觉舒适度。

6. 眼镜与潮流时尚　据统计,发达国家中等收入人群,每人平均同时拥有七副不同款式和材质的眼镜。眼镜配戴时覆盖人脸一半左右的面积,具备极高的辨识度和造型功能,因此也成为营造氛围、引领潮流的时尚单品。合适的眼镜在对脸形、肤色的修饰,与装束、环境的搭配上,都能为配戴者带来意想不到的加分效果。

7. 眼镜与智能科技　2012 年 4 月,谷歌公司发布第一款"拓展现实"眼镜,并命名为谷歌眼镜,从此眼镜拥有了智能可穿戴设备这一新的身份,并带动一大波 AR/VR 眼镜的研发。它们的功能包括但不限于:拥有独立的操作系统,通过语音控制、体位姿势控制或特殊按键控制,实现摄像、通讯、导航、人脸识别、物体识别、语音识别、电子支付等,部分智能眼镜还兼备传统眼镜的视力矫正功能。此外,智能眼镜在远程医疗、电子助视器、用眼监测等方面也具有应用和研究价值。

二、接触镜矫正

接触镜,俗称隐形眼镜,是根据人眼角膜的形态制成的,直接附着在角膜表面的泪液层上,并且能与人眼生理相容,从而达到矫正视力、美容、治疗等目的的一种特殊类型的镜片。它不但在视觉和视野等方面具有独特的优势,而且相对于框架眼镜而言,接触镜通常能为配戴者带来更加舒适、方便、美观和安全的戴镜体验。

(一)接触镜的光学特质

作为一种屈光矫正的工具,接触镜具有其独特的光学特质,与普通框架眼镜镜片相比,在有效屈光力、矫正散光、放大效应、调节与集合等方面都存在差异,既有框架眼镜不可比拟的一些优势,又存在难以避免的光学缺陷。

1. 顶点屈光度的差异　框架眼镜与角膜前顶点的距离一般为 10～15mm,而接触镜直接贴附在角膜上,镜片后表面到角膜前表面的距离几乎为零,这种镜眼距的差异导致矫正等量的屈光不正时,所需角膜接触镜的度数和框架眼镜的度数不同。可以将接触镜与框架眼镜对屈光不正的矫正理解为两种不同的透镜系统,框架眼镜的矫正是在眼睛无调节的情况下,使镜片的像方焦点与戴镜眼的远点重合;而接触镜则修正了角膜原有的屈光状态,通过镜片、泪液和角膜的综合屈光结构体系，使戴镜眼的远点移到无限远。因此，在验配接触镜时，要充分考虑距离效应的影响，合理地换算接触镜顶点屈光度。

2. 角膜散光的矫正　配戴接触镜使镜片、泪液与角膜形成一个新的屈光综合体，当镜下泪液达到一定的厚度、弯曲度时可以当作一个泪液透镜。镜片材料的弹性模量越高，泪液透镜的形成越充分，故配戴球面硬性接触镜可有效矫正角膜前表面的规则散光和不规则散光。因此，散光眼配戴球面 RGP 的矫正视力通常优于配戴球面软性接触镜的视力，早期圆锥角膜患者也可以通过球面 RGP 接触镜获得较好的矫正视力。

3. 光学优、缺点　相较于框架眼镜，配戴接触镜减少了图像变形失真、色像差、视野限制等众多问题，在屈光参差患者消除了棱镜性不平衡现象，在无晶状体眼中没有框架镜片的放大作用，因此总体光学矫正效果较好。但是，对于某些特殊群体，接触镜的应用却受到了限制。例如，瞳孔较大的接触镜配戴者或镜片配适不理想导致偏位者容易在镜片周边区产生"鬼影"或眩光的现象；当配适不良或散光镜片旋转时会影响视力矫正；镜片移动度过大会引起视力波动；轴性屈光不正者，由于眼镜相对放大率的差异，更适合配戴框架眼镜。

（二）接触镜的功能优势

1. 视觉更清晰　配戴框架眼镜，屈光度每增加 1.00D 可产生约 2% 的影像放大或缩小，屈光参差者如戴框架眼镜，由于双眼影像差距过大，使双眼融像发生障碍。高度屈光不正者在配戴框架眼镜时，由于镜片的球差和色散会影响物像的质量，甚至损失部分深度觉（立体视觉）。而接触镜直接接触角膜表面，仅有瞳孔区的镜片接受入射光线，因而镜片的球差和色散极其轻微，且在所有注视方向上均保持相近的光学矫正性能，通过镜片看到的影像大小接近于物体的真实大小。屈光不正者在配戴框架眼镜时，会发生轴外像差和斜交位差等现象，使影像发生畸变，而接触镜的光线入射区域各部分厚度差极小，且视轴始终与镜片几何中心保持一致，几乎不产生影像失真。

2. 视野更开阔　接触镜比框架眼镜具有更开阔的视野。框架眼镜因受框架的遮挡和镜片周边部棱镜效应的影响，使配戴者视野受到相应影响，在远视眼形成与镜框对应的"环形盲区"，在近视眼产生"环形复像区"。而接触镜不受框架的限制，且镜片始终能跟随眼球转动，故能保持与不戴镜者相同的开阔视野。

3. 感觉更舒适　框架眼镜尤其是配装了高屈光度镜片的框架眼镜，使配戴者鼻梁部负重，镜架压迫鼻梁和耳郭常引起接触性皮炎，而配戴接触镜则没有上述问题。低温季节，配戴框架眼镜从寒冷的室外进入温热的室内初期（或炎热季节相反的情况），会有水蒸气在镜片上凝结，造成视物模糊，而接触镜的表面完整地覆盖着泪液层，与戴镜者体温保持一致，不会有水蒸气凝聚。

4. 使用更方便　当框架眼镜的鼻托不可调或戴镜者鼻梁不够高挺时，镜架在鼻梁上支撑不稳定、容易下滑；若眼镜不慎掉落到地上则容易摔坏镜片；摘取眼镜后若随意放置、未及时收纳在镜盒中，容易误压镜架导致变形，而接触镜不存在这些使用不便之处。

5. 体验更美观　配戴接触镜可以避免眼镜框架遮挡眼部，便于眼神交流和感情表达。框架眼镜的框架形状和边宽常会修改配戴者的面形；久戴框架眼镜常因鼻托压迫鼻梁，形成表面压迹，影响面容；近视者配戴凹透镜产生的影像缩小效果会使戴镜眼看起来塌陷、失真，而接触镜则不会有这些缺陷。

6. 配戴更安全　框架眼镜配戴者遇到撞击时，破碎的镜片可能导致眼球损伤，相比之下接触镜则比较安全。因此专业运动员在训练和比赛时，除非是在需要配戴防护头盔或护目镜的特殊场合，大多选用接触镜作为屈光不正的首选矫正方式。

（三）接触镜的分类

1. 按材料分类　接触镜的材料类型及结构性能详见本书第五章相应内容，本节仅介绍分类类别（图8-2-7）。

（1）硬镜：PMMA（聚甲基丙烯酸甲酯）因其良好的透光性和加工性能曾被作为接触镜材料使用，但由于透氧性极差，现已弃用。

（2）水凝胶软镜：捷克科学家 Otto Wichterle 发明旋转成型技术用于合成 HEMA（甲基丙烯酸羟乙酯）材料，以此为基础，水凝胶软镜实现了广泛商品化。其质地柔软，配戴舒适，有一定的透氧性，但镜片材料强度低，易吸附沉淀物。

（3）透气硬镜：含氟、硅等成分，透氧性能好，泪液透镜形成充分，但配戴舒适性不及软镜，需要一定的适应时间。

（4）硅弹镜：透氧性能极佳，表面湿润性差，抗沉淀性差，配戴后极不舒适，难以在临床应用。

（5）硅水凝胶软镜：由 Si-O 链段组成高分子长链和网络空间结构，材料兼具高透氧性和良好的舒适性，并能通过镜片表面处理、嵌入式保湿技术或其他方式的材料改性增加镜片的表面湿润性，减少蛋白质沉淀。

（6）软硬组合式镜片（混合镜）：经典的负载型镜片（piggyback lens）是在软镜的前光学区嵌入透气硬镜材料，新型的裙带镜片（hybrid lens）则是在透气硬镜的外缘拼接软镜材料作为镜片的裙边。它们兼具透气硬镜光学性能好、透氧充分的优势，以及软镜湿润性好、舒适、附着稳定的长处，适用于矫正圆锥角膜和高度角膜性散光眼。

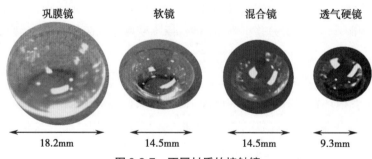

图 8-2-7　不同材质的接触镜

2. 按配戴方式分类　镜片一次持续配戴的时间称为镜片的配戴方式。

（1）日戴型：配戴者在非睡眠睁眼的状态下配戴镜片，通常每天不超过16小时。

（2）长戴型：配戴者在睡眠状态下仍配戴镜片，持续数日方取下镜片（通常不超过7天）。

（3）弹性配戴型：配戴镜片午睡或偶尔戴镜过夜睡眠，每周不超过2夜（不连续）。

3. 按使用周期分类　镜片自使用至抛弃的时限称为镜片的使用周期。

（1）传统型：传统意义的接触镜使用周期较长，软镜通常为 10～12 个月，透气硬镜通常为 1.5～2 年。

（2）定期更换型：镜片的使用时限为 3～6 个月。

（3）频繁更换型：镜片的使用时限为 1 周～3 个月。

（4）抛弃型：每次取下镜片即抛弃，通常持续配戴不超过 7 天，无须使用护理产品，包括日抛镜片及长戴型 1 周或 2 周抛镜片。

4. 按含水量分类　镜片充分水合后含水的重量百分比率称为含水量，不同接触镜材料的含水量如表 8-2-2 所示。

表 8-2-2　不同类型镜片的含水量对照

材料类型	含水量	材料类型		含水量
硬镜	0.35%		低含水量	30%～50%
透气硬镜	2%	软镜	中含水量	51%～60%
硅弹镜	2%		高含水量	61%～80%

由于镜片材料的含水量和表面离子性在很大程度上影响着镜片与眼表及护理产品的相容性，故美国食品药品管理局（FDA）对亲水性软性镜片材料进行了具体划分，将含水量低于 50% 的材料定为低含水材料；含水量高于 50% 的材料定为高含水材料。根据材料的表面离子性将其分为四个类型，分类方法如下。

（1）Ⅰ类：低含水非离子性材料。这类材料因其电中性及低含水量，成为最不易吸附沉淀物的材料，也是一般传统型镜片的理想材料。

（2）Ⅱ类：高含水非离子性材料。这类材料含水量高，透氧性好，其非离子性质比同等含水量的离子性材料对沉淀物的形成具有较高抵抗力，是制作抛弃型镜片的理想材料。

（3）Ⅲ类：低含水离子性材料。这类材料含水量低，透氧性差，镜片表面负电荷对泪液中的蛋白质、脂质等具有较大吸引力而导致镜片表面易吸附沉淀物。

（4）Ⅳ类：高含水离子性材料。这类材料的高含水和离子性使之成为四类材料中最易吸附沉淀物的材料。该材料对环境更敏感，易脱水，易老化；对 pH 敏感，在酸性溶液中易出现镜片大小、基弧等参数的改变。

5. 按中心厚度分类　通常指软镜的几何中心厚度，单位为 mm。

（1）超薄型：厚度<0.04mm。

（2）标准型：厚度 0.04～0.09mm。

（3）厚型：厚度>0.09mm。

6. 按直径分类（图 8-2-8）　指镜片边缘两点间最大的线状距离，单位为 mm。

（1）硬性角膜接触镜：直径 7.0～9.5mm。

（2）透气硬性角膜接触镜：直径 8.0～10.5mm。

（3）角膜塑形镜：直径 10.0～11.5mm。

（4）软性角膜接触镜：直径 13.5～15.0mm。

（5）巩膜镜：直径 15.0～25.0mm。其中角巩膜镜直径 12.5～15mm（接触部分角膜），迷你巩膜镜直径 15～18mm，全巩膜镜直径>18mm。

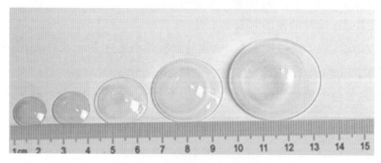

图 8-2-8　不同直径的接触镜

7. 按处方分类

（1）球面镜：供无散光或低度散光眼使用。

（2）散光镜：供球面镜不能矫正的散光眼使用。

（3）双焦或多焦镜：供老视眼或近视控制使用。

8. 按功能分类

（1）视力矫正镜片：供屈光不正、无晶状体眼或圆锥角膜患者使用。

（2）美容镜片：供希望加深和改变眼睛颜色者使用。

（3）治疗镜片：供以接触镜作为治疗手段的各种眼病患者使用，包括绷带镜片、色盲镜片、药物缓释镜片、人工瞳孔镜片等。

（四）接触镜的用途

1. 矫正视力　接触镜作为临床上三大成熟的屈光矫正方式之一（另两种是框架眼镜和屈光手术），在屈光矫正方面具有独特的优势。和框架眼镜一样，它可以有效矫正近视、远视、散光、老视等多种视力问题，尤其适用于高度屈光不正、屈光参差、不规则散光等框架眼镜矫正效果不佳的情况。

（1）常规屈光不正：球面或环曲面设计的接触镜可用于不同程度近视、远视及散光的矫正；特殊反转几何设计的角膜塑形镜可作为成年人暂时性降低近视度数、提高裸眼视力的可逆性矫正手段。

（2）老视：老视的矫正可采用接触镜与框架眼镜联合的方式分别获得良好的远视力和阅读视力；也可采用单眼视接触镜矫正，在牺牲部分立体视的情况下，一眼矫正看远、一眼矫正看近；还可采用双焦点或多焦点设计的接触镜充分矫正双眼。

（3）无晶状体眼：因外伤、儿童先天性白内障等原因手术摘除晶状体，或先天异常所致的晶状体缺如，不宜手术植入人工晶状体者，为高度远视的屈光状态，可用接触镜替代框架眼镜矫正，能减少视物变形，促进双眼融像，有助于患儿视觉系统的正常发育。若为单侧无晶状体眼，接触镜则是唯一的矫正选择。

（4）不规则散光：圆锥角膜及手术后角膜表面产生不规则散光，通过框架眼镜难以获得良好的矫正视力,可通过验配透气硬性接触镜,利用镜下的泪液填充矫正角膜表面的不规则散光,使其获得比使用框架眼镜更清晰的矫正视力。

(5)屈光参差和不等像:屈光参差者配戴框架眼镜,不仅外观上两眼镜片的差距大、影响美观,还易诱发调节疲劳,若双眼的视网膜像大小差异超过融像范围,则会产生复视,这时接触镜和屈光手术都是更合适的矫正选项。

2.美容美化 通过特殊的接触镜生产加工工艺,使镜片获得操作性染色或装饰性染色,既能增加镜片的可辨度、便于操作,又有助于改善戴镜者的外观。

(1)美容需求:主要目的在于增强或改变虹膜现有的颜色,起到装饰美容的效果,可以设计成平光镜片或不同屈光度的矫正镜片,既可作为时尚配饰,也可用于舞台演出等特殊场景。

(2)美化需求:作为一种修复器具,又称为治疗性彩色接触镜,适用于因眼病或外伤导致严重损伤或严重变形的眼,如角膜白斑、无虹膜症、虹膜异色症、白化病等,可以改善外观,增进视力。瞳孔区透明设计的镜片可为周边虹膜缺损或瞳孔散大者形成人工瞳孔,瞳孔区不透明设计的镜片可作为义眼使用、遮盖角膜瘢痕。

3.治疗用途

(1)色盲镜:为色盲患者非优势眼配戴光学区特殊染色的镜片,通过光谱的拮抗作用,使双眼感受红色、绿色的辉度差异,从而在一定程度上能区别红、绿颜色。

(2)绷带镜:通常由高透氧硅水凝胶制成,用于外伤、干眼、大泡性角膜炎、角膜移植术后、角膜屈光手术后等,可缓解疼痛、促进创口复原及角膜上皮愈合;也可作为药物载体,起到药物缓释与增加局部药物浓度的作用。

(3)巩膜镜:主要用于圆锥角膜、球性角膜、透明边缘性角膜变性、角膜外伤、角膜移植术后、角膜屈光手术后不规则角膜者改善视觉质量,也可为严重的干眼、暴露性角膜炎患者提供角膜保护。

(4)近视防控:角膜塑形镜已被广泛应用于儿童青少年近视防控中,因其控制效果稳定、预测性较好,被誉为近视防控的"三板斧"之一。近年来,针对同心双焦、渐变多焦或周边离焦设计的软性接触镜在近视防控中的应用研究也越来越多,临床效果有待进一步观察。

(5)其他用途:接触镜的特殊用途还包括对低视力的矫正、斜视弱视治疗等方面的应用。

通过对低视力患者残存视力的有效利用,能提高患者的活动能力,改善其生活质量。接触镜由于其良好的光学性能和相较于框架眼镜的独特优势,不仅在矫正圆锥角膜、高度散光或不规则散光、无晶状体眼等严重影响视功能的低视力案例中发挥重要作用,而且在减轻眼球震颤、改善白化病患者眩光症状等方面也具有良好的效果。

针对弱视儿童的遮盖治疗往往由于儿童视觉或心理等各种原因导致依从性较差,可以采用健眼配戴不透明接触镜的方式,确保遮盖完全、保证遮盖时长,且不影响外观,有助于弱视眼的训练和康复,提高治疗效果。

4.满足特殊职业需求 从事碰撞性或野外环境活动的运动员、司机、户外工作及旅游爱好者配戴接触镜,可避免框架眼镜的牵碍。操作摄像机、显微镜等特殊设备的人配戴接触镜,可免除工作时框架眼镜的阻隔。需要佩戴口罩的医师、厨师等职业从业人员使用接触镜,可防止呼吸时水蒸气使眼镜片模糊。演员、主持人等演艺工作者基于造型的需要，也可以选择配戴接触镜。

5. 人工智能及仿生应用 随着信息技术和材料科学的进步，研究者们将先进的材料合成技术和纳米制造技术运用到隐形眼镜的智能化研发中，结合不断更新的传感器技术、通信技术和柔性电子技术，开发出各种具备新型医疗功能的智能接触镜。接触镜的应用被拓展到可穿戴设备、生物测量、生物识别技术等领域，当前的研究主要集中在血糖监测、眼压监测、AR 显示、夜间增视等方面，具体的材料研发及光学设计详见本书其他相关章节。

（五）接触镜的理想特征

依据国家食品药品监督管理总局发布的《医疗器械分类目录》，接触镜及其护理用液属于"植入体内或长期接触体内的眼科光学器具"，为第三类医疗器械产品。依据国务院《医疗器械监督管理条例》规定，第三类医疗器械是指植入人体，用于支持、维持生命，对人体具有潜在危险，对其安全性、有效性必须严格控制的医疗器械，性能优异的接触镜必须满足清晰、舒适、安全三大指标，并具备以下条件：

1. 配戴舒适 戴镜后没有明显的异物感、刺激感、干燥感。这要求镜片湿润性好，表面光滑，边缘形态合理，内曲面的主要弯度与角膜前表面吻合。

2. 视力清晰 配戴后有良好的远、近矫正视力和视觉对比敏感度。这要求镜片的光学性能良好，屈光度准确，内曲面形态设计合理。

3. 高透氧性 能满足角膜生理代谢的需要。

4. 不具毒性 镜片材料的聚合程度、引发添加剂及镜片的护理产品等不构成对人眼组织细胞的毒性。材料不降解，生物相容性好。弃置后符合环保要求。

5. 易于操作 镜片成型性好，在摘、戴镜时容易控制操作。

6. 保养简便 护理程序高效、简单，使配戴者能持之以恒地对镜片进行规范化的护理。

7. 方便耐用 镜片有足够大的抗张强度、抗疲劳强度，在配戴和护理过程中不易破损。镜片表面较少吸附沉淀物和病原微生物，且容易清洁。

8. 多种参数 有不同直径、内曲面弯度、厚度、含水量和较大屈光度范围的镜片系列，供不同的配戴对象选择。

9. 价格合适 能被多数有视力矫正需求的人群所接受。

三、特殊功能镜

如前所述，随着视光学的不断发展完善，与其他学科的交叉日益深入，不论是框架眼镜还是接触镜，都被开发出越来越多的扩展功能，在安全防护、近视防控、视觉康复、智能应用等方面发挥新的作用。本节已详细介绍了框架眼镜和接触镜的各种特殊功用，现将典型的特殊功能镜片举例展示如下。

（一）特殊功能框架眼镜

1. 防蓝光眼镜（图 8-2-9A）。

2. 光致变色眼镜（图 8-2-9B）。

3. 谷歌研发的"拓展现实"智能眼镜（图 8-2-9C）。

4. 压贴三棱镜/菲涅耳贴膜棱镜(图 8-2-9D)。

5. 缩径眼镜/"帽子"镜(图 8-2-9E)。

6. 不同光学设计的多点离焦镜片(图 8-2-9F)。

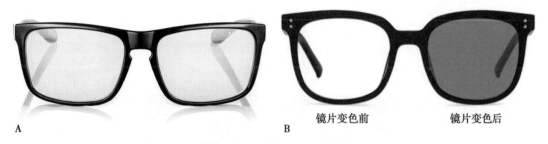

A   B 镜片变色前   镜片变色后

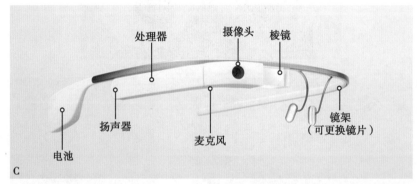

C

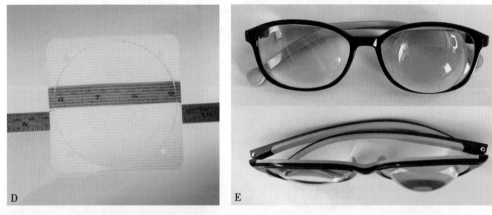

D   E

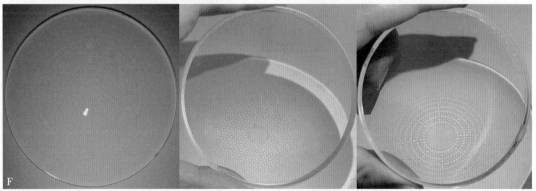

F

图 8-2-9 特殊功能框架眼镜

（二）特殊功能接触镜

1. 义眼美容镜（图 8-2-10A）。

2. 色盲接触镜（图 8-2-10B）。

3. 巩膜接触镜（图 8-2-10C）。

4. 弱视遮盖镜（图 8-2-10D）。

5. 微软研发的智能接触镜（图 8-2-10E）。

6. Sensimed 研发的智能接触镜（图 8-2-10F）。

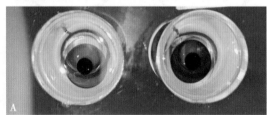

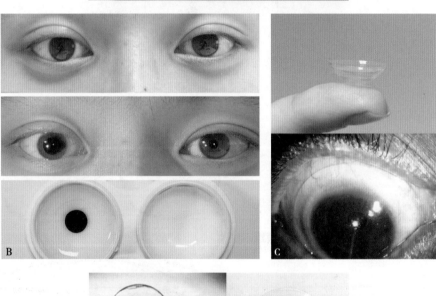

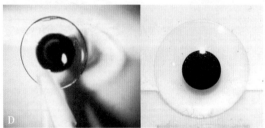

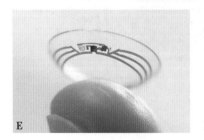

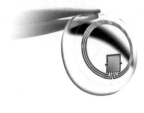

图 8-2-10　特殊功能接触镜

第三节　手术矫正

屈光手术是指改变眼的屈光状态（如近视、远视、散光等）或病理生理过程（如老视、白内障、高度近视等）的各类手术的总称。自认识屈光不正以来，人们一直不断尝试、探索各种矫正和治疗手段。1708 年，Hermann Boerhaave 提出将透明晶状体摘除以矫正高度近视的设想，被认为是眼屈光手术的雏形。此后，热烧灼、电凝、组织切除、切开等不同处置方式被应用于改变角膜屈光状态的尝试；白内障手术从最初的复明手术逐渐转变为屈光手术，人们在不断地尝试和挑战，在反复失败中逐步发展完善了现代屈光手术。1983 年，准分子激光被首次应用于角膜切削的实验研究；1999 年，波前像差技术被引入个体化切削手术的临床研究；2000 年，美国食品药品管理局（FDA）批准飞秒激光应用于角膜板层手术，术式改良不断推陈出新。随着现代眼科显微手术的发展和新技术的涌现，眼屈光手术的理论研究和临床应用也逐渐积累完善，操作技能不断提高，术后护理日益发展，并发症明显降低，屈光手术已成为视觉矫正的三大手段之一。

依据手术作用部位不同，可将屈光手术分为：角膜屈光手术、眼内屈光手术和巩膜屈光手术等。依据手术的治疗目的不同，可分为：矫正近视的屈光手术［如放射状角膜切开术（RK）、短切口放射状角膜切开术（mini-RK）、角膜基质环植入术、近视准分子激光角膜表面切削术（PRK）、近视准分子激光原位角膜磨镶术（LASIK）、近视准分子激光上皮下角膜磨镶术（LASEK）等］；矫正远视的屈光手术［如激光角膜热成形术（LTK）、传导性角膜成形术（CK）、远视 PRK、远视 LASIK、远视 LASEK 等］；矫正散光的屈光手术［如散光性角膜切开术（AK）、角膜楔形切除术等］；以及矫正老视的屈光手术（如巩膜扩张术、前睫状巩膜切开术、激光老视逆转术等）。

一、角膜屈光手术

角膜屈光手术是指在角膜上施行手术以改变眼屈光状态的手术，根据手术时是否采用激光分为非激光性手术和激光性手术。

（一）非激光性角膜屈光手术

有放射状角膜切开术（radial keratotomy，RK），角膜表面镜片术（epikeratophakia），角膜基质环植入术（intrastromal corneal ring segments，ICRS），以及角膜松解切开术（relaxing incision）、角膜楔形切除术（wedge resection）、角膜磨镶术（keratomileusis）、角膜内镜片术（keratophakia）、原位角膜磨镶术（keratomileusis in situ）等。

（二）激光性角膜屈光手术

有准分子激光角膜表面切削术（photorefractive keratectomy，PRK，又称屈光性角膜切削术），准分子激光原位角膜磨镶术（laser in situ keratomileusis，LASIK），准分子激光上皮下角膜磨镶术（laser-assisted subepithelial keratomileusis，LASEK），激光角膜热成形术（laser thermal keratoplasty，LTK）等。

表 8-3-1 对比了 PRK、LASIK 和 LASEK 这三类典型术式的优缺点。

表 8-3-1　常用术式的特点对照

	PRK	LASIK	LASEK
基本原理	角膜表面激光切削	角膜瓣下激光切削	上皮瓣下激光切削
适应证	400 度以下近视、远视、散光眼	各种度数的近视、远视、散光眼	度数高而角膜薄的近视眼
预测性	好	好	好
安全性	好	好	好
稳定性	好	很好	很好
稳定时间	较长	短	中
手术费用	低	高	中
术后用药	5～6 个月	1 个月	1～3 个月
术后疼痛	有	无	无
术后包眼	要	无	无
视力恢复	慢	快	中

二、眼内屈光手术

眼内屈光手术是指在晶状体和前、后房施行手术以改变眼屈光状态的手术，根据手术时是否保留晶状体分为晶状体摘除人工晶状体植入术和有晶状体眼人工晶状体植入术两大类。其中有晶状体眼的人工晶状体植入，患者术后仍能维持自身调节功能，特别有利于年轻患者；而在摘除混浊或透明的晶状体后植入人工晶状体，患者将失去原有的调节功能。

（一）无晶状体眼人工晶状体植入手术

手术时摘除了晶状体，如透明晶状体置换术（clear lensectomy）、白内障摘除合并人工晶状体植入术。

（二）有晶状体眼人工晶状体植入手术

手术时不摘除晶状体，如虹膜支撑的人工晶状体（phakic iris-supported lens）、前房型有晶状体眼屈光性人工晶状体（anterior chamber phakic refractive lens，AC PRL）、后房型有晶状体眼屈光性人工晶状体（posterior chamber phakic refractive lens，PC PRL）等。

三、巩膜屈光手术

除角膜屈光手术和眼内屈光手术之外，一些在巩膜上施行的手术与眼屈光状态也密切相关，因此也被归类于屈光手术，例如后巩膜加固术（posterior scleral reinforcement）、老视逆转术（surgical reversal of presbyopia，SRP）等。前者又称巩膜兜带术、后巩膜加强术或后巩膜支撑术，是应用异体或自体的生物材料，如巩膜、硬脑膜、阔筋膜等，或人工合成材料，加固眼球后部巩膜，以期阻止或缓解近视发展的一种手术；后者包括巩膜扩张术（scleral expansion band surgery）、前睫状巩膜切开术（anterior ciliary sclerotomy，ACS）、激光老视逆转术（laser presbyopia reversal，LAPR）等。

四、理想的屈光手术

由于多数屈光手术是在相对正常的眼球上施行，且大多数屈光不正者可以通过框架眼镜和接触镜等非手术方法得到良好的视力矫正，故患者对此类手术的期望值高于其他治疗型手术。理想的屈光手术应满足以下特征。

1. 安全（最佳矫正视力无降低）；

2. 有效（视觉质量不受损）；

3. 准确（可预测性好）；

4. 稳定（手术效果不反弹）；

5. 保持眼球结构完整；

6. 手术无痛苦；

7. 术后反应轻；

8. 患者恢复快；

9. 可逆，可调整。

随着人们生活质量的不断提高，对视觉的质量和安全性的要求也越来越高。屈光手术的快速发展将给屈光不正人群提供更多的优质矫正方案选择。

第四节　视 觉 训 练

一、概述

（一）视觉训练的概念

1. 定义　视觉训练是指利用光学或心理物理学等方法，对视觉系统施加高于日常需求的认知负荷，从而提高调节、集合、眼球运动等功能及其相互协调性，改善视疲劳、模糊、复视等各种症状，以达到舒适协调用眼、修复视功能异常等目的的活动。它是一系列针对视觉障碍或与视觉相关的神经功能异常的非手术性、个性化、系统性的临床策略和康复治疗方案的总称。

2. 起源和历史　早在中世纪以前，就有各种针对斜视的眼部训练，甚至有专门用于矫正斜视的面罩等道具（图 8-4-1）。针对眼部结构尤其是肌肉的训练已经被使用了几个世纪。但由于当时人类对身体的认知局限性，许多方法逐渐被证明是错误的，并没有流传到现代。

现在我们所说的视觉训练，其概念起源于 19 世纪末用于治疗斜视的非手术疗法，最初被用来替代手术，消除斜视和其他双眼视、双眼运动的异常。这一行业的先驱是 19 世纪中期法国著名的眼科医生 Javal 教授，之后随着立体镜的发明（图 8-4-2），各种用于促进双眼视功能的设备相继涌现，逐渐形成了专门进行视觉训练活动的职业——视轴矫正师（orthoptist）。

进入 21 世纪，视觉训练的范围进一步扩大，除了传统的斜视训练，更多的针对非斜视

性调节 - 集合功能异常、弱视、眼球运动障碍、视疲劳、阅读及学习障碍，甚至运动表现等众多方面的训练方法被广泛应用于临床。

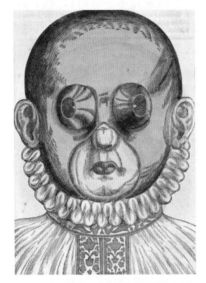

图 8-4-1 斜视矫正面罩

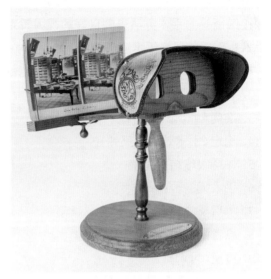

图 8-4-2 早期的立体镜

3. 现状 在欧美经济发达国家，视觉训练作为一种行之有效的康复手段，已被诸多视觉亚健康患者所接受和广泛应用。当患者矫正视力正常，但仍然有视觉疲劳、看东西不能持久、阅读速度缓慢、早期老花眼、近视进展加快、眼干眼胀头痛等症状时，称为视觉亚健康状态。除了传统的视轴矫正术（治疗）由视轴矫正师和眼科医师来执行，其他大多数视觉训练均由视光师完成。

在国内，由于工作分工的不同，眼科医生更多关注眼部疾病的诊断和治疗，传统的验光师主要负责屈光矫正的工作。眼部亚健康问题往往无法依靠药物或单纯的屈光矫正得到长期有效的控制和改善，视觉训练则可以作为一个有力的补充，因此，对视光师的专业知识和技能也提出了更高的要求。

（二）视觉训练的作用

在完成眼部健康检查和视觉功能检查之后，视光师根据被检者的症状与体征制订科学、完整、个性化的视觉训练方案，包含屈光矫正、棱镜处方、特殊滤光片处方、遮盖治疗方案，以及特定仪器或设备的使用，甚至特殊电脑程序的应用等，以期缓解不适症状，改善视觉功能。

1. 目的 视觉训练的目的不仅仅是增强眼部肌肉的力量，还在于利用视皮质功能的可塑性，通过特异性学习和训练改善与视觉相关的生理机能，是有针对性的视觉功能康复过程。通过有效的视觉训练，可以处理或辅助治疗常见的双眼视及眼球运动功能障碍、视觉信息处理异常等问题。

2. 适用范围 包括但不限于斜视和非斜视性双眼视功能异常、弱视、视疲劳、配镜后无法适应、屈光参差造成的融像困难、假性近视调节痉挛、调节集合不协调的近视增长过快、早期老视现象等，以及眼科手术后的视功能异常、获得性脑损伤或其他原因导致的视觉认知缺陷、低视力康复、运动员等对视觉功能有特殊需求者。

越来越多的研究表明，视觉训练的适用人群不应局限于发育关键期的儿童，有相关需求的青少年和成年人群也可以从中获益。以非斜视性双眼视功能异常为例，如果用眼负荷超过了视觉系统能够承担的功能极限，也就是用眼过度，这一平衡被打破，就会出现异常或代偿状态。解决方案包括：

（1）减少支出：即减少用眼，配合合理的屈光矫正。

（2）增加收入：即通过视觉训练改善功能，并配合合理的屈光矫正。

（3）同时改善：既减少支出又增加收入，也就是合理矫正＋减少用眼＋视觉训练三管齐下。

3．主要作用

（1）远、近眼位的矫正与训练：最常用的训练方式，包括对斜视与非斜视性双眼视功能异常的训练，作用是扩大融像范围、矫正眼位偏斜。

（2）视力／视敏度的训练：主要针对弱视患者，在屈光矫正、遮盖和压抑疗法之外，通过特殊光学刺激（如海丁格刷、红色滤光片、后像等），精细目力训练结合知觉训练的方式提高中心视力、提升视功能。

（3）远、近注视能力的训练：包括调节能力的训练和眼球运动功能的训练，主要作用是提高阅读能力、维持舒适的远／近视觉。

（4）运动视觉的训练：各种运动视觉专项训练，包括对功能性眼球运动、视觉记忆、深度知觉和视觉信息处理等多方面能力的训练，作用是提高与运动相关的视觉功能、提升运动表现。

（5）视觉康复训练：主要针对低视力患者，作用是教会患者有效利用残余视力、训练患者正确地使用处方辅助设备，包括远／近助视器的训练、功能性视力训练、日常活动的适应性训练、定向行走训练等。

4．设备和场所

（1）用于训练的设备既可以是经过精密光学设计的仪器或软件，也可以是简单的串珠、绳索、卡片等道具。

（2）训练过程既可以在家中进行，也可以在配有特殊装备的训练室内完成。

二、常用训练项目

现代视觉训练的应用范围之广、涉及领域之众，使其难以被简单地划分类别。如前文所述，针对眼位矫正、视敏度提升、远／近注视能力提高、运动视觉能力增强、低视力康复等不同目的的训练操作，其适用对象及训练项目多有交叉，下面主要依据视觉异常或视觉障碍的不同来介绍常用训练项目的分类和特点。

（一）弱视训练

弱视是一类常见的儿童眼病，指排除眼部器质性病变，在视觉发育关键期由于单眼斜视、未矫正的屈光参差、高度屈光不正及形觉剥夺等原因导致的单眼或双眼最佳矫正视力低于相应年龄视力的情况。弱视训练是目前国内视觉训练应用最广泛、最深入的领域，作用包括提高弱视眼的视敏度、消除抑制现象、重建双眼视觉，常用训练项目有：

1. 后像训练 视觉后像是当外界物体的视觉刺激作用停止以后，视网膜上的影像感觉暂留的一种生理现象。利用相关原理设计的后像增视疗法可用于解除黄斑抑制，将斜视性弱视眼的旁中心注视转变为中心注视，从而提高弱视眼的视力。

2. 红光闪烁刺激与红色滤光片疗法 利用黄斑中心凹处视锥细胞对波长为 620～700nm 的红色光敏感的特点，用带红光源的电子闪烁仪或红色滤光片来刺激黄斑区，从而激发并提高黄斑中心凹的视觉功能。

3. 海丁格刷 又称为光刷训练或光刷疗法。人眼通过旋转的偏光片注视蓝光背景时，由于极化光线作用于黄斑部放射状排列的神经纤维而引起内视现象，会观察到两个形似螺旋桨的毛刷样图像，基于此原理设计的各种协调器和光刷治疗仪可帮助弱视眼消除偏心注视，建立中心注视。

4. 精细目力训练 是针对弱视眼的一种视近训练，有助于视觉发育和提高视力。有穿针、串珠、描图练习等多种需要眼-手-脑结合的训练方法，可根据患儿的年龄、视力和配合程度等情况进行选择，也可经常更换训练方式以提高训练效果。

5. 脱抑制训练 可采用红绿矢量图或阅读条栅/软件、手描实体镜（斜隔板实体镜）、镜面立体镜、脱抑制训练卡/牌等装置，也可使用同视机配置的相应视标图片进行脱抑制训练。

6. 融像及立体视功能训练 同样可以使用同视机配置的相应视标图片进行三级视功能的训练，也可采用各种立体镜、孔径训练仪、红绿立体图或偏振立体图等训练眼的融像功能及立体视。

7. 知觉学习 是通过一系列知觉刺激的学习和训练提高视力的方法，如光栅刺激疗法、游标视力知觉训练等，适用于年龄较大、视力较好、配合程度高、能坚持训练的弱视患者。

（二）调节训练

尽管正常人眼调节系统具有较好的适应性和抗疲劳能力，但非老视性调节异常也是临床较常见的问题，如调节不足、调节过度、调节痉挛、调节麻痹、调节不持久、调节灵活度下降等。调节功能训练是处理调节异常的重要手段，有助于缓解近距离工作困难及视疲劳等临床症状，常用训练项目有：

1. 推进训练 是改进正融像性会聚和近点会聚常用的方法，采用的注视视标为小字母、容易控制调节，也可用于改进调节幅度。

2. Brock 线 一种简单、有效、多用途的训练方法，既可用于控制抑制、观察生理性复视，也可用于调节功能和聚散功能的训练。

3. 镜片阅读和镜片排序 通过在眼前逐渐增加正/负镜片或给不同度数镜片排序的方式阅读近视力卡，使训练者感受视标的变化和调节状态的改变，以增加其调节幅度。

4. 镜片摆动法 使用手柄两侧各有一对度数相同、符号相反球镜的翻转拍，通过正镜减少调节刺激、负镜增加调节刺激，是常用的调节训练手段。单眼训练用于改进调节灵活度，双眼训练还可改善融像性聚散。

5. 视标摆动法　训练者交替注视配套的远距和近距视力卡（如 Hart 表），先看清楚远距视标表一个字母，再看清楚近距一个字母视标，尽可能快速地相互交替，用于调节灵活度训练。

（三）融像训练

1. 斜视性双眼视功能异常的训练　斜视是指两眼不能同时注视目标，当一只眼固视某一目标时，另一眼偏离该目标。斜视不仅影响外观，导致视力发育不良造成弱视，还会导致双眼视功能的异常甚至丧失。斜视的分类复杂，不同类型的治疗措施也不相同，除光学矫正和手术治疗之外，许多斜视在术前或术后都可以通过双眼视功能训练来提高和维持治疗效果。

斜视引起的双眼视异常涉及视觉抑制、异常视网膜对应、注视异常及三级视功能（同时知觉、平面融像和立体视）异常等方面，因此，斜视性双眼视功能训练的主要目的是提高视力、建立双眼视及矫正眼位。临床常用的包括：建立稳固的中心注视、建立舒适的双眼视觉、消除视觉抑制及异常视网膜对应、加强融像及弱视训练等。

（1）消除抑制：针对具备正常视网膜对应但存在抑制的患者，常在传统弱视治疗的前提下使用同视机进行训练。目的是迫使正常视网膜对应患者双眼的抑制区同时接受刺激，恢复视网膜抑制区的同时视功能，使患者意识到复视的存在，然后再对大角度斜视进行手术治疗或对小角度斜视进行集合训练等治疗。

（2）加强融像：对融像不足的患者较为有效，使显性斜视转变为隐斜视。训练前必须首先治疗和消除抑制。

（3）稳定融像：目的是稳定只能短暂融像患者的感觉性融像。训练时使用同视机的融合画片，锻炼融像的稳定性。

（4）锁定融像：如果具备或经过训练获得了较稳定的知觉性融像，可以进行融像锁定训练、增强运动性融像。也可用于麻痹性斜视。

（5）解除异常视网膜对应：常用同视机训练，阻止物像向斜视患者视网膜的异常对应点投影和对其产生刺激，而对双眼正常对应点（黄斑）共同刺激，恢复正常视网膜对应关系。目的是在提高斜视眼视力、消除抑制、手术或三棱镜矫正眼位的基础上，用于手术前或术后促进、恢复和巩固正常视网膜对应关系。

2. 非斜视性双眼视功能异常的训练　非斜视性双眼视功能异常通常是隐匿的，在双眼融像状态下表现为正位眼，但容易出现各种不适和视疲劳症状，严重者会对正常生活和学习、工作造成影响。通过针对性的集合和散开训练不仅可以增加正 / 负融像性聚散，缓解临床症状，还可以提高立体视锐度，改善视觉质量，常用训练项目有：

（1）3 点卡和 Brock 线：作为简单实用的训练工具，适用于家庭训练。前者通过将卡片两侧不同颜色（一红一绿）的两个点融像，达到改善聚散能力和扩大融像范围的作用，适用于聚散功能不足者。后者通过诱发生理性复视，训练自主性集合和散开，控制抑制。适用于有抑制倾向的眼位偏斜和集合功能不足者。

（2）红绿立体图和偏振立体图：须分别配合红绿眼镜和偏振眼镜使用的立体图形视标，形成两眼分视，用于训练正融像性聚散和负融像性聚散，改善双眼会聚、发散和协调运动的能力。视标中的相似点用于融像，而非相似点作为出现抑制的线索。适用于融像性聚散障碍、集合不足、散开不足的患者。

（3）孔径训练仪：是一种有效的自由空间训练型设备，通过训练可以掌握融像技巧，增加融像范围，提高融像速度。由支架、滑尺、滑板、视标卡片册组成。使用单孔滑板时，视轴相交在视标卡片之前，从而产生集合需求；使用双孔滑板时，视轴不相交或相交在视标卡片之后，从而产生发散需求。通过集合或发散训练增加双眼相对运动的能力，将聚散功能提高到最大范围，以达到持续舒适的近距离用眼。

（4）各种实体镜：如斜隔板实体镜（又称手描实体镜），镜面立体镜（又称 Wheatstone 立体镜），Brewster 立体镜（如 Keystone 双目镜、Bernell 立体镜）等，都是常用的双眼视觉训练仪器，可以帮助患者建立正常的感觉性融像，扩大融像范围，提高双眼视和立体视。用于进行脱抑制训练和融像训练，简单轻巧、携带方便，也是常用的家庭视觉训练装置。

（5）棱镜摆动法：将棱镜装在翻转拍上可以训练聚散能力，如同镜片摆动训练。嘱受训者每次翻转镜片后尽快将双像融合。调节刺激保持不变，翻转拍一面为 BO 棱镜，增加对近距视标的会聚刺激，而另一面为 BI 棱镜，减少会聚刺激。

（四）功能性眼球运动训练

眼球运动包括扫视、追踪、注视性眼球运动等双眼同向运动，以及双眼异向的聚散运动，其目的是确保眼睛注视不同方向时都能保持黄斑中心凹注视，维持双眼单视。眼球运动不仅反映动态的视觉功能，更与阅读行为密切相关。临床上，功能性眼球运动障碍常与调节异常、集合功能障碍或视觉感知功能异常等伴发，因此，需要同时治疗和训练。常用的训练项目有：字母扫视卡、激光笔追随训练、追迹训练本、旋转注视盘、Marsden 球等。

（五）特殊人群的训练

1. 运动视觉训练　运动员对于视觉系统不断增加的超负荷视觉需求的反应，如同肌肉骨骼系统在训练中的反应一样，可以通过运动专项视觉训练来提高。运动视觉技能包括视觉运动技能和视知觉技能两方面，前者主要指聚散、聚焦和跟踪这三种基本的眼球运动技能，后者包括动态视力、视觉记忆、视觉形象化、图形 - 背景知觉能力、眼 - 手 / 眼 - 脚协调能力、周边视感知能力等。

通过运动视觉训练增强相关的视觉技能，有助于提升运动中的视觉质量，从而提高运动能力和运动表现。运动视觉的测试设备通常也可用于训练，常用的有：Visagraph 眼动仪、Howard-Dolman 深径仪、Wayne 扫视固视仪、Wayne 周边感知训练仪、Wayne 跟踪测试棒和节拍器、Wayne 便携式反应训练仪、Wayne 空间知觉训练仪、Dynavision Model 2000 动态视觉训练仪、Bassin 预判计时器等。

2. 低视力康复训练　低视力是指经过标准的屈光矫正、药物、手术等一系列治疗后，双眼中较好眼的最佳矫正视力仍有功能性损害，达不到相关标准（以我国的标准为例：视力小于 0.3 到光感，或视野半径小于 10°），但其仍能应用或有潜力应用视力去做或准备做各项工作。

针对低视力患者的康复训练的目的在于充分发挥残余视力，减少视觉损伤对日常活动的影响，提高患者的生活质量；其作用是教会患者有效利用残余视力，训练患者正确地使用处方辅助设备，包括远/近助视器的训练、功能性视力训练、日常活动的适应性训练、定向行走训练等。

3. 与学习障碍相关的训练　学习障碍是一种或多种心理过程的障碍，患者在阅读、书面表达等学习领域可能存在困难。视觉处理障碍作为学习障碍的一种亚型，在视觉分辨、图形 - 背景分辨、视觉排序、视觉运动处理、视觉记忆、视觉形象化、空间关系等方面的技能存在困难。视觉感知评估和有针对性的个体化感知训练，有助于使患儿充分发挥潜能，改善阅读能力，提高学习表现。

4. 获得性脑损伤的康复训练　获得性脑损伤可由外部损伤和/或内部损伤导致。通过一系列的训练方法、训练策略和辅助工具，有可能实现部分视感知康复，帮助患者重获部分生活技能。例如，已有证据显示视觉训练可改善在脑部或视神经损伤后保留部分残余视觉的患者的视野。

尽管视觉训练对于改善各种视功能具有一定的积极作用，但其不是万能的，并非所有视觉问题都可以通过训练得到解决。面对各种原因导致的视功能缺陷，都应积极寻找合理的解决方案，避免过分依赖单纯的屈光矫正或视觉训练。

本章小结

通过科学合理的视觉矫正与视觉训练，不仅能矫正屈光不正和眼位问题，还能提高视觉质量、提升视觉功能、保护眼睛健康。

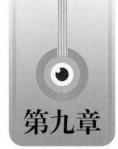

第九章　近　视　防　控

◎ **本章导读**

　　习近平总书记指出，近视问题严重影响孩子们的身心健康，这是一个关系国家和民族未来的大问题。近视防控不仅仅是视光学中的一个重要学术问题，更是一个值得高度关注的社会问题。

◎ **知识脉络图**

近视防控
1. 认知近视　近视的概念、近视的发生率、近视的危害
2. 近视特征　近视特征、近视分类、近视形成原因
3. 近视防控　近视形成原因、近视防控原理、近视防控方法

⇩　　　　　　　　⇩　　　　　　　　⇩

近视诊断方法	近视形成因素	近视防控方法
1. 视力特征	1. 遗传因素与用眼状态	1. 近视防控思路
2. 屈光状态	2. 角膜曲率与轴长特征	2. 近视光学防控方法
3. 理论标准	3. 近视发生率与发生时间	3. 近视药物防控方法

　　近视是全球性重大公共卫生问题，截止到 2010 年，全球已有 28%（19.5 亿）的人口患近视。习近平总书记指出：我国学生近视呈现高发、低龄化趋势，严重影响孩子们的身心健康，这是一个关系国家和民族未来的大问题，必须高度重视，不能任其发展。共同呵护好孩子的眼睛，让他们拥有一个光明的未来。2020 年 4 月，习近平总书记在陕西省安康市某学校调研时说："现在的孩子普遍眼镜化，这是我的隐忧。"2020 年 9 月，习近平总书记在湖南考察时，嘱咐孩子们："保护好眼睛啊！"

　　2021 年 4 月，教育部等 15 个全国综合防控儿童青少年近视工作联席会议机制成员单位联合印发《儿童青少年近视防控光明行动工作方案（2021—2025 年）》，聚焦近视防控关键领域、核心要素和重点环节，开展引导学生自觉爱眼护眼、减轻学生学业负担、强化户外活动和体育锻炼、科学规范使用电子产品、落实视觉健康监测、改善学生视觉环境、提升专业指导和矫正质量、加强视力健康教育等八个专项行动。

　　截止到 2023 年，我国儿童青少年总体近视率为 52.7%，其中 6 岁儿童为 14.3%，小学生为 35.6%，初中生为 71.1%，高中生超过了 80%。中国是一个典型的近视高发国家，尤其是儿童青少年，由于长期大量从事近距离作业，近视发生率急剧增加，并呈现出低龄化趋势。儿童过早地发生近视及接受错误的治疗会造成近视快速发展，将可能出现严重的眼部并发症，如高度近视会引起很多眼部病理性改变，甚至会导致永久性视力损害或失明。

第一节　认 知 近 视

一、近视概述

近视指眼在不使用调节时，平行光线通过眼的屈光系统屈折后，焦点落在视网膜之前的一种屈光状态。所以近视眼不能看清远方的目标。

临床上近视的诊断可以从视力诊断、屈光诊断和理论诊断三个方面进行。

通常情况下，以视力诊断为第一要素。一般情况下，近视力正常（≥1.0），远视力低常（<1.0）者可诊断为近视。视力诊断可以作为近视筛查的第一要素，但实际上并不是所有近视力正常、远视力低者都属于近视，因为在远视力诊断时需要排除调节的参与方可确诊为近视。通常情况下，通过定期视力表检查监测是发现近视的重要方法。

临床上通常以屈光诊断为判断是否近视的标准。一般情况下，睫状肌麻痹下视网膜检影为近视屈光的状态诊断为近视状态。一般近视屈光度数至少≥-0.125D。在实际工作中，有时亦通过雾视放松调节的方法进行屈光诊断。

在临床上，有时也会采用一种更全面的诊断方法。该诊断方法包括：眼球轴长测量及睫状肌麻痹下视网膜检影。该方法认为，远视力<1.0，眼球轴长>24mm，睫状肌麻痹下视网膜检影为近视屈光（至少≥-0.125D）。该诊断有利于对长眼轴的低度近视进行鉴别诊断。

二、近视眼的发生率

近视发生率的研究一直是各近视研究机构的重点课题，各研究团队都希望能从发生率的特点中找到近视产生的规律和原因。

2009 年，中山大学眼科中心对广州市 10～15 岁青少年调查统计表明：近视者占青少年总体人群的 75%，农村同年龄段青少年近视比率仅为此数据一半，约为 38%。近视眼发生还与性别、种族及身体状态等因素相关。

2010 年 6 月，由中国、美国、澳大利亚合作开展的防治儿童近视研究项目前期调查结果数据显示：我国人口近视发生率为 33%，近视高发群体青少年近视发病率达 50%～60%。我国是世界上近视发病率最高的国家之一，近视眼人数世界第一。在我国，近视眼的发生率依然有地区差异。

2015 年，北京大学健康发展研究中心李玲团队在京正式发布《国民视觉健康报告》（以下简称《报告》)。《报告》显示，2012 年我国 5 岁以上人群中，近视和远视的患病人数约有 5 亿，近视人数在 4.5 亿左右。

2016 年，澳大利亚眼视光学者 Brien A. Holden 在《眼科学》中发表《2000—2050 年全球近视和高度近视的患病率与发展趋势分析》的文章指出：2000 年，全球总人口约 61 亿，其中 14.06 亿人口患有近视，约占全球总人口的 22.9%；2010 年，全球总人口增长至 69 亿，与此同时，患有近视的人数也已增长至 19.5 亿，占总人口的 28.3%；文章预计 2020 年，全球人口约 77 亿，患有近视的人口将达到 26.2 亿，占总人口的 34.0%；2050 年，全球患有近视的人口将达到 47.58 亿，占总人口的 49%。其预测的具体数据如表 9-1-1 所示。

表 9-1-1 2000—2050 年全球近视和高度近视数据及预测　　　　单位：亿

地区	2000 年	2010 年	2020 年	2030 年	2040 年	2050 年
全球（Global）	22.9	28.3	33.9	39.9	45.2	49.8
亚太地区，高收入（Asia-pacific, high income）	46.1	48.8	53.4	58	62.5	66.4
亚洲东部（East Asia）	38.8	47	51.6	56.9	61.4	65.3
东南亚（Southeast Asia）	33.8	39.3	46.1	52.4	57.6	62
北美，高收入（North America, high income）	28.3	34.5	42.1	48.5	54	58.4
欧洲西部（Western Europe）	21.9	28.5	36.7	44.5	51	56.2
澳大利亚（Australasia）	19.7	27.3	36	43.8	50.2	55.1
拉丁美洲中部（Central Latin America）	22.1	27.3	34.2	41.6	48.9	54.9
欧洲中部（Central Europe）	20.5	27.1	34.6	41.8	48.9	54.1
拉丁美洲南部（Southern Latin America）	15.6	22.9	32.4	40.7	47.7	53.4
亚洲南部（South Asia）	14.4	20.2	28.6	38	46.2	53
非中北部及中东（North, Africa and Middle East）	14.6	23.3	30.5	38.8	46.3	52.2
加勒比海地区（Caribbean）	15.7	21	29	37.4	45	51.7
拉丁美洲安第斯山脉（Andean Latin America）	15.2	20.5	28.1	36.2	44	50.7
热带拉丁美洲（tropical Latin America）	14.5	20.1	27.7	35.9	43.9	50.7
欧洲东部（Eastern Europe）	18	25	32.2	38.9	45.9	50.4
亚洲中部（Central Asia）	11.2	17	24.3	32.9	41.1	47.4
非洲南部（Southern Africa）	5.1	8	12.1	17.5	23.4	30.2
非洲中部（Central Africa）	5.1	7	9.8	14.1	20.4	27.9
非洲西部（West Africa）	5.2	7	9.6	13.6	19.7	26.8
大洋洲（Oceania）	5	6.7	9.1	12.5	17.4	23.8
非洲东部（East Africa）	3.2	4.9	8.4	12.3	17.1	22.7

2018 年世界卫生组织的调查报告中表明，我国 5 岁以上的人群近视眼的人数达到 6 亿，发生率为 40%～50%。2018 年，我国全国儿童青少年总体近视率为 53.6%，其中，6 岁儿童为 14.5%，小学生为 36.0%，初中生为 71.6%，高中生为 81.0%。根据国家卫生健康委员会

统计数据,2018、2019、2020 年儿童青少年(中小学生)的近视发生率分别为 53.6%、50.2%、52.7%。

2020 年 9 月—12 月,国家卫生健康委员会全面开展了近视专项调查,覆盖了全国 8 604 所学校,共筛查 247.7 万名学生。结果显示,2020 年我国儿童青少年总体近视率为 52.7%;其中 6 岁儿童为 14.3%,小学生为 35.6%,初中生为 71.1%,高中生为 80.5%。2020 年总体近视率较 2019 年上升了 2.5 个百分点,但相比 2018 年下降了 0.9 个百分点。2020 年各地 6 岁儿童近视率均超过 9%,最高达 19.1%。小学阶段近视率增长速度较快,从小学一年级的 12.9% 快速上升至六年级的 59.6%。平均每升高 1 个年级,近视率增加 9.3 个百分点。

三、近视眼的形成因素

已知有关近视眼的形成原因有很多种,如视觉障碍、近距离用眼过多、眼外肌牵拉、眼压、眼结构异常、结缔组织功能减弱、头位重力作用等,以及种族、体质、遗传、内分泌、饮食、营养、疾病、精神因素等作用。目前,公认近视眼的形成与两方面因素高度相关:一是遗传因素,二是环境因素。

(一)遗传因素

一般认为遗传因素在高度近视的形成及发生近视的概率中有一定的影响作用。有研究表明,父母近视尤其是高度近视,孩子的近视概率增加 1.4 倍。研究显示,父母中有一人屈光度 >−6.00D 时,其子女发生近视的概率为 40%～60%;父母中单方患有近视,其子女发生近视的易感性比其他人群高 25%。

(二)环境因素

中低度近视的形成过程中环境因素影响更大。遗传因素是近视发生的内在因素,环境因素是近视形成的外在因素。通常认为遗传因素和环境因素共同影响的情况大大增加了近视的发生率。目前认为环境因素是青少年近视形成的重要因素,主要包括以下几个方面。

1. 不良的用眼习惯　不良的用眼习惯包括用眼距离过近、用眼姿势不佳、持续用眼时间过长、累计用眼时间过长等。

不良的用眼习惯中目前比较难解决的是用眼距离过近,尤其是在使用智能手机等小型屏幕终端时体现为更近的距离。2015 年,Jinhua Bao 等的文献中提到,近视小学生的阅读距离、写字距离及玩掌上游戏时的距离分别为 27.2cm、24.9cm 和 21.3cm。在中小学生桌椅设计和教室环境的改善与家长的高度重视下,用眼姿势不佳可以得到有效缓解。未来在各类减负政策的及时指导下,持续用眼时间过长和累计用眼时间过长也会得到进一步缓解。

不良的用眼习惯会引起近视眼可能与视近时产生调节过度、调节滞后、远视性离焦,以及过度集合、异常调节性集合 / 调节(AC/A)、异常的眼球张力和压力等相关。

2. 环境或者目标异常　环境或者目标异常包括目标过小或者模糊不清、目标不稳定、照明过度或照明不足、照明光源的均匀度等因素。在移动状态下阅读造成的目标不稳定,阳光直射下阅读造成的照明过度,昏暗的光线下阅读造成的照明不足,以及照明光源不符合国家标准都可能与近视的形成有关。环境或者目标异常只要家长和小朋友足够重视,都是容易解决的因素。

环境或者目标异常引起近视的原因可能与调节异常、假性离焦、异常瞳孔变化及景深变化引起的成像差异相关。

3. 户外活动时间不足 2008 年,Rose 在《眼科》(*Ophthalmology*)杂志上发表的文章阐述了近视与户外活动存在相关性。近年研究表明,当青少年户外活动时间减少时,近视发生率增加。有研究表明,增加户外活动时间可以有效预防近视的发生,但对于已经近视的孩子,户外活动对控制近视没有明显的保护作用。多项研究建议,每天户外活动时间 2 小时且每周超过 12 小时,可以有效减少近视的发生。有研究认为,每天至少在 10 000lx 的光照下 3 小时,有助于预防近视。一般来说,晴天阳光直射地面照度可以达到 100 000lx,晴天的阴凉处或者阴天的光照度基本可以达到 10 000lx。

通过增加户外活动的时间,能够预防近视的发生,这可能与户外活动时多巴胺分泌、光照的强度,以及瞳孔变化、调节减少等因素有关。

四、近视眼的分类

在不同的研究体系和目标下,按照不同的标准,形成了多种近视眼的分类方法。下面简单介绍几种近视眼的分类。

(一)按近视度数分类

近视度数不同,所呈现的视觉感受和眼部变化亦不同,因此要关注近视的度数。一般情况下,按照近视度数高低可以分为低度近视、中度近视、高度近视和重度近视。通常情况认为,屈光度≤-3.00D 为低度近视,-3.00D<屈光度<-6.00D 为中度近视,屈光度≥-6.00D 为高度近视。

(二)按发生的时间分类

一般认为,刚刚出生时人眼呈现远视状态,随着视觉的发育,通常到 7 岁左右会逐步发展为正视状态,然后有向近视发展的可能。按照近视发生的时间可以分为先天性近视和后天性近视。

1. 先天性近视 通常指眼球具有明显的器质性病变的一类生来具有的原发性近视。一般认为先天性近视可能是由于在胚胎时期造成的基因变异引起视网膜功能发育差、角膜的弯曲度大或者眼球的长度长而形成。先天性近视一般体现为比较高的屈光度数和一定程度的功能异常。

2. 后天性近视 后天性近视多数为发育期形成。通常指在生长发育期,因为受到遗传基因及外界环境的共同影响而形成的近视,通常在成年时静止。发育期近视以用眼负荷较多的儿童期为主。发生的时间越早,其最终度数可能越高。

(三)按屈光结构特征分类

人眼的屈光介质包括角膜、房水、晶状体和玻璃体,角膜和晶状体前后表面形成四个介质分界面。按照屈光介质的厚度、屈光指数(折射率)及四个分界面的弯曲度特征变化所形成的近视可以分成轴性近视、曲率性近视和指数性近视，具体特征如下。

1. 轴性近视　通常指眼球前后轴过长，其他屈光成分基本正常。一般情况下轴性近视体现为玻璃体腔延长和前房深度增加。大多数单纯性近视均属于轴性近视。

2. 曲率性近视　通常指屈光结构表面弯曲度增加，一般是角膜前表面或晶状体表面弯曲度过强，即表面曲率半径变小导致眼屈光力过强而形成的近视。

3. 指数性近视　屈光介质屈光指数(折射率)异常。多由于房水、晶状体屈光指数增高而导致的屈光力增强。可见于白内障早期、老年晶状体核硬化或混浊，以及糖尿病患者。

(四) 按病理变化分类

通常情况下，按是否有眼底改变把近视分成单纯性近视和病理性近视。一旦产生眼底病变，可能会存在矫正视力不佳及合并其他并发症。

1. 单纯性近视　单纯性近视一般指除屈光变化外没有其他的眼部病变。单纯性近视通常是眼球在发育期而形成的近视，屈光不正度在 -6.00DS 以内。主要表现为远视力明显降低，近视力正常，其他组织亦正常，容易通过镜片矫正达到正常。该类近视一般进展缓慢，屈光以低度或中度为主，远视力矫正较好，其他视功能正常。

2. 病理性近视　病理性近视一般指除屈光变化外还合并其他的眼部病变，如脉络膜和视网膜变性萎缩、玻璃体变性液化等。一般发生时间较早，会存在持续进行性加深，发展较快。屈光不正度一般超过 -6.00DS，矫正视力通常低于正常，易发生白内障和视网膜脱离等并发症。

(五) 按调节参与情况分类

基于视力进行近视诊断时无法分辨是否有调节参与，有调节参与所体现的近视现象称为假性近视。假性近视一般是指由于异常视觉负荷等因素引起的眼调节紧张或调节痉挛，而表现出的一时性近视现象，主要表现为近视力正常，远视力异常，且波动性较大。

当前大多数关于假性近视的定义来自发表于《中华眼科杂志》的真假近视定义与分类标准，具体内容如下。

1. 假性近视　指使用阿托品后，近视消失，呈现正视或远视。

2. 真性近视　指使用阿托品后，近视屈光度未降低，或降低的度数<0.5D。

3. 混合性近视　指使用阿托品后，近视屈光度明显降低(>0.5D)，但仍未恢复为正视。

第二节　近视防控方法

近视的发病率在国内尤其是儿童青少年中呈上升趋势，近视的低龄化现象也越来越严重。预计到 2050 年，我国儿童青少年近视的发病率将达到 84%，近视给人们的工作和生活造成很大影响。儿童过早发生近视及错误的矫治导致近视的快速进展，将可能出现严重的眼部并发症。因此近视的防控工作应引起广泛重视，须共同努力找寻一个安全有效的方法预防近视的发生，延缓近视的发展，减少近视并发症的发生。

一、近视防控思路

由于近视的确切产生机制和发展规律目前还不能得到明晰的诊断和分析，因此近视防控依然是专业研究领域的热点问题。

近视防控主要从三个层面考虑：第一个层面是预防近视的发生，主要针对未产生近视的青少年人群；第二个层面是控制近视的发展，主要是控制眼轴的过度增长，主要针对已经近视的青少年人群；第三个层面是减少近视可能产生的并发症，主要针对眼轴偏长及高度近视的人群。

（一）预防近视的发生

目前认为预防近视发生最有效的手段是户外活动。研究一致认为，每天户外活动 2 小时，或者每周累计 12 小时以上就可以达到预防近视的目的。近视的预防还需要注意以下情况，如注意用眼姿势与环境、尽可能避免长时间近距离用眼、定期进行视力检查、强化高发期的视力健康监测等。

（二）控制近视的发展

近视一旦产生，一般经历从低度到高度的发展过程。近视产生之后，要注意监控近视发展速度和视力下降程度。单纯性近视没有比较明显的病理变化，但随着近视度数的增加，可能会产生病理改变和并发症。因此，采用适当的手段合理控制近视的发展是非常必要的。一旦产生近视，要正确对待，科学验光配镜，积极认真采取各种方法控制近视度数的加深。

（三）减少近视的并发症

高度近视或眼轴过长可能会导致病理改变或产生并发症。除视力变化外，还须注意如闪光感、飞蚊症、视野缺损等异常现象，以及可能产生的其他视网膜病变等。近视的并发症是导致矫正视力不良甚至致盲的主要原因。如视网膜病变就是主要的近视并发症。对于高度近视，要注意视力变化，加强视功能检查，关注异常视觉症状，必要时采用有效的治疗手段。

二、近视的光学防控方法

关于近视形成机制的说法众多，早期关于近视形成最主要的理论是调节过度理论，近些年的主要理论是周边光学离焦理论。

调节过度理论是近视形成原因中的传统理论。该理论认为长时间近距离用眼是近视形成的重要因素。在长时间近距离用眼时，睫状肌持续收缩从而形成过度调节，眼外肌张力增强致巩膜扩张、眼轴变长从而形成近视。

周边光学离焦理论为近年的新兴理论。该理论认为，当视近时，人眼调节虽使视网膜黄斑部获得清晰影像，但视网膜周边是远视离焦状态。有研究认为这种离焦状态等同于遮盖周边视野，相当于发生相对形觉剥夺。有研究认为，这种离焦状态导致视网膜向后生长从而进行自我调节，导致眼轴长度进一步增长，引发近视度数加深。

下面主要介绍基于以上两种理论的光学防控方法。

（一）单球面透镜防控近视

单球面透镜防控近视是最早开始应用的光学方法之一，该方法基于近视的形成是由于调节过度而产生。该方法选择配戴+1.50～+2.00DS在近距离阅读时使用，从而缓解近用时的过度调节。该方法的优点是使用方便简单，患者很容易适应。但是该方法无法实现远近注视时同步使用，也就是说近用配戴眼镜，但是如果抬头进行远距离注视时无法看清远处目标，需要将眼镜摘下。由于只用正透镜缓解了近距离用眼时的过度调节，很显然这破坏了调节与集合的一致性。

（二）双光镜防控近视

双光镜防控近视与单球面透镜防控近视原理相同，即认为近视的形成是由于调节过度而产生。通常采用下光近用附加+1.50～+2.00DS。该方法的优点是可以实现远近注视同步。但由于双光镜本身的设计缺陷，导致成像质量较差，明显的像跳现象让配戴者很难适应。该方法也没有解决调节与集合不一致性的问题。

（三）渐进多焦点镜片防控近视

随着对近视防控理念的持续研究及生产制造工艺的发展，为了解决老视问题而出现的渐进多焦点镜片开始进入近视防控领域。该方法的原理依然是缓解近用时的过度调节。同样采用下光近用附加+1.50～+2.00DS。由于渐进多焦点镜片设计的优越性，可以实现连续的注视区域；既解决了单光镜片的远近无法同步问题，又解决了双光镜片的像跳问题。但由于该镜片周边像差区较大，对视野带来一定影响，降低了患者快速适应的可能性。该方法依然没有解决调节与集合不一致性的问题。

（四）棱镜式组合透镜防控近视

棱镜式组合透镜是一个正透镜和基底向内棱镜的组合。防控近视的原理是利用正透镜放松调节，利用基底向内棱镜放松集合。该方法的优点是可以同时放松调节和集合，缺点是远近距离不能同步使用，配戴者比较难适应。

（五）特殊设计镜片防控近视

特殊设计镜片防控近视基于光学离焦原理。有研究认为，正球镜片可诱导近视性离焦，引起脉络膜变厚，进而眼轴缩短；负球镜片可诱导远视性离焦，引起脉络膜变薄，进而眼轴增长。当周边与中央视网膜中存在相互冲突的离焦信号时，周边视觉信号可能会主导中央轴向生长和屈光发育。特殊设计镜片防控近视的原理是配戴特殊设计的镜片可以降低周边远视离焦状态，从而有效控制近视度数增长。

特殊设计镜片防控近视早期多采用非球面设计技术，该技术打破了原有球面镜片弊端，将周边离焦作为镜片设计的重要指标之一。由于镜片大小等多项参数的限制，且该设计缺乏有效的个体数据支撑，非球面设计在近视控制方面并没有取得特别理想的效果。

近几年，各类微透镜阵列设计开始引入近视控制领域。不同厂家推出不同数量、不同大小及不同分布的微透镜阵列的近视防控镜片。该类近视防控镜片设计的原理都是基于在不同区域形成不同的屈光度，从而实现屈光矫正和降低周边远视离焦的双重作用效果。近几年，多个厂家发布的临床数据显示，该类镜片对近视防控有一定的效果。

（六）多焦软性接触镜防控近视

多焦软性接触镜是指一个镜片设计中既有近用区域又有远用区域的接触镜。还有一种涵盖远距离、近距离和中距离区域的软性角膜接触镜。早期多焦软性接触镜和框架渐进多焦点框架眼镜一样，多用于老视人群。随着周边离焦理论在近视防控中的理念推广，多焦软性接触镜被用于儿童青少年近视控制。多焦软性接触镜目前主要是两种设计：一种是渐变多焦点设计，一种是正附加光度与远用光度交替的同心圆设计。无论哪种类型与设计，其基本原理都是在周边视网膜形成近视性离焦，利用周边近视性离焦的原理来延缓近视进展。据相关临床数据表明，多焦软性接触镜具有一定的延缓近视进展的作用（约 0.21D/年），能控制 25%～50% 的眼轴增长（约 0.11mm/年），近视控制效果仅次于角膜塑形镜。

（七）多焦透气硬性接触镜防控近视

多焦透气硬性接触镜与多焦软性接触镜防控近视原理相同，直接将离焦效果设计在了镜片前表面上，因此不会对角膜形态造成改变，即可起到延缓近视进展的效果。镜片前表面采用多焦设计，其中央区有明确光学区，屈光度稳定，矫正远用屈光度。周边区类似角膜塑形镜离焦环设计，产生周边离焦作用，达到延缓近视增长的效果。后表面采用非球面设计或环曲面设计，从而与角膜形态相匹配。

（八）角膜塑形镜防控近视

角膜塑形镜防控近视的原理是通过角膜塑形镜对角膜的压迫作用改变角膜形态，从而控制眼轴变化。该方法的优点是对近视成因没有选择性，从临床数据来看，正确验配的配戴者多数控制效果较好。该方法的缺点是验配复杂，对角膜状态有一定要求，部分患者无法配戴。角膜塑形镜采用一种特殊逆几何形态设计，其内表面由多个弧段组成。镜片与泪液层分布不均，由此产生的流体力学效应改变角膜几何形态，逐步使角膜弯曲度变平。

三、近视的药物防控方法

近年来，低浓度阿托品控制近视开始进入临床推广应用，多项临床研究显示阿托品滴眼液对近视控制有效。研究表明，高浓度阿托品副作用较大，有反弹效应，低浓度阿托品副作用较小，反弹不明显。有历时 5 年的研究发现，0.01% 阿托品滴眼液相比高浓度阿托品延缓近视进展更有效，且副作用更小。

早在 20 世纪 80 年代，就有眼科医生将阿托品应用于控制近视，至今已有 40 余年的历史。目前，阿托品在近视防控中的作用机制尚不明确。过去认为，在假性近视阶段，阿托品通过麻痹睫状肌而控制近视进展，而目前的研究否定了这种说法。有研究认为，其可能与眼视网膜等组织的 M 受体被抑制、增加眼部血流、改善供氧等机制有关。

最初，我国台湾地区的医生做过一项研究，使用 1% 浓度的阿托品滴眼液，发现其具有明显的减缓近视进展的作用。新加坡医生对 400 例近视儿童分别用 0.5%、0.1% 与 0.01% 三个不同浓度的阿托品滴眼液进行了为期 3 年的临床研究，最终发现，在第三年时，0.01% 浓度的阿托品是阻碍近视进展的最有效剂量，且不良反应最少也最容易耐受。我国香港地区医生也对 400 余名儿童进行了 0.05%、0.025%、0.01% 三种不同浓度阿托品滴眼液延缓儿童近视的研究,结果显示,0.05% 阿托品滴眼液阻碍近视进展和延缓眼轴增长的效果最好,0.01% 阿托品滴眼液的不良反应最轻。

2022 年教育部发布的近视相关文件中指出,临床研究显示阿托品滴眼液对于近视控制有效,高浓度阿托品副作用较大且有反弹效应,低浓度阿托品副作用较小且反弹不明显。使用阿托品可能产生的副作用包括瞳孔散大畏光、视近困难、过敏性结膜炎、皮炎等,须在医生指导和监测下使用,不可自行购买。

本章小结

近视会产生视力低下、视觉功能受损及严重的并发症等状况,导致不可逆转的视力残疾,甚至失明,必须高度重视近视防控问题。科学认知近视,正确选择合理有效的近视防控方法,是获得良好近视防控效果的根本。

练习题:

1. 阐述近视的诊断依据及标准。
2. 分析用眼状态与近视的关系。
3. 简述近视眼防控思路。
4. 论述近视眼的不同光学防控方法的优缺点和原理。

[1] 刘祖国. 眼科学基础. 3 版. 北京：人民卫生出版社, 2018.

[2] 杨培增, 范先群. 眼科学. 9 版. 北京：人民卫生出版社, 2018.

[3] 刘晓玲. 视觉神经生理学. 3 版. 北京：人民卫生出版社, 2018.

[4] 章海军. 视觉及其应用技术. 杭州：浙江大学出版社, 2004.

[5] 瞿佳. 眼视光学理论和方法. 北京：人民卫生出版社, 2018.

[6] 高志山, 袁群, 马骏. 现代光学设计实用方法. 北京：北京理工大学出版社, 2022.

[7] 沃伦·史密斯. 现代光学工程. 北京：化学工业出版社, 2018.

[8] 迟泽英, 陈文建. 应用光学与光学设计基础. 南京：东南大学出版社, 2013.

[9] 郁道银, 谈恒英. 工程光学. 北京：机械工业出版社, 2011.

[10] 李晓彤. 几何光学与光学设计. 杭州：浙江大学出版社, 2014.

[11] 李林, 黄一帆. 应用光学. 北京：北京理工大学出版社, 2017.

[12] 梁铨廷. 物理光学. 北京：电子工业出版社, 2008.

[13] 王文生. 应用光学. 武汉：华中科技大学出版社, 2010.

[14] 姚进. 眼视光应用光学. 北京：人民卫生出版社, 2011.

[15] 瞿佳. 眼镜学. 北京：人民卫生出版社, 2011：8.

[16] 吴燮灿. 实用眼镜光学. 北京：北京科学技术出版社, 2004.

[17] 瞿佳. 眼视光学理论和方法. 北京：人民卫生出版社, 2018.

[18] 呼正林, 袁淑波, 马林. 眼科·视光 - 屈光矫正学. 北京：化学工业出版社, 2021.

[19] 李凤鸣. 眼科全书. 北京：人民卫生出版社, 2002.

[20] 徐庆. 眼的光学成像原理. 上海：上海科学技术出版社, 2012.

[21] 蒋百川. 几何光学与视觉光学. 上海：复旦大学出版社, 2016.

[22] 杨士强. 眼科光学一本通. 北京：北京大学医学出版社, 2016.

[23] 瞿佳. 近视防控瞿佳 2018 观点. 北京：科学技术文献出版社, 2018.

[24] JONG M, RESNIKOFF S, TAN K O, 等. 亚洲近视管理共识. 中华眼视光学与视觉科学杂志, 2022, 24（03）：161-169.

[25] 视觉健康创新发展国际论坛大会学术委员会, 中华医学会眼科学分会眼视光学组, 中国医师协会眼科医师分会眼视光学专业委员会. 近视防控博鳌宣言 3.0 版（中国眼谷）. 中华眼视光学与视觉科学杂志, 2022, 24（03）：170-176.

[26] KUSINSKI J, KAC S, KOPIA A, et al. Laser modification of the materials surface layer——a review paper. Bulletin of the Polish Academy of Sciences: Technical sciences, 2012, 60: 711-728.

[27] ZHAO S, ZHU S, ZHU H, et al. Dimethyl malonate based organic compounds bearing different aromatic substituents: Synthesis, photophysics and application in anti-blue light lenses. Optical Materials, 2022, 126: 112183.

[28] ISSA S, ZAKALY H, PYSHKINA M, et al. Structure, optical, and radiation shielding properties of PVA-BaTiO3 nanocomposite films: An experimental investigation. Radiation Physics and Chemistry, 2020, 180: 109281.

[29] LIU R, MIAO M, LI Y, et al. Ultrathin biomimetic polymeric Ti3C$_2$Tx MXene composite films for electromagnetic interference shielding. ACS Applied Materials & Interfaces, 2018, 10(51): 44787-44795.

[30] 马董云. 智能窗用有机/无机电致变色薄膜的结构与性能调控及器件设计. 上海: 东华大学, 2013.

[31] BAE G, CHOI G-M, AHN C, et al. Flexible protective film: Ultrahard, yet flexible hybrid nanocomposite reinforced by 3D inorganic nanoshell structures. Advanced Functional Materials, 2021, 31: 2010254.

[32] ZHAO L, ZHAO C, WANG L, et al. Preparation and optical properties of TiO2/SiO2 bilayer antireflection film. Optical Materials, 2021, 121: 111594.

[33] HE T, YAO J. Photochromism in transition-metal oxides, Research on chemical intermediates. 2004, 30: 459-488.

[34] POWELL M J, QUESADA-CABRERA R, TAYLOR A, et al. Intelligent multifunctional VO$_2$/SiO$_2$/TiO$_2$ coatings for self-cleaning, energy-saving window panels. Chemistry of Materials, 2016, 28(5): 1369-1376.

[35] WU J, ZHANG C, MENG Q, et al. Study on tensile properties of carbon fiber reinforced AA7075 composite at high temperatures. Materials Science and Engineering A, 2021, 825(1): 141931.

[36] WEI H, YAO Y, LIU Y, et al. A dual-functional polymeric system combining shape memory with self-healing properties. Composites part B: Engineering, 2015, 83B: 7-13.

[37] 杨素媛, 杨胜男, 沈娟, 等. 形状记忆合金增强金属基复合材料的研究进展. 金属功能材料, 2016, 23(4): 9.

[38] 张续, 杨艾丽, 姜志国, 等. 异硫氰酸酯和硫醇的合成及含硫聚氨酯光学镜片研究进展. 江西植保, 2011, 34(3): 129-136.

[39] PARK S K, DIAO Y. Martensitic transition in molecular crystals for dynamic functional materials, Chemical Society Reviews, 2020, 49: 8287-8314.

[40] NORIOKA C, INAMOTO Y, HAJIME C, et al. A universal method to easily design tough and stretchable hydrogels. NPG Asia Materials, 2021, 13: 34.

[41] HAN Z, WANG P, LU Y, et al. A versatile hydrogel network-repairing strategy achieved by the covalent-like hydrogen bond interaction. Science Advancessci, 2022, 8(8): eabl5066.

[42] ZHU L, XU J, SONG J, et al. Transparent, stretchable and anti-freezing hybrid double-network organohydrogels. Sci. China Mater, 2022, 65: 2207-2216.

[43] 刘芳, 周晓莲, 崔凤萍, 等. 聚甲基丙烯酸羟乙酯水凝胶人工晶状体材料的合成与性能. 生物医学工程

杂志, 2007, 24(3): 595-598.

[44] 李玉洁, 罗龙飞, 沈志豪, 等. 非偏振光诱导含聚二甲基硅氧烷的偶氮苯液晶嵌段共聚物薄膜微相分离结构的垂直取向. 高分子学报, 2021, 52(12): 12.

[45] RIESS J G. Understanding the fundamentals of perfluorocarbons and perfluorocarbon emulsions relevant to in vivo oxygen delivery. Artificial Cells Blood Substitutes & Immobilization Biotechnology, 2005, 33(1): 47-63.

[46] YANG M, XU W, CHEN Z, et al. Engineering hibiscus-like riboflavin/ZIF-8 microsphere composites to enhance transepithelial corneal cross-linking. Advanced Materials, 2022, 34(21): e2109865.

[47] HUANG J F, ZHONG J, CHEN G P, et al. A hydrogel-based hybrid theranostic contact lens for fungal keratitis. ACS nano, 2016, 10(7): 6464-6473.

[48] WANG Z, LI X, ZHANG X, et al. Novel contact lenses embedded with drug-loaded zwitterionic nanogels for extended ophthalmic drug delivery. Nanomaterials, 2021, 11(9): 2328.

[49] JEON H J, KIM S, PARK S, et al. Optical assessment of tear glucose by smart biosensor based on nanoparticle embedded contact lens. Nano Letters, 2021, 21(20): 8933-8940.

[50] SALIH A E, ELSHERIF M, ALAM F, et al. Syntheses of gold and silver nanocomposite contact lenses via chemical volumetric modulation of hydrogels. ACS biomaterials science & engineering, 2022, 8(5): 2111-2120.

[51] MA Y, BAO J, ZHANG Y, et al. Mammalian near-infrared image vision through injectable and self-powered retinal nanoantennae. Cell, 2019, 177(2): 243-255.

[52] 王幼生, 廖瑞端, 刘泉, 等. 现代眼视光学. 广州: 广东科技出版社, 2004.

[53] 梅颖, 唐志萍. 眼视光门诊视光师手册. 北京: 人民卫生出版社, 2019.

[54] Erickson G B. Sports Vision. Amsterdam: Butterworth-Heinemann, 1995.

[55] 杨智宽. 临床视光学. 2版. 北京: 科学出版社, 2014.

[56] 王淮庆, 郝凌云. 视光材料及应用技术. 上海: 上海科技教育出版社, 2012.

[57] 李新华. 眼镜验光与加工技术基础. 2版. 南京: 南京大学出版社, 2015.

[58] 亓昊慧. 眼镜验光与加工实训教程. 2版. 南京: 南京大学出版社, 2018.

[59] 杨卫华. 智能眼科概论. 武汉: 湖北科学技术出版社, 2019.

[60] 杨晓莉. 眼镜材料与质量检测. 2版. 南京: 南京大学出版社, 2018.

[61] 吕帆. 接触镜学. 3版. 北京: 人民卫生出版社, 2017.

[62] BENNETT E S, HENRY V A. Clinical manual of contact lenses. 4th ed. Philadelphia: Lippincott Williams & Wilkins, 2013.

[63] EEF VAN DER WORP. A guide to scleral lens fitting(2 ed.). Monographs, reports, and catalogs, 2020: 10.

[64] 王勤美. 屈光手术学. 3版. 北京: 人民卫生出版社, 2020.

[65] 王光霁. 双眼视觉学. 3版. 北京: 人民卫生出版社, 2018.

[66] 刘陇黔. 视觉训练的原理和方法. 北京: 人民卫生出版社, 2019.

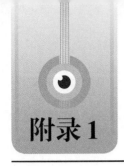

附录1　综合防控儿童青少年近视实施方案

（教育部等八部门，2018年8月）

儿童青少年是祖国的未来和民族的希望。近年来，由于中小学生课内外负担加重，手机、电脑等带电子屏幕产品（以下简称电子产品）的普及，用眼过度、用眼不卫生、缺乏体育锻炼和户外活动等因素，我国儿童青少年近视率居高不下、不断攀升，近视低龄化、重度化日益严重，已成为一个关系国家和民族未来的大问题。防控儿童青少年近视需要政府、学校、医疗卫生机构、家庭、学生等各方面共同努力，需要全社会行动起来，共同呵护好孩子的眼睛。为综合防控儿童青少年近视，经国务院同意，现提出以下实施方案。

一、目标

到2023年，力争实现全国儿童青少年总体近视率在2018年的基础上每年降低0.5个百分点以上，近视高发省份每年降低1个百分点以上。

到2030年，实现全国儿童青少年新发近视率明显下降，儿童青少年视力健康整体水平显著提升，6岁儿童近视率控制在3%左右，小学生近视率下降到38%以下，初中生近视率下降到60%以下，高中阶段学生近视率下降到70%以下，国家学生体质健康标准达标优秀率达25%以上。

二、各相关方面的行动

（一）家庭

家庭对孩子的成长至关重要。家长应当了解科学用眼护眼知识，以身作则，带动和帮助孩子养成良好用眼习惯，尽可能提供良好的居家视觉环境。0～6岁是孩子视觉发育的关键期，家长应当尤其重视孩子早期视力保护与健康，及时预防和控制近视的发生与发展。

增加户外活动和锻炼。让孩子到户外阳光下度过更多时间，能够有效预防和控制近视。要营造良好的家庭体育运动氛围，积极引导孩子进行户外活动或体育锻炼，使其在家时每天接触户外自然光的时间达60分钟以上。已患近视的孩子应进一步增加户外活动时间，延缓近视发展。鼓励支持孩子参加各种形式的体育活动，督促孩子认真完成寒暑假体育作业，使其掌握1～2项体育运动技能，引导孩子养成终身锻炼习惯。

控制电子产品使用。家长陪伴孩子时应尽量减少使用电子产品。有意识地控制孩子特别是学龄前儿童使用电子产品，非学习目的的电子产品使用单次不宜超过15分钟，每天累计不宜超过1小时，使用电子产品学习30～40分钟后，应休息远眺放松10分钟，年龄越小，连续使用电子产品的时间应越短。

减轻课外学习负担。配合学校切实减轻孩子负担，不要盲目参加课外培训、跟风报班，应根据孩子兴趣爱好合理选择，避免学校减负、家庭增负。

避免不良用眼行为。引导孩子不在走路时、吃饭时、卧床时、晃动的车厢内、光线暗弱或阳光直射等情况下看书或使用电子产品。监督并随时纠正孩子不良读写姿势，应保持"一尺、一拳、一寸"，即眼睛与书本距离应约为一尺、胸前与课桌距离应约为一拳、握笔的手指与笔尖距离应约为一寸，读写连续用眼时间不宜超过40分钟。

保障睡眠和营养。保障孩子睡眠时间，确保小学生每天睡眠10个小时、初中生9个小时、高中阶段学生8个小时。让孩子多吃鱼类、水果、绿色蔬菜等有益于视力健康的营养膳食。

做到早发现早干预。改变"重治轻防"观念，经常关注家庭室内照明状况，注重培养孩子的良好用眼卫生习惯。掌握孩子的眼睛发育和视力健康状况，随时关注孩子视力异常迹象，了解到孩子出现需要坐到教室前排才能看清黑板、看电视时凑近屏幕、抱怨头痛或眼睛疲劳、经常揉眼睛等迹象时，及时带其到眼科医疗机构检查。遵从医嘱进行科学的干预和近视矫治，尽量在眼科医疗机构验光，避免不正确的矫治方法导致近视程度加重。

（二）学校

减轻学生学业负担。严格依据国家课程方案和课程标准组织安排教学活动，严格按照"零起点"正常教学，注重提高课堂教学效益，不得随意增减课时、改变难度、调整进度。强化年级组和学科组对作业数量、时间和内容的统筹管理。小学一二年级不布置书面家庭作业，三至六年级书面家庭作业完成时间不得超过60分钟，初中不得超过90分钟，高中阶段也要合理安排作业时间。寄宿制学校要缩短学生晚上学习时间。科学布置作业，提高作业设计质量，促进学生完成好基础性作业，强化实践性作业，减少机械、重复训练，不得使学生作业演变为家长作业。

加强考试管理。全面推进义务教育学校免试就近入学全覆盖。坚决控制义务教育阶段校内统一考试次数，小学一二年级每学期不得超过1次，其他年级每学期不得超过2次。严禁以任何形式、方式公布学生考试成绩和排名；严禁以各类竞赛获奖证书、学科竞赛成绩或考级证明等作为招生入学依据；严禁以各种名义组织考试选拔学生。

改善视觉环境。改善教学设施和条件，鼓励采购符合标准的可调节课桌椅和坐姿矫正器，为学生提供符合用眼卫生要求的学习环境，严格按照普通中小学校、中等职业学校建设标准，落实教室、宿舍、图书馆（阅览室）等采光和照明要求，使用利于视力健康的照明设备。加快消除"大班额"现象。学校教室照明卫生标准达标率100%。根据学生座位视角、教室采光照明状况和学生视力变化情况，每月调整学生座位，每学期对学生课桌椅高度进行个性化调整，使其适应学生生长发育变化。

坚持眼保健操等护眼措施。中小学校要严格组织全体学生每天上下午各做1次眼保健操，认真执行眼保健操流程，做眼保健操之前提醒学生注意保持手部清洁卫生。教师要教会学生正确掌握执笔姿势，督促学生读写时坐姿端正，监督并随时纠正学生不良读写姿势，提醒学生遵守"一尺、一拳、一寸"要求。教师发现学生出现看不清黑板、经常揉眼睛等迹象时,要了解其视力情况。

强化户外体育锻炼。强化体育课和课外锻炼,确保中小学生在校时每天 1 小时以上体育活动时间。严格落实国家体育与健康课程标准,确保小学一二年级每周 4 课时,三至六年级和初中每周 3 课时,高中阶段每周 2 课时。中小学校每天安排 30 分钟大课间体育活动。按照动静结合、视近与视远交替的原则,有序组织和督促学生在课间时到室外活动或远眺,防止学生持续疲劳用眼。全面实施寒暑假学生体育家庭作业制度,督促检查学生完成情况。

加强学校卫生与健康教育。依托健康教育相关课程,向学生讲授保护视力的意义和方法,提高其主动保护视力的意识和能力,积极利用学校闭路电视、广播、宣传栏、家长会、家长学校等形式对学生和家长开展科学用眼护眼健康教育,通过学校和学生辐射教育家长。培训培养健康教育教师,开发和拓展健康教育课程资源。支持鼓励学生成立健康教育社团,开展视力健康同伴教育。

科学合理使用电子产品。指导学生科学规范使用电子产品,养成信息化环境下良好的学习和用眼卫生习惯。严禁学生将个人手机、平板电脑等电子产品带入课堂,带入学校的要进行统一保管。学校教育本着按需的原则合理使用电子产品,教学和布置作业不依赖电子产品,使用电子产品开展教学时长原则上不超过教学总时长的 30%,原则上采用纸质作业。

定期开展视力监测。小学要接收医疗卫生机构转来的儿童青少年视力健康电子档案,确保一人一档,并随学籍变化实时转移。在卫生健康部门指导下,严格落实学生健康体检制度和每学期 2 次视力监测制度,对视力异常的学生进行提醒教育,为其开具个人运动处方和保健处方,及时告知家长带学生到眼科医疗机构检查。做好学生视力不良检出率、新发率等的报告和统计分析,配合医疗卫生机构开展视力筛查。学校和医疗卫生机构要及时把视力监测和筛查结果记入儿童青少年视力健康电子档案。

加强视力健康管理。建立校领导、班主任、校医(保健教师)、家长代表、学生视力保护委员和志愿者等学生代表为一体的视力健康管理队伍,明确和细化职责。将近视防控知识融入课堂教学、校园文化和学生日常行为规范。加强医务室(卫生室、校医院、保健室等)力量,按标准配备校医和必要的药械设备及相关监测检查设备。

倡导科学保育保教。严格落实 3～6 岁儿童学习与发展指南,重视生活和游戏对 3～6 岁儿童成长的价值,严禁"小学化"教学。要保证儿童每天 2 小时以上户外活动,寄宿制幼儿园不得少于 3 小时,其中体育活动时间不少于 1 小时,结合地区、季节、学龄阶段特点合理调整。为儿童提供营养均衡、有益于视力健康的膳食,促进视力保护。幼儿园教师开展保教工作时要主动控制使用电视、投影等设备的时间。

(三)医疗卫生机构

建立视力档案。严格落实国家基本公共卫生服务中关于 0～6 岁儿童眼保健和视力检查工作要求,做到早监测、早发现、早预警、早干预,2019 年起,0～6 岁儿童每年眼保健和视力检查覆盖率达 90% 以上。在检查的基础上,依托现有资源建立、及时更新儿童青少年视力健康电子档案,并随儿童青少年入学实时转移。在学校配合下,认真开展中小学生视力筛查,将眼部健康数据(包括屈光度、眼轴长度、屈光介质参数等)及时更新到视力健康电子档案中,筛查出视力异常或可疑眼病的,要提供个性化、针对性强的防控方案。

规范诊断治疗。县级及以上综合医院普遍开展眼科医疗服务,认真落实《近视防治指南》等诊疗规范,不断提高眼健康服务能力。根据儿童青少年视觉症状,进行科学验光及相关检查,明确诊断,按照诊疗规范进行矫治。叮嘱儿童青少年近视患者应遵从医嘱进行随诊,以便及时调整采用适宜的干预和治疗措施。对于儿童青少年高度近视或病理性近视患者,应充分告知疾病的危害,提醒其采取预防措施避免并发症的发生或降低危害。制定跟踪干预措施,检查和矫治情况及时记入儿童青少年视力健康电子档案。积极开展近视防治相关研究,加强防治近视科研成果与技术的应用。充分发挥中医药在儿童青少年近视防治中的作用,制定实施中西医一体化综合治疗方案,推广应用中医药特色技术和方法。

加强健康教育。儿童青少年近视是公共卫生问题,必须从健康教育入手,以公共卫生服务为抓手,发动儿童青少年和家长自主健康行动。针对人们缺乏近视防治知识、对近视危害健康严重性认识不足的问题,发挥健康管理、公共卫生、眼科、视光学、疾病防控、中医药相关领域专家的指导作用,主动进学校、进社区、进家庭,积极宣传推广预防儿童青少年近视的视力健康科普知识。加强营养健康宣传教育,因地制宜开展营养健康指导和服务。

(四)学生

强化健康意识。每个学生都要强化"每个人是自身健康的第一责任人"意识,主动学习掌握科学用眼护眼等健康知识,并向家长宣传。积极关注自身视力状况,自我感觉视力发生明显变化时,及时告知家长和教师,尽早到眼科医疗机构检查和治疗。

养成健康习惯。遵守近视防控的各项要求,认真规范做眼保健操,保持正确读写姿势,积极参加体育锻炼和户外活动,每周参加中等强度体育活动 3 次以上,养成良好生活方式,不熬夜、少吃糖、不挑食,自觉减少电子产品使用。

(五)有关部门

教育部:加快修订《学校卫生工作条例》和《中小学健康教育指导纲要》等。成立全国中小学和高校健康教育指导委员会,指导地方教育行政部门和学校科学开展儿童青少年近视防控和视力健康管理等学校卫生与健康教育工作,开展儿童青少年近视综合防控试点工作,强化示范引领。进一步健全学校体育卫生发展制度和体系,不断完善学校体育场地设施,加快体育与健康师资队伍建设,聚焦"教"(教会健康知识和运动技能)、"练"(经常性课余训练和常规性体育作业)、"赛"(广泛开展班级、年级和跨校体育竞赛活动)、"养"(养成健康行为和健康生活方式),深化学校体育、健康教育教学改革,积极推进校园体育项目建设。推动地方教育行政部门加强现有中小学卫生保健机构建设,按照标准和要求强化人员和设备配备。鼓励高校特别是医学院校、高等师范院校开设眼视光、健康管理、健康教育相关专业,培养近视防治、视力健康管理专门人才和健康教育教师,积极开展儿童青少年视力健康管理相关研究。会同有关部门开展全国学校校医等专职卫生技术人员配备情况专项督导检查，着力解决专职卫生技术人员数量及相关设备配备不足问题。会同有关部门坚决治理规范校外培训机构，每年对校外培训机构教室采光照明、课桌椅配备、电子产品等达标情况开展全覆盖专项检查。

国家卫生健康委：培养优秀视力健康专业人才，在有条件的社区设立防控站点。加强基层眼科医师、眼保健医生、儿童保健医生培训，提高视力筛查、常见眼病诊治和急诊处置能力。加强视光师培养，确保每个县（市、区）均有合格的视光专业人员提供规范服务，并根据儿童青少年近视情况，选择科学合理的矫正方法。全面加强全国儿童青少年视力健康及其相关危险因素监测网络、数据收集与信息化建设。会同教育部组建全国儿童青少年近视防治和视力健康专家队伍，充分发挥卫生健康、教育、体育等部门和群团组织、社会组织作用，科学指导儿童青少年近视防治和视力健康管理工作。加快修订《中小学生健康体检管理办法》等文件。2019 年年底前，会同有关部门出台相关强制性标准，严格规范儿童青少年的教材、教辅、考试试卷、作业本、报刊及其他印刷品、出版物等的字体、纸张，以及学习用灯具等，使之有利于保护视力。会同相关部门按照采光和照明国家有关标准要求，对学校、托幼机构和校外培训机构教室（教学场所）以"双随机"（随机抽取卫生监督人员，随机抽取学校、托幼机构和校外培训机构）方式进行抽检、记录并公布。

体育总局：增加适合儿童青少年户外活动和体育锻炼的场地设施，持续推动各类公共体育设施向儿童青少年开放。积极引导支持社会力量开展各类儿童青少年体育活动，有针对性地开展各类冬夏令营、训练营和体育赛事等，吸引儿童青少年广泛参加体育运动，动员各级社会体育指导员为广大儿童青少年参与体育锻炼提供指导。

财政部：合理安排投入，积极支持相关部门开展儿童青少年近视综合防控工作。

人力资源和社会保障部：会同教育部、国家卫生健康委完善中小学和高校校医、保健教师和健康教育教师职称评审政策。

市场监督管理总局：严格监管验光配镜行业，不断加强眼视光产品监管和计量监管，整顿配镜行业秩序，加大对眼镜和眼镜片的生产、流通和销售等执法检查力度，规范眼镜片市场，杜绝不合格眼镜片流入市场。加强广告监管，依法查处虚假违法近视防控产品广告。

国家新闻出版署：实施网络游戏总量调控，控制新增网络游戏上网运营数量，探索符合国情的适龄提示制度，采取措施限制未成年人使用时间。

广播电视总局等部门：充分发挥广播电视、报刊、网络、新媒体等作用，利用公益广告等形式，多层次、多角度宣传推广近视防治知识。

防控儿童青少年近视是一项系统工程，各相关部门都要关心、支持、参与儿童青少年视力保护，在全社会营造政府主导、部门配合、专家指导、学校教育、家庭关注的良好氛围，让每个孩子都有一双明亮的眼睛和光明的未来。

三、加强考核

各省（区、市）人民政府负责本地区儿童青少年近视防控措施的落实，主要负责同志要亲自抓，国务院授权教育部、国家卫生健康委与各省级人民政府签订全面加强儿童青少年近视防控工作责任书，地方各级人民政府逐级签订责任书。将儿童青少年近视防控工作、总体近视率和体质健康状况纳入政府绩效考核，严禁地方各级人民政府片面以学生考试成绩和学校升学率考核教育行政部门和学校。将视力健康纳入素质教育，将儿童青少年身心健康、课业负担等纳入国家义务教育质量监测评估体系，对儿童青少年体质健康水平连续三年下降的地方政府和学校依法依规予以问责。

建立全国儿童青少年近视防控工作评议考核制度，评议考核办法由教育部、国家卫生健康委、体育总局制订，在国家卫生健康委、教育部核实各地 2018 年儿童青少年近视率的基础上，从 2019 年起，每年开展各省（区、市）人民政府儿童青少年近视防控工作评议考核，结果向社会公布。

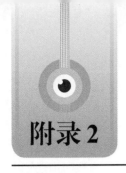

附录2

"十四五"全国眼健康规划（2021—2025年）

中华人民共和国国家卫生健康委员会

眼健康是国民健康的重要组成部分,涉及全年龄段人群全生命期。包括盲在内的视觉损伤严重影响人民群众身心健康和生活质量,加重家庭和社会负担,是涉及民生福祉的公共卫生问题和社会问题。为持续推进"十四五"期间我国眼健康事业高质量发展,进一步提高人民群众眼健康水平,制定本规划。

一、规划背景

党中央、国务院高度重视眼健康工作。自20世纪80年代,国家层面连续出台防盲治盲和眼健康有关规划、政策,强化顶层设计,明确任务目标,提出具体措施,持续完善眼健康管理体系、技术指导体系和医疗服务体系。聚焦沙眼、白内障、儿童青少年近视等眼病防治和低视力康复,着力提升人民群众眼健康水平。

"十三五"时期,各地将儿童青少年近视防控纳入政府绩效考核,形成"政府主导、部门配合、专家指导、学校教育、家庭关注"的良好氛围,眼科医疗卫生事业快速发展。眼科服务能力持续提升,白内障复明手术在县域普遍开展。眼科医务人员队伍不断完善,眼科医师数量增加至4.7万名。医务人员积极参与眼健康科普宣教。人民群众爱眼护眼意识明显提升。"十三五"末,我国盲的年龄标化患病率已低于全球平均水平。世界卫生组织正式认证,我国消除了致盲性沙眼这一公共卫生问题。我国百万人口白内障手术率(简称CSR)超过3 000,较"十二五"末翻一番。

但是,我国仍是世界上盲和视觉损伤患者最多的国家之一。我国主要致盲性眼病由传染性眼病转变为以白内障、近视性视网膜病变、青光眼、角膜病、糖尿病视网膜病变等为主的眼病。随着经济社会发展及人口老龄化进程加剧,人民群众对眼健康有了更高需求。我国眼科优质医疗资源总量相对不足、分布不均衡的问题依然存在,基层眼健康服务能力仍需加强,眼健康工作任务依然艰巨。

二、指导思想和基本原则

（一）指导思想

以习近平新时代中国特色社会主义思想为指导,全面贯彻党的十九大和十九届历次全会精神,以人民健康为中心,以推动高质量发展为主题,以满足人民群众多层次多样化的眼健康需求为出发点和落脚点,落实健康中国战略部署,进一步构建优质高效的眼健康服务体系,努力为人民群众提供覆盖全生命期的眼健康服务。

（二）基本原则

1. 坚持统筹规划,资源整合。坚持眼健康工作服务于人民健康。坚持政府主导、多部门协作、全社会参与的眼病防治工作模式。根据人民群众眼病就医需求、眼病疾病谱、人口分布情况,科学制定区域眼健康规划,明确工作目标和任务分工,因地制宜、分类指导,统筹区域内医疗资源,保证具体工作措施取得实效。

2. 坚持提质增效,高质量发展。坚持新发展理念,以提高眼健康服务质量和水平作为核心任务,推动眼健康管理体系、技术指导体系和医疗服务体系高质量发展,加快优质医疗资源扩容和区域均衡布局,持续改善眼健康服务的公平性和可及性。

3. 坚持预防为主、防治结合。重视眼病前期因素干预,注重医防协同、急慢分治,推动眼健康事业发展从以治病为中心向以人民健康为中心转变。加强眼健康科普宣传教育,强化每个人是自己眼健康第一责任人,推动形成人人参与、人人尽责、人人共享氛围。

4. 聚焦重点人群、重点眼病。关注儿童青少年、老年人两个重点人群,聚焦近视等屈光不正、白内障、眼底病、青光眼、角膜盲等重点眼病,推广眼病防治适宜技术与诊疗模式,提高重点人群眼健康水平。

三、主要目标

"十四五"时期,着力加强眼科医疗服务体系建设、能力建设、人才队伍建设,持续完善眼科医疗质量控制体系,推动眼科优质医疗资源扩容并下延。有效推进儿童青少年近视防控和科学矫治工作,进一步提升白内障复明能力,逐步提高基层医疗卫生机构对糖尿病视网膜病变等眼底疾病的筛查能力,推动角膜捐献事业有序发展。

到2025年,力争实现以下目标。

1. 0～6岁儿童每年眼保健和视力检查覆盖率达到90%以上,儿童青少年眼健康整体水平不断提升。

2. 有效屈光不正矫正覆盖率（简称eREC,见附件）不断提高,高度近视导致的视觉损伤人数逐步减少。

3. 全国CSR达到3 500以上,有效白内障手术覆盖率（简称eCSC,见附件）不断提高。

四、推动眼科医疗服务体系高质量发展

（一）加强眼科医疗服务体系建设

1. 加强综合医院眼科和眼科专科医院建设。根据患者就医需求和医疗资源布局等,将眼科医疗服务体系建设纳入"十四五"区域医疗机构设置规划等统筹建设,推动眼科相关优质医疗资源扩容并下延。逐步建立完善国家-区域-省-市-县五级眼科医疗服务体系,优化医疗资源布局。强化二级以上综合医院眼科设置与建设,补齐眼科及其支撑学科短板。每个地级市至少1家二级以上综合医院独立设置眼科。鼓励有条件的县级综合医院独立设置眼科并提供门诊服务。

2. 建设眼科医学高地。按照国家医学中心和国家区域医疗中心建设规划要求，统筹建设眼科专业国家医学中心和国家区域医疗中心，打造国家和区域眼科医学高地。发挥各中心的技术引领和辐射带动作用，提升眼科整体服务能力，逐步缩小区域间、城乡间眼科医疗服务能力差异，减少患者跨区域就医。

3. 构建眼科医疗服务网络。构建适合我国国情的眼健康服务网络，提供全面、公平、可及的眼健康服务。鼓励实力强的眼科专科医院和综合医院眼科牵头建设专科联盟，整合专科医疗资源，带动提升眼科整体服务能力。推动城市医疗集团和县域医共体建设，充分吸纳眼科医疗资源参与，建立眼科医疗资源与区域内其他医疗资源分工协作机制，完善城市和县域两个眼健康工作网络。加强远程医疗协作网建设，利用信息化手段推动眼科优质医疗资源向基层延伸。

（二）加强眼科医疗服务能力建设

1. 提升眼科医疗服务能力。按照《"十四五"国家临床专科能力建设规划》，从国家、省、市（县）级层面支持眼科临床重点专科建设，完善相关眼科亚专科体系，进一步提升眼科临床专科服务能力。同时，重点关注儿童、老年患者，重点提升近视科学矫治、白内障复明手术、常见眼病筛查等能力。加强病理等支撑学科建设，提升眼病理诊断能力。

2. 提升眼科医疗服务效率。构建"急慢分开"模式。完善眼科日间手术相关工作制度和工作流程，在做好白内障、屈光不正等患者日间手术基础上，逐步扩大病种范围，持续提升日间手术占择期手术的比例。力争"十四五"末，三级眼科专科医院日间手术占择期手术的比例达到60%。加强眼科与康复机构、基层医疗机构协作，完善双向诊转机制，将术后康复期以及诊断明确、病情稳定的慢性眼病患者转向基层随诊。推动眼科门诊、日间手术服务实施预约诊疗制度，利用信息化技术不断优化医疗服务模式和流程，进一步提升医疗服务效率，有效改善患者就医体验。

3. 加强基层服务能力建设。按照社区医院基本标准，鼓励有条件的社区医院逐步提供眼科医疗服务。依托城市医疗集团、县域医共体，引导眼病防治适宜医疗技术向基层延伸，推动有效视力筛查、眼底筛查技术等在基层应用，落实眼病防治措施。完善双向转诊和上下联动机制，为眼病患者提供合理诊疗和上转服务。

4. 强化落实防治结合要求。加强医疗机构与疾病预防控制机构、妇幼保健机构、康复机构协作，开展跨机构、跨学科合作，建立眼科疾病医疗、预防、康复相结合工作机制，为患者提供筛查-诊断-治疗-随访连续型诊疗服务。加强儿童青少年近视防控、0~6岁儿童眼保健和低视力康复工作，推动完善医防融合模式。促进中医眼科与现代眼科新技术、新方法有机结合，发挥中医眼科在眼病防治中的独特作用。

（三）加强眼科专业人才队伍建设

1. 优化眼科专业技术人员队伍。强化眼科医务人员培养与培训，形成稳定、合理的眼科专业人才梯队。"十四五"末，力争眼科医师总数超过5万名，每十万人口拥有眼科医师数超过3.6名。加强眼科学科带头人、骨干医师引进与培养，重点培育高层次复合型眼科医学人才，形成一批高水平领军人才和创新团队，推动眼科医师队伍高质量发展。

2. 加强眼科住院医师规范化培训。以培养临床诊疗能力为核心，深入推进住院医师规范化培训，使临床医师具有良好职业道德、扎实医学理论知识和临床技能，规范化开展眼科疾病诊疗工作。进一步完善眼科医师规范化培训与职称晋升的衔接机制。

3. 加强继续医学教育培训。充分发挥国家级、省级防盲技术指导组、眼科专业学协会技术优势，对眼病防治管理人员和专业技术人员开展培训。组建高质量师资队伍，通过线上线下等开展不同形式继续教育，提升眼科医师临床技术能力与水平。

（四）加强眼科医疗质量管理

1. 规范临床诊疗行为。强化眼科医师依法执业意识，严格落实医疗质量安全核心制度，保障医疗质量与安全。进一步完善眼科相关诊疗规范、临床路径与诊疗指南等技术文件，加强眼科药物、临床诊疗技术应用等管理，规范眼科医师临床诊疗行为。

2. 加强眼科医疗质量管理与控制体系建设。以各级质控中心建设为核心，完善眼科专业医疗质量控制组织体系。以眼科重点病种和关键技术为主线，完善眼科疾病质量控制指标体系。以提升眼科医疗质量水平和技术能力为目标，强化质控指标应用，加强医疗质量安全数据收集、分析和反馈，开展质量改进工作。

五、加强重点人群重点眼病防治

（一）提升近视防控和矫治水平

1. 推进儿童青少年近视防控。全面落实《综合防控儿童青少年近视实施方案》《儿童青少年近视防控适宜技术指南》等要求。制修订近视防控相关标准，形成儿童青少年视力健康标准体系。强化 0～6 岁儿童眼保健和视力检查服务。推进儿童青少年近视及危险因素监测与干预，通过全国学生常见病和健康影响因素监测系统开展近视专项监测，力争"十四五"期间实现全国县（区）近视监测 100% 全覆盖，动态掌握全国儿童青少年近视率及危险因素变化情况。逐步扩大中小学生视力筛查人群，加强视力监测网络建设，针对性开展专家进校园行动、中小学生健康月活动等干预措施。

2. 推动近视科学矫治。指导医疗机构落实《近视防治指南》等要求，科学开展验光等检查，强化高度近视患者早期预警和干预，提升近视早期诊断、早期控制能力，减少因高度近视而导致的视觉损伤。指导医疗机构规范开展近视矫治服务，制定完善角膜塑形镜等临床应用规范，加强近视相关手术操作监管，持续提升 eREC。

（二）提升白内障复明水平

推动落实乡村振兴战略，扎实推进"千县工程"，深化三级医院对口帮扶县医院，持续开展光明工程、光明行等活动，推动白内障复明手术技术下沉，提升县医院白内障复明手术能力。"十四五"末，达到县级医院综合服务能力推荐标准的县医院中，90% 以上开展白内障复明手术，全国 CSR 达到 3 500 以上（"十三五"末 CSR 未达到 3 000 的省份力争每年增长5%）。指导医疗机构规范开展白内障复明手术，推动小切口白内障囊外摘除术或超声乳化白内障摘除术临床应用，强化手术质量管理，建立健全术后随访制度，提高 eCSC。

（三）提高眼底病、青光眼等眼病的早诊早治能力

推动青光眼，以及糖尿病视网膜病变、近视性视网膜病变、黄斑变性、视网膜血管阻塞、

高血压眼底病变等眼底病的早发现、早诊断、早治疗，制定重点疾病诊疗规范，完善慢性眼病患者管理模式，降低疾病负担和致盲率。持续推进眼科相关医联体建设，推动眼底照相筛查技术逐步覆盖基层医疗卫生机构，探索建立"基层检查、上级诊断"服务模式，提升眼底病、青光眼等眼病诊治能力。落实糖尿病视网膜病变等眼科疾病分级诊疗服务技术方案，推动落实"千县工程"，建设县级综合医院慢病管理中心，稳步推进家庭医生签约服务工作，构建眼病慢病管理体系。

（四）提高角膜盲救治能力

依托现有医疗资源，合理规划、规范建设眼库。落实《眼库管理规范》《眼库操作技术指南》要求，规范供体角膜获取、处理、保存和使用，保证供体角膜可溯源。强化角膜移植技术临床应用管理，实施角膜移植全流程质量控制。建立符合中国国情的角膜捐献模式，加大宣传力度，鼓励社会参与，倡导角膜捐献，扩大角膜供体来源。重视人才队伍建设和相关技术培训，提高角膜移植水平，实现角膜移植技术全国所有省份 100% 全覆盖。

（五）提升其他眼病的防治水平

监测沙眼患病情况，巩固消除致盲性沙眼成果。加强新生儿眼病，特别是早产儿视网膜病变筛查与治疗，规范早产儿救治，降低早产儿视网膜病变发病率和致盲率。进一步提升斜弱视、眼表疾病、眼眶病、眼外伤等眼病治疗水平。加强遗传性眼病诊疗服务。

六、搭建眼健康服务支撑平台

（一）强化 0~6 岁儿童眼健康服务平台建设

结合国家基本公共卫生服务，实施 0~6 岁儿童眼保健和视力检查，确保检查覆盖率达到 90% 以上。落实《0~6 岁儿童眼保健及视力检查服务规范（试行）》，发挥基层医疗卫生机构、妇幼保健机构和综合医院眼科的联动作用，构建上下分工、各有侧重、密切合作的儿童眼保健服务网络，早期筛查儿童常见眼病并矫治视力不良。推进儿童青少年视力健康电子档案建立工作，及时更新屈光发育健康数据，并随儿童青少年入学实时转移。

（二）强化低视力诊疗康复平台建设

持续提升三级综合医院眼科和眼科专科医院低视力门诊设置率。鼓励有条件的三级综合医院眼科和眼科专科医院开展视功能评估、康复需求评估、制定并实施康复计划等低视力康复工作。完善眼科医疗机构与低视力康复机构转诊机制，畅通双向转诊通道。强化低视力康复人才队伍建设，加强低视力康复技术规范化培训，提升眼科医务人员低视力康复能力。

（三）强化眼健康信息化平台建设

积极推动"互联网＋"医疗服务模式在眼科领域的应用，利用互联网诊疗、远程医疗等信息化技术，提升眼科医疗服务可及性。推进大数据、人工智能、5G 等新兴技术与眼科服务深度融合，开展人工智能在眼病预防、诊断和随访等应用，提升眼病早期筛查能力。建立眼科病例数据库，加强眼科病例数据收集、统计分析，为临床科学研究提供数据支撑。

（四）强化眼健康科普宣传平台建设

建立完善公益性眼健康科普知识库和科普宣传平台。发挥眼科专业人员技术优势，利用新型主流媒体加强眼健康宣教，增强公众眼病防治意识，营造良好社会氛围。以"关注普遍的眼健康"为主线，以全国爱眼日、世界视觉日等时间节点为重点，加强眼健康科普宣传。指导眼科医疗机构在寒暑假等儿童青少年就诊高峰期，组织开展眼科疾病义诊、科普教育等公益活动。

（五）强化眼健康科学研究平台建设

坚持技术创新的发展思路，加强临床诊疗技术创新及应用研究，推动研究成果转移转化与推广应用。发挥国家眼科临床研究中心及其协同研究网络的作用，开展临床、公共卫生、卫生经济等协同研究。加强对重点眼病开展流行病学研究，监测我国主要致盲性眼病的患病率、发病率、疾病谱变化情况，掌握我国眼病及其社会经济负担情况。

七、组织实施

（一）加强组织领导

各级卫生健康行政部门要高度重视眼健康和防盲治盲工作，强化落实责任，将其作为健康中国建设的重点工作统筹推进。加强与残联、教育、民政、财政等部门沟通协调，形成政策合力。重视各级防盲技术指导组建设与评估，保障工作取得实效。

（二）落实目标责任

各省级卫生健康行政部门要依据本规划，结合本地区实际，在 2022 年 3 月底前制订区域工作规划，形成时间表和路线图，明确分工，落实责任。有条件的地方可开展眼健康专项工作，以点带面，推动眼健康工作发展。

（三）加强监测评估

各省级卫生健康行政部门要制定本地区"十四五"时期眼健康事业发展监测评估方案，做好规划实施情况动态监测和评估工作。定期监测评估工作进展，及时发现问题并研究解决。国家卫生健康委将适时对各省级卫生健康行政部门贯彻落实规划情况进行评估并予以通报。

（四）强化宣传引导

各级卫生健康行政部门要重视眼健康相关宣传工作，加强人员政策培训。要充分发挥媒体作用，提高社会认可度和支持度，为落实各项政策措施营造良好社会氛围。

附件：指标释义

附件

指标释义

一、有效屈光不正矫正覆盖率（eREC）

定义：接受过屈光不正矫正（如框架眼镜、隐形眼镜或屈光手术）并获得高质量效果的人数占需要屈光不正矫正的人数的比例。考虑到近视力损害对生活质量和生产力的影响，在 eREC 的全球监测中，远视力有效屈光不正矫正覆盖率和近视力有效屈光不正矫正覆盖率均需纳入。

远视力有效屈光不正矫正覆盖率的推荐计算方法：$[(a+b)/(a+b+c+d)] \times 100$。a 为因远视力损害而戴框架眼镜或隐形眼镜，视力较好眼的 UCVA<6/12 且 PVA≥6/12（满足眼健康服务需要）；b 为有屈光手术史且视力较好眼的 UCVA≥6/12（满足眼健康服务需要）；c 为因远视力损害而戴框架眼镜或隐形眼镜或者有屈光手术史，视力较好眼的 UCVA<6/12 且 PVA<6/12，但可以通过小孔镜或者屈光矫正改善至≥6/12（未完全满足眼健康服务需要）；d 为未进行视力矫正，视力较好眼的 UCVA<6/12，并且可以通过小孔镜或者屈光矫正改善至≥6/12（未满足眼健康服务需要）。

近视力有效屈光不正矫正覆盖率的推荐计算方法：$[a/(a+b+c)] \times 100$。a 为因近视力损害而戴框架眼镜，视力较好眼 40cm 处的 UCVA<N6，且视力较好眼的 PVA≥N6（满足眼健康服务需要）；b 为因近视力损害而戴框架眼镜，至少一只眼的远距离 BCVA≥6/12，且视力较好眼的 PVA<N6（未完全满足眼健康服务需要）；c 为有未矫正的近视力损害，至少一只眼的远距离 BCVA≥6/12，且视力较好眼的 UCVA<N6（未满足眼健康服务需要）。

备注：UCVA 为未矫正视力，戴眼镜者（框架眼镜或隐形眼镜）测量其裸眼视力。PVA 为日常生活视力，戴眼镜者（框架眼镜或隐形眼镜）测量其戴镜视力。BCVA 为通过小孔镜或验光测量获得的最佳矫正视力。在计算近视力 eREC 时，为了排除其他原因导致的近视力损害，只纳入远距离 BCVA≥6/12 的个体。

二、有效白内障手术覆盖率（eCSC）

定义：50 岁及以上人群中接受过白内障手术且术后远距离视力良好的人数占需要白内障手术的人数的比例。

推荐计算方法：$[(a+b)/(c+d+e)] \times 100$。a 为单侧白内障手术，术眼 PVA≥6/12，对侧眼 BCVA<6/12，且对侧眼视力损害或盲的主要原因是白内障；b 为双侧白内障手术，至少一只眼睛术后 PVA≥6/12；c 为单侧白内障手术（不管术眼视力如何），对侧眼 BCVA<6/12，且对侧眼视力损害或盲的主要原因是白内障；d 为双侧白内障手术（不管术眼视力如何）；e 为 BCVA<6/12，且双眼视力损害或盲的主要原因是白内障。

备注：以上测量均为远距离视力。PVA 为日常生活视力，戴眼镜者（框架眼镜或隐形眼镜）测量其戴镜视力。BCVA 为通过小孔镜或验光测量获得的最佳矫正视力。

2023 年暑假多场景近视防控二十问答

为引导儿童青少年暑假期间科学用眼、规律作息、主动防控近视，第二届全国综合防控儿童青少年近视宣讲团在今年 1 月发布的《寒假多场景近视防控问答》基础上，修订形成《2023 年暑假多场景近视防控二十问答》，为广大儿童青少年和家长答疑解惑，提供指导。

主动预防篇：早检测、早预防

一、为什么说暑假是近视防控的重点时段？

暑假时间长，儿童青少年如果生活作息不规律、户外活动不足、长时间近距离用眼，很容易发生近视或加深近视程度。倡导家长树立科学育儿理念，引导儿童青少年合理规划假期生活、规律作息，积极参加体育锻炼、家务劳动、社会实践、公益活动等。

二、暑假要进行视力检查吗？

家长要主动关注孩子眼健康，当孩子反映看近清楚、看远模糊，或家长观察到孩子有眯眼视物、频繁眨眼、习惯性揉眼、皱眉、歪头视物等现象时，要及时带孩子到正规医疗机构进行检查，做到早发现、早预防、早干预。定期进行视力和屈光度检查可以清楚掌握孩子的远视储备量或近视状况。当发现孩子远视储备量不足或近视加深时，要积极采取措施，科学防控近视。

三、如果刚发现近视，要配戴眼镜吗？

确定已经近视，要去专业机构检查矫治。一般近视度数 75 度以上，裸眼视力低于 4.9，建议配戴合适的眼镜。75 度以下的，可以在有需要时配戴眼镜。是否戴镜，需结合专业检查确定。

户外运动篇：不宅家、多户外

四、户外活动多长时间，对预防近视有效？

科学证明，户外活动时间与屈光度数、眼轴长度显著相关，增加户外活动时间是最有效、最经济的近视防控方法。一般建议每天户外活动不少于 2 小时，或者每周累计达到 14

小时，幼儿每天户外活动时间可适当增加到 3 小时以上。户外活动的关键是"户外"，要保证活动空间有充分的视野广度，而不是活动内容、方式和强度等。

五、暑假天气炎热不想出门，室内运动可以预防近视吗？

室内视野不开阔，光照强度不够，防控效果不理想。户外光照充足，这是预防近视的关键。夏季天气炎热，户外活动要注意避暑防晒，建议在清晨、傍晚等阳光不太强烈时进行。

六、阴天户外活动对近视防控有效果吗？

阴天户外的光照强度比室内大，户外视野范围较室内更广阔，阴天户外活动对近视防控也有一定效果。

七、有哪些可以推荐的户外运动？

球类运动是优先推荐的户外运动方式。在打球时，双眼追踪球类远近运动轨迹，可以有效锻炼眼外肌、睫状肌，促进眼部血液循环。跑步、做操、散步等也是不错的户外运动方式。

课外阅读篇：正姿势、亮度足

八、长时间阅读纸质书会不会伤害眼睛？

与电子屏幕相比，纸质阅读材料对眼睛的刺激相对较小。阅读姿势不端正、近距离用眼时间过长，更容易造成眼睛疲劳。阅读时要注意适时休息，持续用眼时间不超过 40 分钟，年龄越小的孩子，持续用眼时间建议越短。

九、暑假在家阅读，正确的坐姿应是怎样的？

坐姿正确能有效预防近视的发生发展。书写阅读时要保持用眼距离合理、头位端正，坚持"一尺一拳一寸"，即眼睛离书本一尺（约 33 厘米），胸口离桌沿一拳（约 10 厘米），握笔的手指离笔尖一寸（约 3 厘米）。不要在走路、吃饭、卧床、晃动的车厢内看书和使用电子产品。

十、学习阅读，对光线有什么要求？

孩子学习时要有良好的光照，光照不合适会给孩子眼睛带来不良影响。家长应将孩子书桌放在室内采光良好的位置，白天学习时充分利用自然光线进行照明，但要注意避免光线直射在桌面上。晚上学习时除开启台灯照明外，室内还应使用适当的背景辅助光源，以减少室内明暗差，使桌面局部光线与周围环境保持和谐。台灯要有灯罩，摆放在写字手的对侧前方。光源不要直接照射眼睛，避免眩光。

电子产品篇：选屏幕、控时长

十一、暑假在家，视屏时间多长合适？

自觉控制视屏类电子产品使用时长，减少非学习目的的视屏类电子产品使用。建议0～3岁幼儿不用手机、电脑等视屏类电子产品，3～6岁幼儿应尽量避免接触和使用。中小学生非学习目的的电子产品使用单次不宜超过15分钟，每天累计不宜超过1小时。使用电子产品学习30～40分钟后，应休息远眺放松10分钟。年龄越小，连续使用电子产品的时间应越短。

十二、选择电子产品时，要注意哪些？

在有条件的情况下应尽量选择屏幕较大且分辨率较高的电子产品，建议优先顺序为投影仪、电视、电脑、平板电脑、手机。总体原则是屏幕越大、分辨率越高越好，根据环境调整亮度。周围环境较暗时，要打开房间灯光照明，避免在过暗的环境下使用电子产品。

十三、电子产品的"护眼模式"能保护眼睛吗？

"护眼模式"是通过调节电子产品屏幕的色温和亮度，把屏幕的光谱调到偏黄色的暖色系，减少屏幕发出的蓝光，让屏幕没那么刺眼。而电子产品对于眼睛最大的伤害是长时间近距离用眼产生的视疲劳。因此，电子产品即使打开了"护眼模式"，并不会产生想象中的护眼效果，更不能防控近视发生。

十四、观看电视电脑时，距离多远合适？

观看电视时，眼睛应距离电视屏幕3米以上或6倍于电视屏幕对角线的长度。观看电脑时，眼睛离电脑屏幕的距离应大于50厘米（约一臂远），视线微微向下，电脑屏幕的中心位置应在眼睛视线下方10厘米左右，才能有效减轻视疲劳等现象。

十五、感觉眼睛干涩、疲劳该怎么办？

持续长时间使用电子产品容易产生眼睛干涩、视疲劳等不适现象，可以休息或眺望远处，保持合适的室内温度和湿度，多眨眼睛让泪液充分湿润眼睛。热敷是缓解眼睛干燥和疲劳的有效方法之一。若干眼严重，可用人工泪液缓解症状。必要时进行眼表功能分析，查明原因，对症干预。矫正不到位的屈光不正易导致视疲劳，应去正规医疗机构进行视力、屈光度检查，并进行相应的屈光不正矫正。

规律作息篇：足睡眠、不挑食

十六、充足的睡眠对视觉发育有帮助吗？

不管是平时还是暑假，充足的睡眠不仅对儿童青少年身体发育十分重要，还有益于视觉发育。家长应以身作则，引导孩子规律作息，早睡早起不熬夜，保障充足的睡眠时间。幼儿和小学生每天睡眠时间不少于10小时，初中生不少于9小时，高中生不少于8小时。

十七、暑假预防近视，膳食要注意哪些？

夏季炎热，建议足量补充水分，家长要做到食谱多样化，营养均衡，引导孩子不挑食、不偏食，多吃蔬菜水果，少吃甜食、含糖饮料和油炸食品。适量摄入鱼类、豆制品和鸡蛋等优质蛋白，也可适量食用胡萝卜等富含对眼睛有益维生素的食物。

干预矫正篇：控进展、勤复查

十八、如果发现近视或近视进展过快，怎么办？

要到正规眼科医疗机构检查，根据医生的建议可散瞳验光，遵医嘱科学矫治，不要相信近视可治愈等虚假宣传。目前可用于近视防控的科学手段有配戴普通框架眼镜、功能性眼镜、角膜塑形镜（OK镜）、使用低浓度阿托品滴眼液等。这些方法在控制近视进展方面有一定的效果，需要在医生指导下选择和使用，定期复查。

十九、如果已经发生了高度近视，需要注意什么？

高度近视容易伴随一些并发症，比如视网膜脉络膜萎缩、视网膜脱离、视网膜劈裂、黄斑裂孔、高度近视性脉络膜新生血管、后巩膜葡萄肿、黄斑变性、黄斑前膜、白内障、青光眼等。高度近视相关并发症是导致不可逆和低视力的主要原因之一，应引起高度重视，定期进行眼底检查。高度近视人群运动时要注意避免剧烈撞击，不宜参加蹦极、跳水、潜水等运动。

二十、激光手术能治疗近视吗？

暑假期间，有的学生会通过激光手术实现"摘镜"。然而，做激光手术有一定的手术适应症，需要到正规医疗机构通过相关检查进行科学评估。激光手术虽然解决了近视带来的视力问题，但无法改变近视导致的眼球结构改变尤其是眼底改变，并不能治愈近视。术后仍然要注意用眼卫生和习惯，减少近距离用眼、避免视疲劳，关注视力情况，定期复查。

第二届全国综合防控儿童青少年近视宣讲团

2023年7月19日

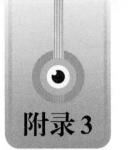

附录3　自我测试卷1

一、单选题

1. 瞳孔的主要作用是_____。
   - A. 类似相机的光圈，调节光线的量
   - B. 类似相机的镜头，使光线聚焦
   - C. 类似相机调焦装置，调整焦距
   - D. 类似相机的底片，含有感光物质

2. 下列关于视网膜的描述正确的是_____。
   - A. 视锥细胞和视杆细胞均匀分布
   - B. 是一层橘红色的薄膜
   - C. 包裹整个眼球最内层
   - D. 将光信号转换为生物电信号

3. 先天性色觉异常不包括_____。
   - A. 黑白色盲
   - B. 红绿色盲
   - C. 蓝黄色盲
   - D. 全色盲

4. 一般人单眼的_____视野最大。
   - A. 鼻侧
   - B. 颞侧
   - C. 上方
   - D. 下方

5. 双眼视觉的形成过程不包括_____。
   - A. 利用透视现象
   - B. 同时知觉
   - C. 双眼融像
   - D. 产生立体感

6. 人眼最敏感的光的颜色为_____。
   - A. 红色
   - B. 黄绿色
   - C. 黑色
   - D. 紫色

7. 下列不属于光的干涉条件的是_____。
   - A. 振动方向相同
   - B. 相位差恒定
   - C. 独立光源
   - D. 频率相同

8. 球面透镜不可以用来矫正_____。
   - A. 散光
   - B. 近视
   - C. 远视
   - D. 老视

9. 柱面透镜可以用来矫正_____。
   - A. 老视
   - B. 近视

C. 散光   D. 远视

10. 临床上，棱镜常用来_____。

A. 矫治斜视   B. 矫正远视

C. 矫正近视   D. 矫正老视

11. 屈光系统就是在眼内介质中对光起到折射作用的结构系统，主要由角膜、房水、_____、玻璃体组成。

A. 晶状体   B. 视网膜

C. 虹膜   D. 脉络膜

12. 大多数新生儿的屈光状态为_____。

A. 正视   B. 近视

C. 远视   D. 散光

13. 适合使用屏幕时配戴的镜片为_____。

A. 防蓝光镜片   B. 变色镜片

C. 染色镜片   D. 加硬镜片

14. 下列最适合驾驶时配戴的眼镜为_____。

A. 偏光镜片   B. 无色玻璃镜片

C. 抗辐射镜片   D. 变色树脂镜片

15. 复合材料结构中，对材料力学性能起主要影响的是_____。

A. 界面相   B. 基体相

C. 增强相   D. 复合相

16. 目前在太阳镜片材料的设计中，主要考虑对紫外线_____的阻隔性能。

A. UV-C 和 UV-D   B. UV-B 和 UV-D

C. UV-B 和 UV-C   D. UV-A 和 UV-B

17. 由于微观基本粒子集团调换位置造成的黏性流动，是_____材料永久变形的本质原因。

A. 高分子   B. 液体

C. 固体   D. 液晶

18. 如果在2m处才能看清设计距离为50m的0.1视标，其实际视力应为_____。

A. 0.04   B. 0.02

C. 0.06   D. 0.08

19. 下列因素中不可能增加近视发生概率的是_____。

A. 长时间的持续阅读   B. 不良的用眼习惯如阅读距离过近

C. 每天2小时的户外活动   D. 父母高度近视

20. 光学眼镜片的功能不包括_____。

A. 降低近视度数   B. 隔离紫外线

C. 阻挡有害蓝光   D. 缓解视疲劳

二、判断题

1. 泪液的成分就是水和电解质。（　　）

2. 眼的闪烁融合频率越低，越容易觉察到发光屏幕或灯光的闪烁。（　　）

3. 正透镜会产生会聚作用。（　　）

4. 负透镜形成缩小正立的像。（　　）

5. 晶状体具有调节能力，从而保证了眼睛看不同距离的目标都呈现清晰状态。（　　）

6. 未矫正的远视眼无法看清远处目标。（　　）

7. 2～3 岁儿童的视力达到 0.8 以上才为正常。（　　）

8. 蓝光伤害也称视网膜蓝光伤害，是指由波长主要介于 400～500nm 的辐射照射后引起的光化学作用，导致视网膜损伤的潜能。（　　）

9. 近视非球面镜片中心厚度更薄。（　　）

10. 最早被应用于镜架基材制作的金属材料是纯钛。（　　）

11. 眼球的胚胎发育起源于神经外胚层，瞳孔的检查有助于对中枢神经系统疾病的诊断。（　　）

12. 如在 1m 处仍看不清 0.1 视标，则改为检查指数。检查者将整个手掌向着亮处在被检者眼前摆动，观察被检者能否发现手掌的摆动。（　　）

13. 眼球运动检查有助于对第Ⅲ、Ⅳ、Ⅵ对脑神经相关的中枢神经系统障碍及斜视问题的诊断。（　　）

14. 测量泪膜破裂时间用于评价泪液的质（泪膜稳定性）。（　　）

15. 聚散是双眼异向的眼球运动。（　　）

16. 天然水晶可用作眼镜片材料，其透光率及光学成像效果极好。（　　）

17. 通过孔径训练仪的单孔滑板产生底朝外的棱镜效应，用于会聚性融像训练。（　　）

18. 角膜接触镜不适用于从事碰撞性体育运动者。（　　）

19. 角膜塑形镜是一种安全有效的视力矫正方式，通过改变角膜中央表面形态来提高裸眼视力。（　　）

20. 根据屈光手术部位的不同可分为角膜屈光手术、眼内屈光手术及巩膜屈光手术三大类。（　　）

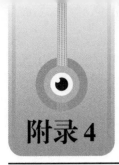

附录4 自我测试卷2

一、单项选择题

1. _____为角膜前面的曲率半径的正常值。

    A. 7.7mm   B. 7.7cm

    C. 6.8mm   D. 6.8cm

2. 柱面透镜是用_____来表示。

    A. S   B. C

    C. DS   D. DC

3. _____是指当眼调节静止时，平行光线经眼屈折后，不能在视网膜上聚成焦点，而是在同距离处形成两条焦线。

    A. 近视眼   B. 远视眼

    C. 散光眼   D. 正视眼

4. 镜架的金属材料有铜合金、_____和贵金属三大类。

    A. 铁合金   B. 铝合金

    C. 塑钢   D. 镍合金

5. _____不是眼球内容物。

    A. 房水   B. 晶状体

    C. 角膜   D. 玻璃体

6. _____通过正视眼后焦点落在视网膜后。

    A. 绿光   B. 红光

    C. 蓝光   D. 紫光

7. 单纯老视眼可以用_____矫正。

    A. 正柱面透镜   B. 负柱面透镜

    C. 正球面透镜   D. 负球面透镜

8. _____是老视出现的原因之一。

    A. 晶状体变大   B. 晶状体变小

    C. 晶状体变硬   D. 晶状体变松

9. 反射光线与法线之间的夹角为_____。

　　A. 入射角　　　　　　　　　　　　B. 反射角

　　C. 折射角　　　　　　　　　　　　D. 投射角

10. 我国目前最常用的视力表是_____。

　　A. 国家标准视力表　　　　　　　　B. 国际标准视力表

　　C. 小数视力表　　　　　　　　　　D. 标准对数视力表

11. 中老年在看远、看近都要戴镜时要介绍双光镜片或_____。

　　A. 单光镜片　　　　　　　　　　　B. 近用镜

　　C. 远用镜　　　　　　　　　　　　D. 渐进多焦点镜片

12. 白内障有进行性加重的趋势,不同程度地影响视力,用光学的方法_____。

　　A. 完全矫正　　　　　　　　　　　B. 不能矫正

　　C. 完全治愈　　　　　　　　　　　D. 可以治愈

13. 当眼调节静止时,使平行光线经眼屈折后聚焦于视网膜前,该眼为_____。

　　A. 近视眼　　　　　　　　　　　　B. 远视眼

　　C. 散光眼　　　　　　　　　　　　D. 正视眼

14. 眼轴增长会导致眼睛的屈光状态向_____发展。

　　A. 正视眼　　　　　　　　　　　　B. 近视眼

　　C. 远视眼　　　　　　　　　　　　D. 散光眼

15. _____能使远离 5m 外物体发生的或反射的平行光线经眼屈光系统屈折后能在视网膜上成一焦点。

　　A. 正视眼　　　　　　　　　　　　B. 非正视眼

　　C. 近视眼　　　　　　　　　　　　D. 远视眼

16. 近视依屈光成分分为轴性近视、_____和指数性近视三种。

　　A. 变性近视　　　　　　　　　　　B. 继发性近视

　　C. 单纯性近视　　　　　　　　　　D. 曲率性近视

17. _____为角膜折射率的正常值。

　　A. 1.336　　　　　　　　　　　　B. 1.376

　　C. 1.406　　　　　　　　　　　　D. 1.437

18. 蓝光属于_____。

　　A. 可见光　　　　　　　　　　　　B. 紫外线

　　C. 红外线　　　　　　　　　　　　D. 不可见光

19. 下列中书写正确的是_____。

　　A. +2.00DS/90×+0.50DC　　　　　B. +2.00DC/+0.50DS×90

　　C. +2.00DC/90×+0.50DS　　　　　D. +2.00DS/+0.50DC×90

20. 假性近视是_____。

　　A. 晶状体变大所致　　　　　　　　B. 晶状体变小所致

　　C. 睫状肌调节障碍　　　　　　　　D. 瞳孔调节障碍

二、判断题

1. 球面透镜有屈折光线的能力，而三棱镜则没有。（　　）

2. 检查球结膜应注意有无充血、水肿。（　　）

3. 物点至透镜的距离为物距。（　　）

4. 高度散光眼原则上尽量用球镜全部矫正。（　　）

5. 凹透镜能使平行光线会聚于透镜后一点。（　　）

6. 眼轴比正常值长的眼睛不一定呈现为近视状态。（　　）

7. 负球面透镜是由底相对的大小不同的三棱镜旋转所组成。（　　）

8. 常用树脂镜片的折射率是 1.523。（　　）

9. 7～11mm 为正常情况下人眼睑裂的宽度。（　　）

10. 不影响工作、学习的真性近视也可暂不戴镜。（　　）

11. 平行光线在远视患者的视网膜后成实像。（　　）

12. 法线与折射光线之间的夹角为反射角。（　　）

13. 晶状体、玻璃体、视网膜是眼球的内容物。（　　）

14. 了解儿童戴镜史要询问儿童眼疾史。（　　）

15. 目前常用隐形眼镜材料为 PMMA。（　　）

16. 近视防控最有效的方式是配戴正透镜。（　　）

17. 角膜塑形镜对近视具有非常强的治疗作用，可以治好近视。（　　）

18. 成年人近视矫正同样依据 MPMVA 的基本原则，处理时应注意避免近视欠矫。（　　）

19. 通过视觉训练可以非常有效地治疗近视。（　　）

20. 非球面透镜适合低度近视患者配戴。（　　）

视光学导论自我测试题1参考答案

单选题：

1. A　2. D　3. A　4. B　5. A　6. B　7. C　8. A　9. C　10. A
11. A　12. C　13. A　14. A　15. A　16. D　17. A　18. A　19. C　20. A

判断题：

1. ×　2. ×　3. √　4. √　5. √　6. ×　7. ×　8. √　9. ×　10. ×
11. √　12. ×　13. √　14. √　15. √　16. ×　17. √　18. ×　19. √　20. √

视光学导论自我测试题2参考答案

单选题：

1. A　2. D　3. C　4. D　5. C　6. A　7. C　8. C　9. B　10. D
11. D　12. B　13. A　14. B　15. A　16. D　17. B　18. A　19. D　20. C

判断题：

1. ×　2. √　3. √　4. ×　5. ×　6. √　7. ×　8. ×　9. √　10. ×
11. ×　12. ×　13. √　14. √　15. √　16. ×　17. ×　18. √　19. ×　20. ×